# 1日が36時間になる日

## 家族が認知症になったら

**ナンシー・メイス**
NANCY L.MACE

**ピーター・ラビンズ**
PETER V.RABINS

著

一般財団法人SF豊泉家代表理事
**田中崇博**監訳
TAKAHIRO TANAKA

CROSSMEDIA PUBLISHING

# The 36-Hour Day:

A Family Guide to Caring for People Who Have Alzheimer Disease,
Other Dementias, and Memory Loss, Sixth Edition
by Nancy L. Mace, MA, and Peter V. Rabins, MD, MPH

**JOHNS HOPKINS PRESS
HEALTH BOOK**

本書は認知症ケアに「1日36時間」を費やす
すべての人に捧げる一冊です。

本書は 2017 年に米国で出版された『The 36-Hour Day』第 6 版をもとに翻訳しています。文中に登場する米国の医療・介護保険制度、法律、文化、時代背景、統計データ、研究データなどは、日本とは異なる部分があります。可能な限り訳註を付し、理解しやすいように努めましたが、あらかじめご留意ください。なお、本書は専門家による医療上のアドバイス、診断、治療の代わりとなるものではありません。疾患についてのご質問は、必ず医師またはその他の資格を有する医療従事者にご相談ください。巻末には日本における認知症の相談・支援先を一覧で掲載しています。ぜひご活用ください。

## はしがき

　本書は2世代にわたり、認知症に苦しむ方々の家族や友人に首尾一貫して、サポートや役立つ指導、多くの安心感を提供してきました。進行性の疾患である認知症の方々を自宅でケアするための最もわかりやすいガイドブックとして、多くの方々に評価していただいています。そして、今回の第6版で新たな節目を迎えることになりました。微力ながら1981年の初版から本書に携わってきた身としては、本書が読者の方々の役に立ってきたことを目の当たりにするのは誇らしく思います。

　残念ながら、初版が出版された時代から今日に至るまで、認知症における核心的な問題は解決されたわけではありません。研究が進み、より確実に診断したり進行を遅らせたりすることは可能になりましたが、いまだに予防法や治療法は確立されていません。しかし、私たちは、この困難な疾患に立ち向かっている人々を支え守るために必要な多くのことを学んできました。

　この第6版では最新の研究結果の情報を加え、以前と同様に症状の進行を遅らせる薬や特定の症状を和らげる薬の位置づけや有効性についても説明しています。しかし、あくまでもこれらの医療行為を包括的でより日常を反映した「ケア」の一部として捉えています。今までと変わらず、読者が認知症の方の世界を理解し、疾患が進行してもその方と調和した生活を送れることを目的としています。

　本書を作成する際に集めた情報や実際の読者からの事例を分析することで、認知症ケアにおけるさらに重要な要素を見極めることが可能になるでしょう。人生のすべてにも同様のことが言えますが、認知症のケアも、家族や友人の言動やそれがもたらす影響

によって、良し悪しが決まります。本書は認知症が進行する過程で出てくる問題を特定し、解決策を示すことで、適切なケアの方法を伝えることに成功しています。本書に書かれた解決策や成功例を通じて、著者や読者は、認知症による困難があっても、友人とのつながり、一緒に過ごした経験、日々の出会い、信頼できる関係など、まだ楽しむべきことが人生には多くあることを教えてくれました。

この精神に基づいて、著者や読者はこの最新版に意見や体験談を寄せてくれました。これまでの共同作業の産物であると同時に、新たな読者の皆さまの「1日36時間」の活動をより効果的にするために、新版が出版されることに敬意を表します。

家族が最愛の人へ献身的に行う効果的で適切なケアが、最終的には認知症の治療と予防が可能な未来につながっていくと確信しています。アルツハイマー病の研究・治療に尽力している研究者も多く、科学的な研究が急速に進んでいる分野なのです。本書が次に改訂する頃には、治療と予防の技術が大きく前進していることが予想されます。そのような前進に拍車をかけるエネルギーの源は、本書の読者の皆さまと、愛する認知症の方に対する献身的なケアにあると認識しています。

ポール・マクヒュー

ジョンズ・ホプキンズ大学 医学部 精神医学・行動科学学科長

（1975〜2001年）

## 著者まえがき

『1日が36時間になる日』（原題：『The 36-Hour Day』）の前身である『家族の手引書』は、米国アルツハイマー病協会メリーランド支部の創設メンバーたちの依頼により、ジェーン・ルーカス・ブラウスティンの協力を得て、1979年に発行されました。この第6版の出版は『家族の手引書』や1981年発行の『1日が36時間になる日』初版から本書に貢献してくださった多くの方々や団体に感謝を表する機会となりました。

『1日が36時間になる日』に掲載されているケアの提案は、認知症を経験している方、認知症の方の家族、全国の専門家、米国アルツハイマー病協会のスタッフなどの支援者から得た情報に基づいています。彼らの根気強さと、経験や考えを共有しようとする意欲に感謝し、称賛し続けます。本書の根底にある「認知症の方々とそのケアをする方々の生活を改善するためにできることはたくさんある」という考えは、医師であるポール・マクヒューとマーシャル・フォルスタインが推奨したものです。彼らの支援、支持、知識の提供がなければ、初版の出版は実現しなかったでしょう。

初版では、同僚のジャンヌ・フロイド、ジャネット・バチャー、ジェーン・ブラウスティンがアイデアと時間を提供してくれました。それ以来、ほかの同僚たちも実例や直接的な提案を通して私たちに伝授してくれ、献身的に働きかけてくれました。特にマルティナ・ラブリシャ、レベッカ・ライ、メアリー・アン・ワイリーには、長年にわたる支援と情報提供に感謝しています。

初版の執筆には、T・ロウ・アンド・エレノア・プライス財団から資金援助を受けました。この支援のおかげで、その後も私た

ちが学んだことを他者に教えることができました。近年ではジョンズ・ホプキンズ大学のリッチマンファミリーセンターがピーター・ラビンズ医師のアルツハイマー病の研究・臨床活動を支援しており、過去数回の改訂にも多大な貢献をしてくれました。

　カレン・ラビンズはすべての版を熟読し、編集と校正の専門知識を提供してくれました。ジョンズ・ホプキンズ大学出版局の編集者であるアンダース・リヒター、ウェンディ・ハリス、ジャッキー・ウェミューラーは、専門知識とサポートを提供してくれました。彼らのアドバイスや提案に感謝します。

　ポール・マクヒューがはしがきで述べているように、臨床医、研究者、家族、支援団体、政府機関の世界的な取り組みが認知症の方とその家族のケアのあり方を変えてきました。認知症と闘う方々とその介護者の勇気と献身が、治療法と予防法の継続的な探求を支えています。完全な予防法・治療法が実現されるまでは、思いやりのあるケアが認知症治療の中心であり続けるでしょう。

ナンシー・メイス

ピーター・ラビンズ

## 監訳者まえがき

　あなたが本書『１日が36時間になる日　家族が認知症になったら』を最初に手に取ったとき、誰のことを思い浮かべましたか？ あなたの家族でしょうか？　それとも友人でしょうか？　はたまた、あなたご自身でしょうか？　認知症と聞いて、すぐにあなたの身近な大切な方を思い浮べて本書のページを開いたのではないでしょうか？

　本書は、「大切な人が認知症になってしまってもそばにいたい」「そのために『１日36時間』を注ぎ込みたい」という家族の気持ちに寄り添うファミリーガイドとして執筆されました。

　さて、日本には認知症の方がどのくらいおられるかをご存知でしょうか。まず、日本の高齢者（65歳以上）人口は3,627万人、高齢化率（全人口に占める高齢者の割合）は29.1％で、過去最多となっています（総務省統計局による推計、2022年９月15日現在）。日本の高齢化率は世界でも群を抜いて１位です。また、厚生労働省「令和３年度簡易生命表」によると、日本人の平均寿命は女性87.57歳、男性81.47歳となっており、世界１位を争っています。このデータを見ただけでも、日本が世界一の長寿国ということは、歴然としているのではないでしょうか。

　日本の超高齢化とともに、認知症有病者数も増加しています。それは、認知症発症の大きな要因のひとつが加齢だからです。「日本における認知症の高齢者人口の将来推計に関する研究」によると、2020年時点における高齢者の認知症有病率は16.7％、有病者数は602万人と推定されています。高齢者の約６人に１人が認知症有病者ということになり、日本は世界一認知症有病率が

高い国となっています。さらに、2025年には約5人に1人、20%が認知症になるという推計もあり、認知症は決して他人事ではないのです。

　こうした高齢者や認知症の増加は、日本でさまざまな社会問題として取り沙汰されています。高齢者が高齢者を介護する「老老介護」や認知症の方がほかの認知症の方を介護する「認認介護」、認知症の親を介護するために仕事を辞めざるを得ない「介護離職」、さらには介護が原因となって子の世帯までが貧困化し、やがて破産にいたる「介護破産」などです。世界中のベビーブーマー世代や日本の団塊の世代が75歳を迎え、少なくとも今後30年間は、世界的に認知症を有する方が増え続けると予想されています。

　認知症はすべての人に発症する可能性があり、国や人種の違いなどはあまり関係がないとされています。だからこそ私たち一人ひとりが自分の家族や自分自身が認知症になったとき、どう向き合えばいいのかを知っておかなければならないのです。

　本書の原書である『The 36-Hour Day』の初版は米国で1981年に出版されました。それから今日まで、認知症ケアのゴールドスタンダード（金字塔的）なファミリーガイドとして全19カ国で出版され、累計350万部を突破する世界的なベストセラーとなりました。同時に、米国内の認知症に関する医療制度や社会福祉制度の改正などに貢献したとして高い評価を受けました。

　米国の初版発行から4年後の1985年には、中野英子さんが訳された日本語版『ぼけが起ったら——老人性痴呆への新しい考えかた』が12カ国語の翻訳書のトップを切って発売されました。

1991年には原書の改訂版（第2版）、翌1992年には日本語版の改訂版が出版されました。その後、原書は米国で第7版まで出版されていますが、日本では改訂版以降は出版されず、絶版となってしまいました。一方、日本ではその間、2000年から介護保険制度がスタートし、さまざまな認知症施策が実行され、認知症を取り巻く環境や考え方が大きく変わりました。

　1985年と1992年に出版された日本語版のタイトルにもあるように、認知症は90年代まで「ぼけ」「もの忘れ」「痴呆」と呼ばれていました。認知症が疾患とは理解されておらず、単に加齢によるものだと片づけられていたことが容易に想像できます。こうした呼び方は侮辱的な表現であるとともに、早期発見・早期診断の妨げになっていたことから、2004年に厚生労働省は「認知症」という呼び名に改めました。

　そして、認知症の研究は90年代から一気に加速しました。アルツハイマー病などの原因物質の特定をはじめ、原因遺伝子が発見されました。一歩ずつですが、認知症発症のメカニズムが解明され、画像診断や血液バイオマーカーなどの新しい診断方法、予防や治療法も開発されています。米国食品医薬品局（FDA）はアルツハイマー病の新薬として、2021年6月に「アデュカヌマブ」を承認、2023年7月には「レカネマブ」を正式承認しました。これはまだ序章に過ぎず、今後もさまざまな治療薬が開発されることでしょう。


　しかしながら、現実にはいまだ認知症の原因となるすべての疾患を治療するための特効薬は存在せず、認知症の完全な予防と治療法がいつ確立されるかは誰にも予測できません。そして、医師や研究者が認知症の特効薬を研究している間も、認知症の方はど

んどん増え続けているのです。私たちはそうした現状を踏まえ、認知症の方の生活と人生の課題に取り組まなければなりません。

　私は、日本では30年振りの新版となる本書を出版することが、認知症の方を支える家族や介護者に貢献できるのではないかと考えています。少しでも生活と人生に希望と勇気を与え、助けになることを切に願っています。


　なお、訳出上のおことわりとなりますが、本書は2017年に米国で出版された『The 36-Hour Day』第6版をもとにしています。できるだけ原文に忠実な翻訳を行い、原書に最大の敬意を払うように努めました。そのため、ニュアンスなどに違和感を抱くかもしれません。また、原書は米国で認知症ケアを行っている方を対象にしているため、日本とは医療・介護保険制度、法律、文化、時代背景、統計データ、研究データなどに違いがあります。さらには、日本ではタブーとされているさまざまなテーマも取り上げています。

　米国は「人種のるつぼ」「人種のサラダボウル」と表現されるくらいダイバーシティ（多様性）に富んだ国です。多種多様な米国人に向けたファミリーガイドをもとに翻訳した本書を読んでいただければ、認知症ケアにおいても多様性を理解することがどれだけ重要かきっと気づいていただけると思います。日米間の違いを理解しながら読んでいただけますと幸いです。


　　　　　　　　　　　　　　　　　　　　田中　崇博

# 第17章
# 認知機能の低下を防ぐ、遅らせる ——————— 539

# 第18章
# 脳障害と認知症の原因 ————————————— 551

# 第19章
# 認知症研究の現状 ——————————————— 571

カバーデザイン　城　匡史
本文デザイン・DTP　荒　好見
校正　株式会社RUHIA

第

1

章

# 認知症

2、3年前からだろうか。メアリーは自身の記憶力が低下していることに気づき始めていた。まずは友人の子供の名前など、些細なことを思い出せなくなっていた。ある年には、作り置きしておいたイチゴジャムの存在を完璧に忘れていた。「老いは誰しもが通る道だ」とメアリーは自分に言い聞かせ、メモを取ることでもの忘れを補っていた。しかし、知っているはずの言葉が思い出せなくなることが徐々に増え、自分がアルツハイマー病を発症しているのではないかと不安がよぎった。

　そんなある日、メアリーは友人らとの会話の最中、時折、名前を忘れるだけでなく、話の筋を完全に見失っていることに気づいた。だが、これも常に適切な返答をすることで補っていた。たとえ内心では混乱していようと、それを表に出さなかったため、他人に気づかれることはなかった。しかし、メアリーの義娘は親友に、「お義母さんの調子が、最近悪いみたい」と漏らしていたことから多少の違和感を覚えていたのだろう。この事態にメアリーは不安を感じ、ときには落ち込んだが、「何も問題はない」と常に自分に言い聞かせ、真実から目を背けていた。「頭がおかしくなっている。記憶がどんどん消えていくみたい」とは誰にも相談できなかった。また、彼女は自身の状況について考えたくなく、老いについても認めたくなかった。何より、自分はまだ人生を楽しんでいて、なんとかやっていけると思っていたため、高齢者として扱われるのが嫌であった。

　冬になったある日、メアリーは体調を崩した。最初はただの風邪だと思い、医者に診てもらった。医者には「その歳だからしょうがない」と言われ、いくつかの薬を処方しても

らった。老いを認めたくないメアリーはその言葉に少し苛立ちを感じた。そこから、彼女の具合は急速に悪化していった。抗えない恐怖、衰え、疲労を感じながら眠りについた。ある日、義娘にメアリーの隣人から緊急の電話がかかってきた。義娘が駆けつけてみると、意識が朦朧とし、少し熱っぽく、支離滅裂なことをブツブツ言っているメアリーを発見した。そして、メアリーは即入院となった。

　入院当初の数日間、メアリーは何が起こっているのか、断片的にしかわからなかった。医者は家族に、彼女が肺炎にかかっていること、腎臓の働きが悪くなっていることを告げた。病院は全力で治療にあたり、彼女は感染症と闘った。

　メアリーは見知らぬ場所にいて、見慣れたものは何ひとつなかった。見知らぬ人たちが病室を出入りしていた。彼女がどこにいるのかはその見知らぬ人々が教えてくれたが、そのことがメアリーの記憶に留まることはなかった。このような環境ではもはや、もの忘れを補うことができず、急性疾患によるせん妄が彼女の混乱をさらに悪化させた。そんな中、夫が会いに来てくれた。軍服を着たハンサムな青年だ。その後、息子が病院に来たときも、夫が一緒に来てくれていることに驚いた。しかし、息子は「でも母さん、父さんは20年前に亡くなっているよ」と言う。だが、メアリーはその言葉を信じることができなかった。「つい先ほどまで夫はここにいたではないか、生きているに決まっている」と信じて疑わなかった。また、義娘がまったく見舞いに来ないことに苛立ちを覚え、文句を言った。義娘は「お義母さん、私は今朝もここにいたじゃない」と言うが、嘘にしか

思えなかった。実際にはメアリーはその朝のことをまったく覚えてなかったのだ。

　入院中、見知らぬ人々が来ては、メアリーの体のあちらこちらを触り、さまざまな謎の機器を体に取り付けてくる。さらには体に針を刺してくるし、強制的に体を動かすよう命令してくるのだ……。点滴や理学療法はメアリーにとって悪夢のようであった。ルームランナーの上を歩くのはまるで見知らぬ土地に強制的に連行されているような経験であった。そのうえ、自分がどこにいるか思い出すことができなかった。トイレに行くにしても、付き添いがいないと行くことはできないと言われた。そのような辱めに耐えられなかったメアリーは泣きながら失禁をしてしまったこともあった。

　その後、徐々に体調はよくなっていった。感染症は治まり、めまいもなくなった。幻覚は病気の急性期にしかみられなかった。しかし、熱と感染症が治まったあと、今度は混乱ともの忘れが以前よりも悪化しているように思えた。感染症が直接的に記憶力の低下を進行させたわけではないが、メアリーの身体機能をかなり衰弱させ、それまでの慣れ親しんだ環境を彼女から奪ってしまったのだ。何よりも、今回の病気で彼女の状況の深刻さが浮き彫りになった。家族は、彼女がもはや一人では生活できないことを悟ったのだった。

　メアリーの今後について、家族や医師たちの間でさまざまな話し合いが行われた。もちろん、今後の計画をメアリーにも説明したが、彼女はすぐ忘れてしまった。ようやく退院したメアリーは計画通り息子夫婦の家に連れていか

れた。「何か嬉しいことでもあったのだろうか」とメアリー
が他人事のように思っていると、息子夫婦に部屋に案内さ
れた。そこにはメアリーの身の回りのものがいくつか置い
てあった。しかし、ほかにもあるはずのものがなく、彼女
は入院している間に盗まれたのではないかと思い、慌てふ
ためいた。家族は残りのものがどこにあるかを何度も伝え
たが、彼女は会話の内容をまったく覚えていなかった。

息子夫婦は、「今日からここが母さんの家だよ」とメア
リーに伝えた。しかし、メアリーは以前から子供たちとは
一緒に住まないと決めていたため、今の状況が理解できな
かった。本当は自宅で暮らしたかった。自宅にいれば、す
ぐにどこに何があるかを見つけることができるし、以前の
ように自立した生活ができると信じていた。自宅にいれば、
自分が生涯をかけて集めた財産がどうなっているのかわか
るかもしれないと。ところが、ここは自宅ではない。メア
リーの自立心は失われ、自分の持ち物もなくなり、大きな
喪失感を抱いた。息子は、「一人では生活できないから、僕
たちと一緒に暮らすことが母さんのためにできる最善の方
法なんだよ」と伝えたが、メアリーはその愛情あふれる説明
すら覚えていなかった。

メアリーは常に名もなき謎の恐怖感に蝕まれていた。認
知機能が低下したメアリーの脳はこの恐怖の正体を突き詰
めることはできなかった。誰かが近くにいると記憶は甦る
が、すぐにまた消えてしまう。何が現実で、何が過去の記
憶であるかさえ区別することができなくなっていた。昨日
まであったはずの場所にトイレがない。着替えることはも
はや一人ではできない試練となっていた。手はボタンの留

め方すら覚えておらず、不可解に服からぶら下がっている
ベルトはどうやって使ったらいいのか、なぜそこにぶら下
がっているのか、まったくわからなかった。

　メアリーは次第に、自分の目や耳で聞いたことを理解す
る能力すら失っていった。雑音や混乱は恐怖感を抱かせる。
物事を理解できず、家族に説明することもできず、頻繁に
パニックに陥るようになった。また、母の形見の椅子や陶
磁器が気になるようになった。家族から何度も教えられた
が、自分の持ち物がどこにあるのか覚えられず、誰かに盗
まれたのかもしれないとも思い込んでいた。「もうこれ以上
失いたくない」と思い、残りのものを隠すが、隠し場所さえ
覚えることはできなかった。

　「お義母さんがお風呂に入ってくれず、体臭がひどい。お
風呂に入らなかったらデイサービスを利用できないじゃな
い」と義娘が漏らしたことがある。しかし、メアリーにとっ
て、入浴は恐怖であった。得体の知れないものとなった浴
槽と格闘する日々だった。ときにはためたはずの水がすべ
て流れてしまい、また別の日には水がどんどん増え、溢れ
てしまった。認知機能が正常な人は意識していないかもし
れないが、入浴は服の脱ぎ方、浴室の場所、体の洗い方な
ど、さまざまなことを覚えておく必要がある。指はファス
ナーの開け方を忘れ、足は浴槽への入り方を忘れていた。
認知機能が低下した脳にとっては考えなければならないこ
とが多過ぎて、メアリーをさらにパニックに陥れていった。

　人は問題に直面したとき、どのように対処するだろう
か？　たとえば、しばらくその場を離れて、思考を巡らせ
るかもしれない。またはビールを飲みに出かけたり、庭の

草むしりをしたり、散歩に出かけたりするかもしれない。怒りまかせに反応することもあるだろう。問題を引き起こした人や間接的に関わった人に対して反撃する。あるいは、時間が心の傷を癒すまで、もしくは問題が自然と解決するまで、しばらくの間落ち込んでいるかもしれない。

メアリーの対処法は昔から変わらなかった。不安を感じると、よく散歩に出かけた。家のポーチで少し休み、外を眺めて、問題から遠ざかるように散歩に出かけた。しかし、今は散歩に出かけても問題はつきまとい、さらに悪化するのだった。周りを見回しても見覚えのあるものはひとつもなく、常に迷子になっているような感覚であった。自宅は見当たらず、道は自分の知っている道ではなかった。それともこの道は自分の子供時代に見た道なのか、もしくは息子たちの幼少期に暮らしていた場所の道なのか……。答えがわからず恐怖のみが彼女を襲い、胸を締め付けていた。彼女はただ歩行速度を上げることしかできなかった。

このような状況に、メアリーは怒りをあらわにすることがときどきあった。しかし、自分では理解できない怒りであった。私物はなくなり、人生も崩れ落ちていくように思えた。メアリーにとっては怒って当然であった。人生をかけて集めた大切な財産を、誰かが奪ったのだから。犯人は義娘なのか、メアリーの義母なのか、それとも幼い頃に恨まれていた妹なのか。彼女は義娘を責めるが、すぐにそのことを忘れてしまう。頭の引き出しは開いては閉じ、あるいは完全に消えてなくなっていた。しかし、不快な思いをした義娘は、そのことを忘れることができなかった。

多くの人は、高校に入学したときのことを覚えているだ

ろう。入学前夜には、見知らぬ校舎で迷子になって教室が見つからないのではと心配したりする。メアリーにとっては、毎日がそのような緊張状態であった。家族は彼女をデイサービスセンターに通わせ始めることにした。毎朝バスがセンターまで送ってくれて、午後は義娘が迎えに来てくれる。ところが、午後には迎えがくることをほぼ毎日忘れていた。建物の間取りを覚えることができず、間違えて男性トイレに入ってしまうこともあった。

一方で、メアリーのソーシャルスキルは残っていたので、デイサービスセンターでほかの利用者たちと会話したり、談笑したりすることができた。センターでのんびりとしながらほかの人たちとの時間を楽しんでいたが、そこでの出来事を義娘に話せるほど覚えてはいなかった。

メアリーは音楽が大好きだった。多くの脳機能が失われたあとも音楽の記憶はずっと残っていた。昔から親しまれている歌が大好きで、デイサービスセンターでもよく歌っていた。義娘は歌うことが得意ではなかったが、メアリーはそのことを覚えておらず、二人は一緒に歌うことを楽しんでいた。

ある日、メアリーを自宅でケアすることが肉体的にも精神的にも家族の大きな負担となったため、彼女はナーシングホームに入居することになった。入居当初は混乱とパニックの連続であったが、日当たりのよい小さな部屋はメアリーに徐々に安心感を与えていった。１日のスケジュールを覚えることはできなかったが、施設での習慣的な生活は彼女を安堵させていた。しかし、ときには、まだデイサービスセンターにいるかのように錯覚する日があったり、

自分がどこにいるかわからなかったりする日もあった。だが、トイレがすぐ目に付くところにあり、場所を覚える必要がなかったので満足しているようであった。

メアリーは家族が訪ねてくると喜びの感情をあらわにしていた。家族の名前を覚えている日もあったが、忘れている日のほうが多かった。前の週も訪ねてきたことは覚えておらず、「私を見捨てた」とよく家族に説教していた。このことについて家族は反応に困っていたが気に留めず、そっと弱った体に腕を回し、手を握り、黙って一緒に座り、昔の歌を歌っていた。家族はメアリーが言ったことや前の週に来たことを無理に思い出させようとはせず、見舞いに来た人の名前を覚えているかどうかなども尋ねなかった。彼女にとってそれが心地よかったようだ。メアリーは、家族がただ自分を抱きしめ、愛してくれていることが幸せであった。

家族の一員が認知症と診断されたら、それはアルツハイマー病、脳血管性認知症、またはほかの疾患かもしれません（第18章参照）。もしかすると、何が認知症を引き起こしているかわからないかもしれません。病名が何であれ、認知症になってしまった方は「認知機能」、つまり思考力や記憶力の一部を失っているのです。これによりもの忘れがひどくなったり、性格が変化したり、落ち込んだり、不機嫌になったり、内向的になったりする可能性もあるでしょう。

成人に起こるこのような認知機能障害の多くは、慢性的で不可逆的なものです。不可逆性の認知症と診断されると、認知症の方とその家族は、疾患とともに生きていくための方法を学ばなけれ

ばなりません。在宅で介護するにしても、介護施設を利用するにしても、今までにない問題に直面します。身近な人が認知症になってしまったことへの気持ちと向き合い続けることになります。

　本書は認知症の家族がいる方へ、生活への順応や日々のケアの管理をサポートするためのものです。これまでの経験上、認知症の方をケアする家族の多くは同じような疑問を抱いていることがわかっています。本書はそれらの疑問を解消する第一歩を担うことを目的としていますが、医師やその他の専門家の代わりになるものではありません。必要であれば専門医に相談してください。

## 認知症とは

　記憶力や判断力、思考力が低下する症状について、さまざまな名称を聞いたことがあるのではないでしょうか。「認知症」「アルツハイマー病」「神経認知障害」「せん妄」「慢性の脳機能障害」などの用語が同義的に使用されてしまっている場合があります。また、これらの状態が「通常の老化」とどう違うのか、疑問に思ったことがあるのではないでしょうか。

　医学では認知症という言葉には具体的な定義があります。「痴呆症」と呼ばれている時期もありましたが、認知症はぼけるという意味ではありません。認知症とは認知機能障害による症状を総称する用語であり、症状を引き起こす疾患名ではありません（たとえば、アルツハイマー病は認知症を引き起こす原因疾患のひとつです。アルツハイマー病による認知機能障害の症状を認知症と呼ぶことができます）。認知症という用語は、侮蔑的な意味合いではなく、最も適当な表現として選ばれました。また、「神

経認知障害群」という用語もありますが、これは一部の米国の臨床医や研究者が認知症の代わりに使っている新しい用語で、認知症と同じ意味で使用されています。

成人期以降に起こる精神錯乱、見当識障害、記憶力や思考力の低下を引き起こす原因は大きく分けて2つあります。2つは類似しており、一見すると同じ症状のように見えますが、違いを識別することが重要です。ひとつは認知症、もうひとつはせん妄（第18章「その他の脳障害」内の「せん妄」参照）です。せん妄は認知症に類似する症状を発症しますが、治療が可能です。また、せん妄はすでにアルツハイマー病などの認知症が発症している患者にも発症し、その場合は認知症が急に悪化したように見えます。

認知症の症状はさまざまな疾患によって引き起こされることがあり、第18章ではこれらの疾患をいくつかまとめています。不可逆的なものがほとんどですが、中には治療可能なものもあります。たとえば、甲状腺疾患は認知症を引き起こす可能性がありますが、甲状腺の異常を治療すれば認知症を治すことができます。

不可逆的な認知症の原因としては、アルツハイマー病が最も多いことがわかっています。アルツハイマー病を発症すると、もの忘れから体全体を襲う障害へと徐々に進行していきます。アルツハイマー病患者の脳を検査すると、器質的な変化が見られます。現在のところ、アルツハイマー病の進行を止めたり、治療したりする方法は確立されていません。しかし、認知症の方の行動や情緒的な症状を軽減させ、家族が状況をコントロールするためにできることは多くあります。

脳血管性認知症も認知症の代表的な原因疾患のひとつとして考えられています。通常は小さな脳血管障害（脳卒中など）が原因ですが、脳の血管に影響を与えるほかの疾患が原因の場合もあり

ます。脳卒中は本人も家族も変化に気づかないほど小さいことも
ありますが、何回も経験すると脳組織の一部が破壊され、記憶や
その他の認知機能に影響を与えることがあります。この状態は、
以前は「動脈硬化」が原因と考えられていましたが、最新の解剖
学的研究によると問題の原因は循環不全ではなく、脳の損傷であ
ることが示されています。場合によっては、治療を通してさらな
る損傷のリスクを減らすことができます。

　アルツハイマー型認知症と脳血管性認知症を同時に発症するこ
ともあります。現在では、脳血管の異常や小さな脳卒中がアルツ
ハイマー病患者に見られる特徴的な脳の変化を引き起こしたり、
その一因になったりすると医師は考えています。

　アルツハイマー病は一般的に高齢者に発症するので、高齢者の
認知症はすべてアルツハイマー病が原因と思われがちです。しか
し、高齢者の約3分の1は別の疾患が原因で認知症を発症します。
若年性認知症を発症したり、アルツハイマー病に該当しない症状
が出たりした場合、医師は別の認知症と診断することがあります。
本書では、認知症の原因となるどのような疾患に対しても共通す
る、一般的なケアの方法を紹介しています。

　認知症の方はほかに健康問題を抱えていることがあり、認知症
によって健康問題のリスクが高くなることがあります。ほかの疾
患や薬への反応が原因で、せん妄になることもよくあります。ま
た、せん妄は精神機能や行動を悪化させることがあります。ほか
の疾患を早期に発見して治療することは、健康のためにもケアを
楽にするためにも重要なことです。そのためには、認知症の方と
一緒に時間をかけ、寄り添って治療をしてくれる医師の存在が重
要です。

　うつ病は高齢者に多く、記憶力の低下、錯乱やほかの精神機能

変化の原因になります。記憶力の低下はうつ病を治療することで改善することがあります。認知症の方もうつ病を発症する可能性があり、うつ病は必ず治療する必要があります。

　認知症は一般的に馴染みのない疾患によって発症する場合もあります。これらについても、第18章で解説しています。

　認知症になる可能性は、社会的要因や人種的要因によって高まるものではありません。経済レベルや学歴などに関係なく全人類平等に発症する可能性があるのです。家族の一員が認知症になるのは恥じることではありません。多くの優秀な著名人も認知症を発症しているのです。

　重度の記憶障害は、通常の老化によって起こるものではありません。これまでの研究によると、高齢者の8～10％は重度の認知機能障害を持ち、10～15％は軽度の認知機能低下を持っているとされています。80歳を超えると認知症の原因となる疾患を発症する可能性は高まります。一方で、90歳まで生存している方の50～70％は、重度の記憶障害やその他の認知症の症状を経験することはないと言われています。人の名前や言葉を思い出せないのは、年齢を重ねるとよくあることですが、通常は生活に支障をきたすほどではありません。70代、80代、90代になっても活動的で知性を十分に発揮している高齢者はたくさんいます。ピカソ、ナンシー・レーガン、ネルソン・マンデラ、アントニン・スカリア、マヤ・アンジェロウは、全員が75歳を過ぎてもなお、亡くなる寸前まで現役で活躍していました。ピカソはなんと91歳まで現役で絵を描き続けていました。

　人口の高齢化が進むに伴い認知症について学ぶことがより重要になってきています。米国では500万人以上の人が、何らかの認知機能障害を持っていると推定されています。2013年に発表さ

れた研究によると、2010年に米国で認知症のために投資した費用は1,570〜2,150億ドル（約13.6〜18.7兆円<sup>※</sup>）と推定されています。これは、一人あたり年間4万1,689〜5万6,290ドル（約362〜489万円<sup>※</sup>）に換算されます。

※訳註　2010年度の年間平均レート1ドル86.81円で計算。

# 認知症による変化

　通常、認知症の症状は徐々に現れます。認知症を患った本人が最初に異変に気づくこともあるでしょう。軽度の認知症の方は、「何かを思い浮かべてもすぐ消えてしまう。説明しようとしても言葉が出てこない」と自分の状況を明確に説明できることが多くあります。一方で、認知症になると新しい情報を覚えることが難しいのですが、それを上手に隠している可能性もあります。そのため家族や周りの人は、何かがおかしいことに気づかないかもしれません。それでもよく観察すると理解力、推察力、および判断力が低下していることがわかることもあるでしょう。しかし、認知症の発症や経過は、起因となった疾患やその他の要因によって異なり、発症の原因が不明の場合もあります。突然発症することもあり、思い返したときに初めて、「あの時期から、父は変わってしまった」と気づく場合もあります。

　認知症による変化への対応力は、人によって異なります。困難な状況に陥っていることを隠すことに長けている人もいれば、記憶を呼び覚ます手段としてメモを作成している人もいるでしょう。また、自身に問題があることを激しく否定したり、自分の状況を他人のせいにしたりする人もいるかもしれません。記憶力が低下

していることに気づくと、落ち込んだり、イライラしたりする人もいる一方、外見上は明るいままの人もいるのです。軽度から中等度の認知症の方の大半は、発症前とほとんど変わらない生活を送ることができます。認知症以外の健康問題を抱えている方と同じように、治療や家族会議、将来の計画の立案にも参加することができるでしょう。

初期の記憶障害はストレスやうつ病、または精神疾患と間違われることがあります。このような誤診は、認知症の方とその家族にさらなる負担を強いることになります。

チャールズの認知症について妻は、もの忘れではなく、彼の気分や態度の変化から気づいたと語る。「私はチャールズに問題があるとは思っていませんでした。いや、現実を直視したくなかったのだと思います。その時期の夫は普段より無口で落ち込んでいるようにも見えましたが、本人は職場の同僚のせいだと言っていました。そんなある日、上司から小規模の支店への異動を告げられました。事実上の降格ですね。しかし、この状況について職場からの説明はまったくなく、ただ休暇を取るよう促されました。とりあえずその通りにして、スコットランド旅行をすることにしました。しかし、夫は一向によくなりませんでした。常に落ち込んでいて、イライラしていました。新しい職場で働き始めても状況は変わらず、若い同僚が原因だと言っていました。常にイライラしているので、もしかしたら長年連れ添った私との夫婦関係に問題があるのではと思い始めました。私たちは夫婦カウンセリングに行きましたが、状況を悪化させるだけでした。もの忘れがひどくなっているの

は知っていましたが、このときはストレスが原因だと思っていました」

　そのときについてチャールズは次のように語った。「何かがおかしいのはわかっていました。些細なことでイライラしている自分がいました。同僚は私が工場の仕組みなどを知っている体で接してきましたが、私はまったく思い出すことができませんでした。カウンセラーはストレスのせいだと言いましたが、私は何か恐ろしいほかのものが原因だと思いました。本当に怖かったです」

　進行性の認知症の場合、身体機能は徐々に低下していき、抱えている問題を隠せなくなります。日にちや曜日を思い出せなくなったり、自分がどこにいるのかわからなくなったりします。着替えなどの簡単な作業ができなくなったり、言葉をまとめることができなくなったりするのです。認知症が進行するにつれ、脳の損傷が、記憶、情報の整理能力、計画性、運動機能（筋肉の協調運動、筆記、歩行）、会話など多くの機能に影響を与えていることが顕著になっていきます。知っているはずのものの名前がわからなくなることや、不器用になること、歩行が困難になることもあります。また、身体機能は日によって、または時間帯によっても変動することがあります。そのため、家族は何を予期していいのかわからなくなってしまうのです。

　認知症は性格に影響を及ぼすこともあります。もともと優しく愛嬌がある人が発症後も変わらない場合もあれば、付き合いにくい性格だった人がもっと付き合いにくくなることもあります。一方、愛想がよかったのに気難しくなったり、活発だったのに無気力になったり、不愛想だったのに社交的になったりと劇的に変化

することもあります。あるいは、受動的で依存性が強く無気力になることもあれば、落ち着きがなくすぐに動揺し、短気になることがあります。さらに、厚かましくなったり、怯えたり、落ち込んだりすることもあるでしょう。

> ある患者の娘は「母は家族の中で一番明るく、社交的な人でした。母のもの忘れがひどくなっているのはわかっていました。残念だったことは母が無気力になってしまったことです。髪を整えるのをやめ、家の掃除もせず、絶対に外に出ようとはしません」と嘆く。

認知症になると些細なことで気分を害することがよくあります。以前は簡単に行えたことが今では試練となり、その状況に取り乱したり、怒ったり、落ち込んだりすることがあります。

> 認知症の父親を持つある家族は、「父の一番の問題は、短気なことです。以前はおおらかな人だったのに、今はいつも些細なことに対して大声で怒鳴っています。昨夜は10歳である自分の孫に、『アラスカは州ではない！』と怒鳴っていました。結局、怒りは収まらず、怒鳴りながら部屋をあとにしました。また、父に風呂に入るように言ったら、もう風呂は入ったと何度も言い張り、本格的な喧嘩に発展しました」と打ち明ける。

認知症になると自分の行動をコントロールできないことが多いという事実を周囲の人が知っておくことが重要です。たとえば、怒りを抑えられなかったり、徘徊をやめられなかったりすること

があるかもしれません。このような変化は老化によって性格が悪くなったわけではなく、脳の損傷の結果であり、本人はコントロールできないことが多いのです。

　認知症になると、幻覚（幻聴、幻視、幻嗅）に悩まされる人もいます。幻覚を経験している本人にとっては現実そのものですが、その感覚を共有できない周りの人にとっては恐ろしいものです。人によっては疑い深くなり、私物を他人から隠したり、他人を泥棒扱いしたりすることもあります。多くの場合、単に置き場所を間違えたり、どこに置いたか忘れてしまっていたりしているのですが、混乱して誰かに盗まれたと思い込んでしまうのです。

　　認知症の母を持つ息子は、「母はとても被害妄想が強く、いつも財布や宝石類などの貴重品を隠しています。しかし、隠したことを忘れ、私の妻を泥棒扱いします。さらには私たちが銀食器を盗んだと決めつけてきます。苦しいのは、母が病気だとわかっていても、そうは見えないことです。故意にやっているのでは、と思ってしまうときもあります」と語る。

　進行性認知症の末期には、脳のさまざまな機能に影響が出て、寝たきりになり、排泄のコントロールもできず、自分の意思を表現できなくなることがあります。この段階になると多くの人がプロのケアを必要とします。

　認知症の経過や進行の予測は、疾患の種類や個人によって異なります。そのため、本書で紹介する症状がすべての人に現れるわけではありません。認知症になっても症状の一部しか経験しないかもしれませんし、本書で言及していない症状を経験するかもし

れません。

# ケアをする家族にできること

　身近な人が認知症を発症したり、認知症の疑いがあったりする場合どうすればいいのでしょうか。まずは現状を把握し、認知症の方をケアしつつ、同時に介護する家族の負担を軽減するために何をすべきかを見極める必要があります。しかし、わからないことも多々あるかと思います。本書は、それらの疑問を解消するための入門書となるでしょう。

　まず知っておくことは、疾患の原因と予後です。認知症の原因となる疾患は、個人によりそれぞれ違います。そのため明確な原因を特定することが難しい場合もあり、医師から受けた診断や説明が間違っていたり、医師にも不明なことがあったりします。また、十分な診察を受けていないのに、アルツハイマー病だと診断されることがあるかもしれません。家族や医師が、日々の問題に適切に対応し将来の計画を立てるためには、正しい診断結果のもと、疾患の経過についてある程度の予測を立てることが必要です。予測を立てることは介護者の負担を減少させることにつながります。疾患を理解することは、家族の不安や心配を払拭することに役立ちますし、認知症の方を支援するための最善の計画を立てることにも役立ちます。

　認知症の初期段階では、米国アルツハイマー病協会に連絡するとよいでしょう。そこではさまざまな資料の紹介や、支援や情報を提供してくれます（日本で受けられる主な認知症支援に関しての情報は付録を参照してください）。疾患そのものを治療するこ

とができなくても、**認知症の方やその家族の生活の質を向上させるためにできることはたくさんあるのです。**

　先ほども述べたように、認知症は原因となる疾患や個人によって異なります。そのため、本書で取り上げている問題に直面しない可能性もあります。自身の状況に該当しない章は読み飛ばし、自分に当てはまる部分だけを読むことが本書を有効活用する一番の方法だと思います。

　対処の鍵は、共通認識と創意工夫です。ときに、家族は感情的になり過ぎて、対処法が明確に見えなくなることがあります。しかしまた、家族にしかできない独創的なアイデアで問題を解決する場合もあります。本書で紹介するアイデアの多くは、誰かの参考になるよう認知症の方の家族から寄せられたものです。ぜひこれらのアイデアを活用してください。

　認知症の方のケアは簡単なことではありません。本書の情報が家族の助けになることを願っていますが、簡単な解決策がないことは承知しています。本書は、しばしば認知症に関する困難ばかりに焦点を当てていますが、認知症の方やその家族は、それでも喜びや幸せを経験できることを忘れてはいけません。

　認知症はゆっくりと進行するので、人生を楽しむ能力や、他者との会話を楽しむ能力が長く残っていることが多くあります。ケアをする過程でストレスを感じたとき、認知症の方の記憶力がどんなに悪くなっても、どんなおかしな行動をとっても、家族にとってその方は唯一無二の特別な存在であることを思い出してみてください。そうすれば、変わってしまった現状に深く悩んでいても、大切な人を愛し続けることができるでしょう。

# 医療的支援を受ける

本書は認知症の方を支援する家族に向けたものです。認知症の方が専門的な医療を受けていることを前提に書かれており、専門的な知識や治療の代用にはなりません。認知症ケアにおいて家族と医療従事者はパートナーであり、どちらも単独でケアを行うべきではありません。多くの医療従事者は、認知症の原因となる疾患についてある程度の知識はあるでしょう。しかし、すべての医師や医療従事者が認知症を専門としているわけではなく、認知症の診断やケアをできる能力を持つ方は限られています。そのため、医療の中でも認知症に関する誤解はいまだに存在しています。

　では、医師をはじめとする医療従事者の役割は何でしょうか？まずは、認知症になった方を正確に診断することです。診断後は症状の管理、併発する疾患の治療や必要な介護、生活支援サービスの紹介などの継続的な支援を行います。本章は、米国の地域で最善の医療を見つけるためのポイントを記載しています（日本で受けられる主な認知症支援に関しての情報は付録を参照してください）。

　認知症のケアには、かかりつけ医に加えて、神経心理士、ソーシャルワーカー、看護師、レクリエーション療法士、作業療法士、理学療法士、高齢者専門のケアマネジャーが関わります。場合によっては神経内科医、老年科専門の精神科医、老年科専門医などの専門医の手を借りることもあるでしょう。これらの高度な専門家は、互いのスキルを補完し合い、正確な診断をし、継続的に必要なケアに対応します。ただし、適切なケアを行えるよう、一人の医師がすべての検査や治療を管理・調整する体制を築くことも重要です。

# 認知症が疑われる人の診断

　思考、記憶、学習能力、性格に変化が見られる場合は、精密な検査を受けることが重要です。徹底的に検査することで、以下のようなことがわかります。

1.　認知症の原因となる疾患の正確な状態
2.　認知機能の回復や原因となる疾患の治療の可能性
3.　認知機能障害の性質と程度
4.　まだ正常に機能している脳や身体の部分
5.　精神的な問題を悪化させている可能性がある健康上の問題
6.　認知症が疑われる方とその家族や介護者の社会的、心理的ニーズと利用可能なサービス
7.　今後予測される認知症状の変化

　手順は医師や医療機関によって異なりますが、最低でも内科的・神経学的検査、患者の社会的支援体制の検討、残存能力の評価が必要となります。状況によって医師やサービスに選択肢がないこともありますが、どのような検査が重要なのかを知ることで、医師に相談し、より精密な検査を受けることができます。

　検査はまず、医師による入念な診察から始まります。医師は認知症の疑いがある方の周りの人や、可能であれば本人にどのような変化があったのか、どのような症状があったのか、症状が発生した順番やほかの病状に関する質問を含む「詳細な病歴」を問診します。その後「身体検査」を行い、ほかの健康上の問題の有無を調べ、「神経学的検査（筋力・感覚検査、目を閉じた状態でのバ

ランス力、足首や膝をゴムハンマーで叩く検査など）」によって、脳や脊椎の神経細胞の機能に変化がないか調べます。

次に「認知症スクリーニング検査」が行われます。現在の日時や場所に関する質問から、記憶力、集中力、抽象的な推論、簡単な計算の実行、簡単なデザインを模倣する能力を検査します。これらの検査は、脳のどの機能に問題があるのかを明らかにします。なお、検査の採点は患者の学歴や、緊張状態を考慮して行われます。

次は「臨床検査」です。まず、さまざまな血液検査を行います。「全血球計算（CBC）」は貧血（赤血球数の減少）や感染症を検査し、認知症の原因となったり、合併症を引き起こしたりする可能性があるかを調べます。「血液化学検査」は肝臓や腎臓の問題、糖尿病などを検査し、「ビタミン$B_{12}$検査」はビタミン欠乏症の有無を調べます。「甲状腺検査」は甲状腺の機能を検査します。甲状腺の問題は、可逆的な認知症の原因としてよく知られています。「ガラス板法検査（VDRL法検査）」は、梅毒の感染を調べることができます。梅毒を放置することによって認知症を発症することがあります。抗生物質であるペニシリンが発見されるまでは、梅毒は認知症の原因としてよく知られていました。この検査で梅毒の感染を調べることができますが、検査結果に偽陽性も含まれるため、結果が陽性であっても必ずしも感染しているということではありません。採血には注射針を用いますが、最新の注射針は刺してもあまり痛くないようになっています。

「腰椎穿刺検査」は脊髄と脳を満たす脳脊髄液を採取します。中枢神経系の感染症（ライム病、梅毒、結核など）の発見に役立ち、認知症を引き起こす稀な疾患が見つかることもあります。腰椎穿刺検査は特定の疾患の疑いがある場合にのみ行われます。背中に

局部麻酔をしたあとに抽出用の針が刺されます。文字で読むと怖く感じるかもしれませんが、安全な検査です。副作用として頭痛が起こることがありますが、合併症はほとんどありません。

「脳波検査（EEG）」は脳波用ペーストで電極を頭に装着し、脳の電気活動を記録する検査です。これはせん妄やてんかん発作の診断に役立ち、脳機能の異常を発見することができます。しかし、場合によっては認知症の初期段階では脳波が正常であることもあります。この検査に痛みはありませんが、認知症の疑いがある方はその状況に混乱することがあります。

CT検査、MRI検査、PET検査、およびSPECT検査は、高度な放射線技術を用いた検査です。脳血管障害やアルツハイマー病、その他、認知症の原因となる多くの疾患を脳の変化から特定するのに役立ちます。このように、検査は診断に重要な役割を果たしますが、医療費が高額になります。そのため、医師は追加で検査が必要と認めた場合以外は推奨しないかもしれません。これらの検査については第19章「脳画像検査」で詳しく説明しています。

痛みを伴わない検査でも、検査テーブルに固定されたり、美容院のスタンド式ドライヤーのような装置を頭に近づけたり、大きく開いた金属製のドーナツ型装置に入れられたり、大きい音が鳴ったりと、患者の状態によっては混乱する可能性があります。その場合は、リラックスできるように軽い鎮静剤が処方されます。

腰椎穿刺検査やCT検査、MRI検査、PET検査、およびSPECT検査などの放射線検査については、「インフォームド・コンセント（説明同意）」の書類に署名するよう求められます。この同意書には、検査で起こり得るすべての副作用が記載されています。同意書を読むと危険な検査なのではないかと不安になるかもしれませんが、実際には安全な検査です。たとえば、CT検査とPET検

査による放射線被曝量は安全基準の範囲内です。副作用について心配な点がある場合は、医師に説明を求めてください。

　患者の病歴、身体・神経学的検査、および臨床検査により、医師は認知症の原因を特定したり、除外したりできます。また、医療検査以外にも、認知症の方の能力を理解し、将来の計画を立てるための診査も行われます。

「精神医学的・心理社会的評価」は患者と家族との面接に基づいて行われ、個人に合ったケアの具体的な計画の基盤となります。この評価では、家族の心理的・身体的な状態や経済力の把握に加え、認知症の疑いがある方の住居や地域で利用可能な介護サービス、ケアの計画に参加できるかどうかなどを評価します。評価は医師や看護師、ソーシャルワーカーによって行われます。

　また、認知症においてうつ病を併発しているかを診断してもらうことは重要です。うつ病は認知症に似た症状を引き起こしたり、既存の認知症を悪化させたりすることがあります。うつ病の疑いがある場合は、老年医学に精通した精神科医の診察を受ける必要があります。ただし、うつ病はよくある疾患であり、治療できることが多いのです。

「作業療法評価」は認知症の疑いがある方の現在の身体的限界や必要な支援の判断に役立ち、作業療法士と理学療法士または理学療法士のみによって行われます。以前まで作業療法士と理学療法士は、身体的リハビリテーションの必要性がある場合にのみ治療に参加していました。そのため、重要視されないことが多かったのですが、今では認知症ケアチームの重要な一員です。彼らの専門性により認知症の疑いがある方がまだできることを見極め、できるだけ自立した生活を送る計画を立てることができます。作業療法評価の一環として、「ADL（日常生活動作）評価」が行われま

す。お金の管理、簡単な食事の準備、着替え、その他の日常的な作業ができるかどうかを見定めます。なお、作業療法士と理学療法士は認知症ケアに役立つさまざまな器具にも精通しています。

「神経心理学的検査（認知機能検査または心理検査とも呼ばれる）」は、認知機能障害の有無を判定するために行われます。この検査は数時間かかり、記憶力、推論力、協調性、文章力、判断力、自己表現力、および理解力などの認知機能を評価します。検査をする心理士は人をリラックスさせることに長けており、患者の学歴や関心に配慮しつつ検査を進めていきます。

すべての検査が終わると、家族は担当医や検査チームのメンバーと話し合いをします。理解できる状態であれば患者も含め、検査結果の説明をしてもらいます。この話し合いの場で、担当医から具体的な診断や患者の予後についての概要の説明を受けます（ただし、原因が断定できない、病気の進行が読めないなどの説明を受ける場合もあります）。ADL評価、心理検査、生活歴など、ほかの検査結果も説明され、この場で質問もできますので、診断結果を理解することができるでしょう。担当医は服薬を勧めたり、地域の高齢者福祉サービスを紹介してくれたり、介護サービスを紹介してくれるでしょう。この話し合いにより、患者、家族、担当医が、具体的な問題を特定し、それに対処するための計画を立てることもできるでしょう。

精密検査はほとんどの場合、外来で行われ、時間を要するので、認知症の疑いがある方が疲れ過ぎないように、数日に分けて行うとよいでしょう。さらに、検査機関が結果を報告し、担当医がすべてのデータを報告書にまとめるまでには数日かかります。このように検査は大変で時間がかかるため、「混乱している状態の人に、検査という『苦しい試練』を与えるのはいかがなものか」と

反対する家族や医療従事者もいます。しかし、検査は「苦しい試練」ではありません。記憶や思考に問題を抱えている方すべてが適切に受けるべきものです。患者を安心させることが正しい検査結果につながるため、認知症に関わる医療従事者はたいてい思いやりがあり親切です。

これまで述べてきたように、認知症の症状はさまざまな原因によって引き起こされます。その中には早期発見できれば治療可能なものもあり、完全に回復することもあります。逆に、放置しておくと取り返しのつかないことになることもあるのです。検査を行わず、治療可能な問題を発見できなかった場合、認知症の方や家族は何年も不必要に苦しむことになります。

たとえ不可逆性の認知症と判明した場合でも、検査から得た情報は適切なケアや症状の管理方法など、今後の計画の基礎となります。そして、検査を受けさせることで、現時点で家族としてできる限りのことはすべてやったと思うことができるでしょう。

## 検査と診断ができる
## 医療機関を見つける

精密な認知症検査は米国のたいていの地域の医療機関で実施されており、かかりつけ医が検査を行えることもあります。かかりつけ医が専門家ではない場合、認知症を専門とする医師やその他の医療従事者を紹介してもらうことができます。地域の米国アルツハイマー病協会支部に問い合わせてみるのもいいでしょう（日本の医療機関に関しての情報は付録を参照してください）。地域によっては、「認知症センター」や「もの忘れクリニック」が開設

されているところもあります。もしお近くにあるようならば、か
かりつけ医に評判を聞いてみるのもいいでしょう。米国内でマネ
ジドケア型医療保険プログラム※に加入している人は、十分な検
査と結果の説明を受けることができます。

　精密検査の予約をする前に、担当医と検査方法やその採用理由
について話し合いをしてください。事前の話し合いから、その医
師が認知症にはあまり詳しくないと感じたら、ほかの医師を探す
ことをお勧めします。

　認知症が疑われる方が正しく診断されたかどうか、どのように
判断したらよいでしょうか。まずは信頼でき、全力を尽くしてく
れる医師を選び、判断を委ねることです。そのためには、認知症
の専門用語や検査方法、認知症の原因となる疾患についての理解
を深めておくことが大切です。もし、予想と異なる診断を受けた
場合は、医師と率直に話し合ってください。正確な診断がなされ
ていると確信することが重要です。ときに精密検査を行わずにア
ルツハイマー病と診断してしまう医師がいます。しかし、正確に
アルツハイマー病と診断するには精密検査や評価によってほかの
認知症の原因となる疾患を除外する必要があります。このような
医師に当たった場合、セカンドオピニオンを求めることをお勧め
します。

　同じような症状の方が「奇跡的に治った」という話や、「もの忘
れは治る」というような話を耳にしたことがあるかもしれません。
このような話は、認知症の原因の中には可逆的なものがあること
や、認知症とせん妄（第18章参照）が混同されることがあるため
に生じています。また、人の弱みにつけこみ、偽の治療法を推奨
する悪徳な人たちもいます。第17章では、認知症予防に効くと
メディアが紹介しているにも関わらず、科学的根拠がないものを

いくつか取り上げています。家族としてできる最善の策は信頼できる医師を探し、正確な診断を受けさせることです。なお、米国アルツハイマー病協会や米国国立加齢研究所（NIA）アルツハイマー病啓発・情報（ADEAR）センターのホームページ、その他の主要研究機関などを通じて、最新の認知症の研究結果などを知ることができます。

※訳註　米国で比較的低廉な保険料で加入できる医療保険プラン。医療提供者の診療内容や診療期間などは、保険者によって管理されており、医療の質を確保しながら医療費を抑えることを目的としている。

# 治療と疾患管理

　認知症の原因となる疾患は治療や継続的な疾患管理が必要です。ケアにおいては、主たる介護者である家族が連絡やサービスの調整を行うこととなります。利用できるサービスは状況によって異なり、さまざまな医療従事者や専門家の助けが必要な場合もあります。

## 医師

　医師の役割は薬の処方や調整、質問への回答や併発している疾患の治療です。継続的なケアを提供する医師は、必ずしも精密検査の担当医とは限らず、かかりつけ医、老年科専門医療チームの一員、または老年医学に精通している医師が担当することもあります。必要に応じて神経科医や精神科医と連携ができれば、専門医である必要はありません。なお、継続的な疾患管理をする医師は次の条件を満たす必要があります。

1. 家族や認知症の方に十分な時間を費やせる
2. 認知症や合併症に加え、最新の医薬品、せん妄についての知識がある
3. 常に連絡や相談ができる
4. 必要に応じて理学療法士やソーシャルワーカーなど専門家を紹介することができる

　しかし、すべての条件を満たしている医師を見つけるのは大変です。患者を多く抱える医師は、患者の家族にたくさんの時間を使えないこともあります。また、医療従事者であってもすべての医学進歩についていくことは不可能であるため、専門家でない場合、認知症のケアには長けていない医師もいます。慢性疾患や難病の方を診ることに抵抗を感じる医師もいます。専門でない医師が、適切な検査を実施できる専門医を紹介せずに、最終的な診断を下そうとすることもあります。認知症の方とその家族の状況に合った医師を見つけるまで、複数の医師と話し合いをすることもあります。そして、ニーズと望みを正直に話し、医師とどのような協力関係を築きたいか話し合いましょう。医師は患者の個人情報を保護する教育研修を受けているため、患者以外と話すことに躊躇したり、話し合いの前に患者に同意書を求めたりする方もいるでしょう。しかし、家族は病状などを知る必要があります。普段から多くの認知症患者の家族と接している医師は家族全員を話し合いに参加させることの重要性を知っています。医師を探すときはこのことについても話し合い、認知症の方の情報は包み隠さず伝えてほしい旨を伝えましょう。

## 看護師

　医師の知識や経験に加えて、医師と連携できる看護師のスキルが必要になる場合があります。看護師は、最も連絡を取りやすく、家族や医師、ほかの専門家が最善のケアを提供するために調整することができる人でもあります。

　看護師は自宅でのケアの難しさを理解しており、認知症の方の健康状態の変化を観察し医師に報告することに加え、家族の支えとなり、相談にも乗ってくれます。看護師との話し合いで直面している問題が明確になり、解決にもつながります。破局反応（第3章参照）への対処、入浴支援、食事問題の対処、車椅子の管理など実践的なケアの方法も教えてくれます。また、服薬の仕方やタイミング、効果が正しく現れているのかを見極める方法も教えてくれます。自宅を訪問し、家族の負担を最大限に減らし、認知症の方の状況に合った環境を提案してくれることもあります。米国のナース・プラクティショナーはほとんどの州で薬の処方など、医師の機能の多くを果たすことができ、かかりつけ医と密接に連携して患者の治療にあたります。

　看護師はかかりつけ医や保健所、在宅医療支援機構に紹介してもらうことが可能です。メディケア（高齢者と障がい者のための公的医療保険）やその他の医療保険に加入していると、条件を満たす看護サービスの利用費は助成されます（第15章「お金の管理」内の「利用可能な資産」参照）。

　地域によっては、作業療法士や理学療法士を利用できる場合があります。

## ソーシャルワーカー

ソーシャルワーカーは社会資源やサービスを熟知しており、個々の状況やニーズに合わせたサービスと結びつけることに長けています。生活困窮者の相談に乗るイメージが強いソーシャルワーカーですが、実際は認知症の方や家族にとっての必要な社会資源を探し出してくれる貴重な専門家でもあるのです。実用的な相談を通し、家族でケアの計画を立てる際に助けてくれます。家族間のケアをめぐる意見の相違を解決することにひと役買ってくれたりもするのです。

ソーシャルワーカーはかかりつけ医に紹介してもらうことができます。認知症の方が入院している場合には、病院のソーシャルワーカーを利用する手もあります。地域の高齢者福祉事務局に、60歳以上の人を支援するソーシャルワーカーが常駐していることもあります。

米国のたいていの地域には、ソーシャルワーカーが常駐している家族サービス支援機関があります。社会福祉機関は職業別電話帳の「社会福祉事業団体」または「地方自治体機関」の欄に記載されています。また、最寄りの機関の情報を得るには民間支援団体の認証機関であるアライアンス・フォー・チルドレン＆ファミリーズ（こども家庭同盟）の全米事務局にメールで問い合わせてください。

ソーシャルワーカーは公共の社会福祉機関、介護施設、高齢者センター、公営住宅、州保健局の地方事務所など、さまざまな場所で働いており、これらの機関内に高齢者サービスに特化した組織があることもあります。また、個人で活動しているソーシャルワーカーや遠隔で支援サービスを提供してくれるソーシャルワー

カーもいます。すべてのソーシャルワーカーは専門的な教育研修を受けており、多くの州では資格や認定が必要です。ソーシャルワーカーを選ぶときは資格やスキルも考慮してください。

ソーシャルワーカーにかかる費用は利用機関やサービス、その機関（病院など）のほかのサービスを使用しているかどうかによって異なります。個々の支払い能力に応じて料金が設定されている機関もあります。何よりも、認知症に詳しいソーシャルワーカーを選ぶことが大切です。

## 高齢者専門のケアマネジャー

高齢者専門のケアマネジャーは、高齢者ケアに必要なサービスを調整する手助けをします。すべての方が認知症を専門としているわけではありません。サービスの利用を開始する前に、適材かどうかを判断するためのリファレンスチェックや米国アルツハイマー病協会といった機関に支援実績を確認することが重要です。ケアマネジャーに認知症ケアについての知識レベルや経験を直接聞き、料金表を提示してもらうとよいでしょう。

## 薬剤師

医学の進展に伴い、以前よりも効果の強い、症状を和らげる薬や合併症の治療薬が処方されるようになってきています。薬剤師は薬物相互作用による危険な副作用による事故を起こさないため、認知症の方が服用している処方薬と市販薬をすべて把握する必要があります。これは、複数の医師によって薬を処方されている場合は特に重要になります。

第 3 章

認知症の方に
よく見られる
特徴的な行動症状

第3章から第9章では、認知症の方をケアするうえで起こり得る問題について説明します。認知症の原因となる疾患には治らないものも多く、治療としてできることが限られているかもしれません。しかし、認知症の方とケアをする家族の生活を楽にするためにできることはたくさんあります。本書が提唱する解決方法は、医療・介護従事者の臨床経験と認知症ケアを経験した家族の話をもとにまとめられたものです。

　本書は認知症ケアの過程で起こり得るさまざまな事例を列挙したものであり、具体的な問題が発生したときに参考にしていただくことを目的として作成されました。なお、原因となる疾患、家族や認知症の方の性格、住んでいる地域などさまざまな要因によって個々の状況は異なります。そのため、本書を読まれている方は、記載されているような問題には直面しない場合もあります。

## 脳と行動と人格
## ——なぜそのような行動をとるのか？

　脳は複雑でまだ解明されていない部分が多い器官です。人間の思考、感情、そして人格の源です。脳が損傷を受けると、感情や人格、理性に変化が生じることがあります。認知症を引き起こす疾患は、生物学的に影響を及ぼすものです。認知症における精神機能や行動の変化の多くは、脳の構造や科学的変化に起因しています。これらの疾患の多くは徐々に脳機能を蝕むため、脳卒中や頭部への外傷のように急に影響が出ることはありません。一見元気そうで日常生活には問題がなさそうに見えるため、顕著な症状（たとえば、性格の変化など）があってもすぐに疾患があること

に気づけないのです。対して、脳血管障害のような疾患による行動変化は突然始まるため、その疾患との関連付けがしやすいことが多いのです。

認知症の方の行動が疾患によるものなのか、自身の意思によるものなのか、認知症ケアをする家族間で意見が食い違い、言い争いに発展することさえあります。次章からは、家族が直面する可能性のある行動症状の例と対応策を説明していきます。行動症状が脳の損傷によるものだと理解し納得することで、家族の心の安定につながります。

脳は数十億個の微細なニューロン（脳細胞）で構成される器官です。これらの脳細胞が複雑につながりコミュニケーションをとることで人間は考え、会話し、夢を見て、歩き、音楽を聴くことができるのです。

脳は部位によってさまざまな異なる作業を実行しています。脳血管障害で話せなくなった方は、脳血管障害が脳の言語を司る部位で起こり、会話に必要な細胞が破壊されたと考えられます。脳血管障害は脳に大きな損傷を与えますが、その損傷箇所は限定的であることが多いのです。一方、認知症を引き起こす疾患の多くは、複数の部位を損傷させ、それによって精神機能の多くの側面に影響を与えます。脳卒中は一度だけ大きな損傷を与えるのに対し、認知症を引き起こす疾患のひとつであるアルツハイマー病は徐々に損傷を与えていきます。つまり、多くの認知機能が影響を受けますが、その度合いはまちまちなのです。その結果、たとえば昔のことは覚えていても、昨日のことは覚えていないというように、正常な部分もあれば障害が生じている部分もあるのです。

人間は他人の脳も自分と同じように、正常に働いていると思い込んでいます。しかし、認知症の方に対してそのように思い込み

で接することは危険です。奇妙で不可解な行動は、たいてい脳の一部が機能していないことが原因です。脳は記憶や言語のコントロールに加え、身体のさまざまな部分を動かす機能、必要のない情報をフィルターする機能、自分の行動を認識し反応する機能、身近なものを認識する機能、脳が行っているすべての活動を調整する機能など日々何万もの作業をこなしていますが、それらを認識することはほぼありません。脳に損傷が生じると、人は理解できない行動をすることがあるのです。

> ジョンは妻に腹を立てていたことは覚えていた。しかし、妻がいくら自分の行動を説明しても、ジョンは説明を覚えておくことができなかった。それどころか、怒る原因となった妻の行動さえ忘れてしまったのだ。

　最新の研究によると、「感情の記憶」と「事実の記憶」は脳の異なる部位に保存されることがわかっています。そのため、一方が損傷を受けていても、もう一方は正常に機能している場合もあります。多くの場合、幼少の頃から身に付いている社会性や礼儀作法は、洞察力や判断力よりも長く保持されます。そのため、診察中は正常に見えても、実際には認知症により日常生活を送ることが困難になっている場合があります。
　傷ついた神経細胞はゆるんだ電球のように、接続が不安定である可能性があります。それゆえに、昨日できたことが今日突然できなくなることもあります。一見、簡単そうに見えることでも、脳は多くの作業をしなければなりません。認知症が作業のひとつでも妨害すると、その動作が正常に行われなくなってしまうのです。

> 「姉にお茶をいれてほしいと頼んだのですが、無視されました。しかし、30分後に彼女はキッチンに行き、自分のためにお茶をいれていました」

この姉はお茶をいれる動作は正常にこなすことができていましたが、言葉を理解して行動に移すことができていなかったのです。

行動症状と心理症状は多くの場合、脳の損傷によって引き起こされるものです。認知症の方がコントロールしたり、予防したりできるものではありません。ケアをする家族には理解不能な行動であっても、それらは意図的なものではなく、わざと怒らせることを目的としたものでもありません。脳自体が損傷しているため、新しいことを学んだり情報を理解したりする能力が著しく低下しているのです。その状態では認知症の方に物事を教えようとしてもお互いにイライラしてしまうでしょう。認知症の方もおかしな行動をしたいわけではなく、精一杯努力しているということを理解することが大切です。

> ロビンソンは長女の家では家事を手伝うが、次女の家では座って娘の家事を批判するだけだった。次女は、母が昔から長女を好んでいたので、母が手伝わないのは、長女のほうを好んでいることを自分にアピールしているのだと思っていた。しかし実際は、認知症になる前から慣れ親しんでいた長女のキッチンでできる作業が、慣れない次女のキッチンではできなかったのだ。疾患により、新しい情報を脳に保存することが困難になり、食器の場所など簡単なことでさえ覚えることができなくなっていた。

人の感情は、その人の行動に影響を与えます。認知症の方はおそらく、喪失感、心配、不安、脆弱さ、無力感などを感じていることが多いでしょう。簡単な作業に失敗していることを理解していて、恥をかいていると感じるかもしれません。家族に感謝を伝えたいと思っても、実際に口から出る言葉が罵詈雑言ばかりだったとき、どんな気持ちになるか想像できるでしょうか。慣れ親しんだ家や人々が、急に見慣れないものに見えたら、どんなに恐ろしいことでしょう。安全安心な環境を整えることができれば、認知症による行動症状は軽減されるかもしれません。

行動はほかにもさまざまなものに影響を受けます。たとえば、体調の悪化は思考力の低下につながります。第6章では、疾患や痛み、薬の影響による思考力や行動力の低下について説明しています。

会話というプロセスの最初のステップは聴覚情報の入力、つまり相手の言葉を耳で聞くことです。認知症の方は聞いたことをすぐに繰り返す能力は比較的保たれていますが、次のステップである会話を一時的に記憶する能力は失われていることが多くあります。この能力が機能していないと、相手の言葉に返答することができません。多くの場合、会話の一部分だけを理解したり、思い出したりすることができ、その部分だけに対応する行動をとることができます。たとえば、「孫が夕方にくるから、今すぐお風呂に入ってきて」と言うと、「お風呂に入る」という一部だけを理解します。しかし、会話をすべて覚えていない場合は、孫がくることを忘れているので、今すぐ浴室に連れて行こうとすると不機嫌になるかもしれません。

会話をするには発言を記憶する能力だけではなく、言葉の意味を理解し解釈する必要があります。認知症になると、この過程で

多くのことがうまくいかず、不適切な返事をしてしまうことがあるかもしれません。認知症の方はほかの人と同じように自分が聞いたと思ったことに基づいて行動します。人は耳で聞き、脳が記憶し、それを理解し処理したことしか行動することができません。もし脳が間違った受け取り方をすると、間違って解釈している内容に対して反応することになります。たとえば、家族を他人だと思い込んだり、自分が若者であり娘が母親であると解釈したりしてしまうと、その誤った認識に基づいて相手に反応します。普段穏やかな人が怒ったり、短気な人が落ち着いたりしますが、これは脳が受け取ったメッセージに対する反応です。周囲の方が伝えたメッセージに対する行動ではありません。

会話の最後のステップは、相手の発言に対する返答です。ここでも問題が起こることがあります。口から実際に出た言葉と、脳で考え言おうとしていた発言とが合致しない場合があるのです。これらの発言は、意図的に質問の返答を回避しているように聞こえたり、悪口や的外れな返答だと周りの人に思われたりしてしまいます。

コミュニケーションのプロセスは解明されていないことがたくさんあり、神経心理士は脳を研究し、これらの複雑な認知プロセスを理解しようとしています。神経心理士の診断により特定の人がなぜそのように行動するのかを解明し、認知機能障害を緩和する方法を考案することもできます。プロセスの仕組みについては、まだまだ学ぶべきことが膨大にありますが、認知症の方が意味不明な言動をしたり、意地悪でわざとらしい言動をしたりすることは、ほぼ間違いなく脳の損傷によるものです。認知症の方も惨めな思いをしていることが多く、自分でできる限りのことをしようとしているのです。

認知症の方が何を理解し、何を意図しているのかわからないことも多いでしょう。脳は非常に複雑なので、どんなに優れた専門家でも問題を特定することは難しいのです。また、多くの家庭は神経心理士に気軽に相談できる環境がないので、現状でできる限りのことをするしかないのです。問題が起こっても、家族や認知症の方のせいにはせず、脳の損傷によって引き起こされたものとして捉えましょう。どんなに理解できない状況であっても、愛情を持って安心させ、冷静に行動することが一番大切です。

# ケアについての一般的なアドバイス

**情報を収集しましょう。**認知症の原因となる疾患の性質を知れば知るほど、行動症状への対処法を工夫することができます。疾患によって行動症状は異なりますので、正確な診断を受けることがより一層重要になります。

**認知症の方と悩みを共有しましょう。**軽度から中程度の認知症であれば、本人も問題を対処することができます。お互いの悲しみや悩みを共有するようにしましょう。認知症の方が自立した生活を送れるように、記憶力を補助する方法を一緒に考えることもできるでしょう。自分の限界を受け入れることができる軽度の方であれば、それに適応するためのカウンセリングが有効な場合もあります。認知症の方が自身の問題を認識していない場合は、まず話を聞き、その考えを受け入れてください。認知症になってしまった方と言い争いをしても何の解決にもなりません。

**最も大きな問題をひとつずつ解決しましょう。**認知症ケアを経験した家族によると、日常生活における問題が一番絶望的と感

じるようです。毎日の入浴や食事が試練になってしまいます。もしケアをする家族が限界を感じていたら、一番負担となっていることを特定し、それを改善することに取り組んでみてください。ひとつの小さな変化が全体を大きく変えることがあります。

**十分な休息を取りましょう。**多くの家族が直面するジレンマのひとつは、介護の責任と十分な休息のバランスです。肉体的な疲労は忍耐力の低下につながり、行動症状に対する許容範囲が狭まります。手に負えないと感じることが続いている場合は、このような状態に陥っている可能性があります。休息に割く時間、もしくはケアから離れられる時間を増やすことをお勧めします。状況によっては難しいかもしれませんが、第10章を参考にしてください。

**論理的思考と想像力を働かせましょう。**ケアを成功させる鍵として、論理的思考と想像力は最高のツールです。常識とされる方法で作業を完遂できない場合は、作法に則ることが本当に必要かどうかを自問してみましょう。変化を受け入れることが重要です。フォークやスプーンを適切に使うことができない場合、無理に食器を使わせようとはせず、できるだけ素手で食べられる食事に変更しましょう。帽子をかぶって寝ることにこだわっている場合、害はないことなので受け入れましょう。認知機能の低下は一様ではありません。理屈に合わないことでも受け入れることが大事です。

**笑うことを忘れないようにしましょう。**笑うことは多くの苦しい状況を乗り切るための精神的な安定をもたらします。認知症になっても、人間として笑うことは必要です。ケアが苦しいと感じたときは、お互いに笑い合うことが大事です。同じく認知症の方をケアするほかの家族と経験を共有することも重要です。同じ

ような経験をしている家族と自分の経験を共有すると、意外なことに、悲しさだけではなく面白さを感じることが多いのです。

**認知症の方が必要とする体制を提供しつつ、できるだけ自由に過ごせる環境を整えてあげましょう。**食事、服薬、運動、就寝など、規則的かつ予測可能で簡単なルーチンを確立してください。毎日同じ方法で、同じ時間に行いましょう。定期的なルーチンを確立すると、認知症の方は徐々にその習慣を覚えることがあります。ルーチンは機能していない場合のみに変更しましょう。身の回りの環境をできるだけ整理整頓し、シンプルなものにしておくことが重要です。家具を同じ場所に置き、散らかっているものは片づけるようにしてください。

**認知症の方との会話を忘れないようにしましょう。**落ち着いて優しく話しかけ、家族が何をしているのか、なぜそうしているのかを説明するようにしてください。認知症の方に聞こえる範囲で本人のことを話題にしないようにして、ほかの家族や訪問者にも避けるように気をつけてもらいましょう。物事を決める際には、できるだけ認知症の方にも参加してもらってください。

**身元証明用ネックレスやブレスレットを利用し、ウェアラブルGPSの利用も検討しましょう。**身元証明には、認知症の方の症状（「記憶障害」など）と家族の電話番号を記載してください。身元証明を身に付けさせることは、家族ができる最も重要なことのひとつです。認知症の方の多くは、迷子になったり、徘徊したりすることがあります。身元証明とウェアラブルGPSを利用していれば、何時間も不安にならずに済むでしょう。名入り商品は専門店やウェブサイト、米国内ではドラッグストアでも販売している場合があります。米国アルツハイマー病協会の地方支部では、身元証明用ネックレスやブレスレットを購入できる場所を教えて

くれます。迷子の人を追跡するスマートフォン・携帯電話や GPS装置も、電話会社やその他の会社から販売されています。

**不機嫌にさせない程度に、活動的な生活を送らせるようにしましょう。** ケアをする家族からよく、機能回復訓練やリアリティ・オリエンテーション（現実見当識訓練）、または活動的な状態を維持することは疾患の進行を遅らせたり止めたりすることに有効なのかと尋ねられます。逆に、活動をしなくなると疾患の進行が早まるのではないか、という質問もあります。また、うつ状態になったり、無気力になったりする認知症の方もいますが、そのようなときに励ますことで機能が向上するのではないか、と考える家族もいるでしょう。

事実、活動的であることは身体的な健康の維持に役立ち、ほかの疾患や感染症予防にもなります。できる活動を続けることで、家族の一員であるという認識や、人生の意義を感じ続けることができるようにもなります。

認知症の原因となる疾患は、脳組織を傷つけたり破壊したりするため、以前のような学習能力は望めないでしょう。新たに複雑な技能習得を期待することは現実的ではありません。しかし、単純作業や簡単な事柄は、何度も繰り返すことで覚える方もいます。最初は新しい状況に混乱している方でも、最終的には「学習」する方もいます。

一方で、強過ぎる刺激や過度な活動、学習に対するプレッシャーは、認知症の方を不機嫌にさせ、つられて家族も不機嫌になり、何も解決しないことがあります。大切なのは、バランスです。

1．失われた能力は永久に戻らないことを受け入れましょう

（たとえば、料理のスキルを失った人は、新たなレシピを覚えることはできません）。しかし、保持している能力の範囲内で繰り返し優しく情報を伝えることで、認知症の方はより快適に活動することができるでしょう（たとえば、新しいデイサービスを利用するときは、どこにいるかを頻繁に伝えることが有効です）。

2．訪問者、笑い声、ちょっとした変化など、小さな刺激でも認知症の方を不機嫌にさせることがあります。能力の範囲内で、楽しくて刺激的なことを計画してください（散歩や、昔の友人を訪ねるなど）。

3．能力の範囲内で活動や学習に関わり続けることができるように、さまざまな活動を簡素化する方法を模索してください（料理する能力を失った人でも、ジャガイモの皮をむくことはまだできるかもしれません）。

4．失っていない能力を見極め、それらに注目しましょう。人の知能は、一度にすべてが失われるわけではありません。保持している能力を慎重に見極め、それらを最大限に活用することがお互いのためになります。たとえば、以下のケースを見てみましょう。

ボールドウィンは、言いたいことがあっても言葉を思い出せないことが多いが、身振り手振りで伝えることは可能だ。彼女の娘は、「求めているものを指さしてみて」と言うことで母の自主性をサポートしている。

5．認知症ケアの専門家に自宅へ来てもらったり、認知症ケアに特化したデイサービスでグループアクティビティの参加

を検討してみましょう（第10章参照）。認知症の進行具合によっては、デイサービスのアクティビティは適切なレベルの刺激を与えてくれることが多く、また、家族やほかの介護者に休息時間を与えてくれます。

6. 認知症の方が落ち着いて安心して過ごせることを優先しましょう。第17章では、認知症を引き起こす疾患の進行を防いだり、遅らせたりすることに有効と言われる方法をいくつか紹介しています。「脳トレ」ゲームなどを試してみるのもよいかもしれませんが、その行動や利用しているアクティビティが本人を不機嫌にさせる場合は、やめるようにしましょう。

## 記憶障害

認知症になると、物事をすぐに忘れてしまいます。記憶障害のある方にとって、日常生活は常に映画を途中から見ているような感覚かもしれません。今起きていることの直前の出来事が、まったくわからなくなるのです。認知症の症状として、直前の会話を忘れたり、食事の準備を始めたのにコンロの火を消すのを忘れたり、現在の時間や場所さえ忘れたりすることがあります。多くの場合、過去の出来事についてははっきりと覚えているため、この短期記憶能力の低下は不可解に思えるでしょう。本書では、記憶を補助するための具体的な提案をいくつか紹介しています。これらを参考にし、あなたの状況に合った対策をしてください。

記憶障害になると過去の出来事をはっきりと覚えていても、最近の出来事は忘れてしまうことがあります。また、ある一部の情

報は覚えていても、ほかのことは情報から抜け落ちていることもあります。これは、脳が情報を受信し保存する方法と関係していて、認知症の方がコントロールできるものではありません。

記憶補助ツールの効果は、認知症の重症度と相関性があります。軽度の認知症の方は自分で思い出すように工夫することができます。重度の方は補助があっても思い出せず、自分に苛立ちを覚えるかもしれません。軽度の認知症の方には、メモやリマインダー（予定リスト）を活用するとよいでしょう。

その日の活動予定を簡素にまとめたものを紙やホワイトボードに書いて、認知症の方が見やすい場所に貼っておくとよいでしょう。不規則な生活よりも、毎日決められたルーチンをこなすほうが、日常生活で混乱することが少なくなります。

見やすい場所に見慣れたもの（写真、雑誌、テレビ、ラジオなど）を置いておきましょう。整理整頓された家は認知症の方にとって混乱しにくく、なくしたものも見つけやすくなります。引き出しに「メアリーの靴下」「メアリーのナイトガウン」などのラベルを貼ることもときには有効かもしれません。

しかし、進行が速い認知症を引き起こす疾患の場合、最終的に文字を読む能力や読んだ内容を理解する能力を失ってしまうことを心に留めておきましょう。文字は読むことはできても、それに基づいて行動することはできないかもしれません。文字ではなく絵でメッセージを伝える方法もあります。

疾患が進行すると、1分前の会話すら思い出せなくなります。何度も繰り返し、安心させてあげることが必要になってくるでしょう。

# 過剰反応と破局反応

　ラミレスは、何度も姉に「今日は医者に行く日だ」と伝えていたが、姉はそのことを覚えていなかった。悲鳴を上げる姉を、二人の隣人の手を借りて、やっとの思いで車に乗せることに成功した。向かう途中もずっと大声で叫んで助けを求め、やっとクリニックに着くと今度は逃げようとしたのだった。

　ルイスは靴紐を結ぼうとしたとき、突然涙があふれ出てきた。彼は靴をゴミ箱に放りこみ、泣きながらトイレに閉じこもった。

　コールマンは、夫が眼鏡をなくすたびに起こる会話についてこう語っている。

「僕の眼鏡を捨てただろう」と夫が責める。

「眼鏡には触ってもいないわよ」とコールマンが答えるが、「いつもそう言うが、なくなったことをどう説明するんだい？」と夫は責め続ける。

「眼鏡をなくすといつも私にそんなことを言うわね」と彼女が言っても、「なくしていない！　君が捨てたんだ！」と夫は怒りをあらわにする。

　思い返すと、コールマンは夫が変わってしまったことに気づいていた。以前ならば、彼女を非難して口論をするのではなく、眼鏡の在処を知っているかどうかを尋ねるだけ

だった。

　認知症のように脳に損傷がある状態の人は、過度に不機嫌になったり、気分が急変したりすることが多くあります。不慣れな状況、混乱、人混みや雑音、または一度に多くの質問をされたり、難しい作業を頼まれたりすると、過度な反応を引き起こすことがあります。泣いたり、赤面したり、動揺したり、怒ったり、頑固になったりします。ケアをする人に暴力を振るうこともあるかもしれません。自分がしていることを認めなかったり、他者を非難したりして、自分の苦悩を隠そうとすることもあります。

　感情的な過剰反応は、限られた思考能力の限界を超えてしまった場合によく見られます。健常者でも、一度にこなす作業が多くあるときに、このような反応をすることがあるかもしれません。認知症の方は単純な日常生活の活動に対しても同じ反応を示します。たとえば、次のようなケースがあります。

　　ハミルトンは、毎晩入浴の時間になると不機嫌になり、入浴を拒否した。娘が入浴するよう促すと、口論になり、ハミルトンは怒鳴りちらした。こうなると、張り詰めた空気が家中に広がる。この一連の流れは家族にとって恐怖の時間になっていた。

　ハミルトンは入浴をする際、ボタンの外し方、服の脱ぎ方、浴室の場所、蛇口の使い方、浴槽への入り方などさまざまなことを一度に思い出す必要があります。さらに、服を着ていないと不安になり、プライバシーや自立性を失ったと感じてしまいます。直前の動作や一連の流れを覚えていない、また脳がこれらの動作を

一度に処理できない方は、入浴という一見簡単に思える作業に圧倒されてしまいます。入浴の拒否は、認知症の方にとってはひとつの対処法なのです。

　このような過剰反応は、精神科の専門用語で破局反応と表現されます。一般的に「破局」とは「悲惨な終局」という意味で使用されますが、破局反応は必ずしも劇的で暴力的な終局に対するものではなく、あたかも大惨事が起こったかのように行動するということを意味します。破局反応は認知症の症状のひとつとして広く認識されていないため、疾患の影響だと気づかれないことが多々あります。単に頑固だったり、批判的だったり、感情的になったりしていると思われます。些細なことに対してその反応は不適切だと感じる人もいるかもしれません。

　破局反応は、家族だけでなく認知症の方にとっても動揺と疲労につながるものです。認知症の方がひどく動揺し、必要なケアを拒否してしまうことさえあります。ケアをしようとしているのに批判的な反応をされると、家族は不愉快になってしまうでしょう。破局反応を回避したり、軽減したりする方法を学ぶことは、ケアの負担を減らすための大きな鍵となります。

　家族が何かおかしいと気づき始めたとき、最初に目にする行動が破局反応やもの忘れだったということがあります。軽度の認知症の場合、パニックになることはよくあるので、家族が認知症の方の恐怖を理解しているということを伝えて安心させてあげましょう。破局反応の予防・軽減方法は、家族や認知症の方ができることの度合いによって異なります。家族はケアを経験していく中で破局反応を回避したり、制御したりする方法を少しずつ編み出していくでしょう。まずは、破局反応が単なる頑固さや意地悪からくるものではなく、認知症の方が自身でコントロールできな

い反応であることを十分に受け入れる必要があります。わざと現実を受け入れなかったり、周りの人を操ろうとしたりしているのではありません。不思議に思われるかもしれませんが、認知症の方よりも家族のほうが破局反応をコントロールすることができます。

　破局反応に対処する最善の方法は、事前に防ぐことです。感情の爆発の引き金となるものは、人によって、またはそのときどきによって異なります。しかし、経験を積み、引き金を把握することができれば、破局反応の数や頻度を減らすことができるようになります。破局反応の一般的な原因としては、以下のようなものがあります。

・一度に複数のことを考える必要がある活動（入浴など）
・失った能力を必要とする作業
・慌ただしい人や動揺している人からのケア
・無力であるときや、物事ができないと感じるとき（医師から答えられないような質問をたくさんされたなど）
・焦らされているとき（以前よりも思考や動作が遅くなっている）
・頼まれたことが理解できないとき
・見たり聞いたりしたことが理解できないとき
・疲労
・体調不良
・自分の意思を伝えることができないとき（第4章参照）
・苛立ち
・子供扱いされるとき
・体調が悪く、その理由がわからないとき

現在の状況を思い出させるためには、習慣的な日課に従う、馴染みのある場所にものを置いておく、日課表を用意しておく（管理できる人の場合）といった工夫をすると、破局反応を減らすことに役立ちます。破局反応は一度に多くのことを考える状況によって引き起こされるので、考えなければならないことを減らしてください。作業を一歩ずつ進めることを心がけ、指示や情報を段階的に伝えましょう。たとえば、入浴を手伝うときには、1つひとつの動作を説明し、動作ごとに安心させてください。「シャツのボタンを外すよ」と伝え、安心させながらボタンを外しましょう。「今度はシャツを脱がせるよ。大丈夫だよ。じゃあ手を持っているから浴槽に一歩入って」などと言いながら作業を進めましょう。

　認知症によって反応速度が低下していることも考慮しましょう。反応が遅いときに急かすと動揺してしまうかもしれないので、相手が反応するまで待ってあげてください。頻繁に破局反応を起こしている場合は、周囲の混乱の原因となるものを減らすようにしましょう。たとえば、部屋にいる人を減らしたり、雑音を少なくしたり、テレビを消したり、部屋を片づけたりするのです。重要なことは、認知機能が低下している脳で整理できる情報量にするために、環境を単純化することなのです。

　認知症の方が現実的にこなせることを模索しましょう。見知らぬ場所が苦手な場合、旅行はデメリットのほうが多いかもしれません。すぐに疲れたり、動揺したりする場合は、友人との面会時間を短くするなどの配慮が必要です。

　難しい作業は最も体力がある時間帯に計画しましょう。体力の限界を知り、疲れているときに無理に行動させないようにしてください。

ルイスの家族は、彼が靴紐を結ぶことが困難になってきたことを認識していた。だが、できるだけ自立した状態を維持する必要性も理解していた。スリッポンタイプの靴に変更することで、問題を解決したのだった。

コールマンはものをよくなくしていた。どこに置いたか忘れていたからである。妻は彼の非難を無視して、眼鏡を見つける手助けをすることが有効だと気づいた。彼の非難は、もの忘れの悪化に対する反応だと理解することで、妻はその侮辱を受け入れることができた。

　認知症の方が日常的な作業で難しいと感じる部分は代わりにやってあげましょう。ただ、過剰に手伝うと依存度を高めてしまうのではないか、という懸念もあるかもしれません。目安としては、不満の兆候を示すまでは自分でやってもらい、動揺してしまう前に手助けをすることです。励ますだけでは、かえって怒らせてしまうこともあります。

　また、普段より気が短い様子であれば、疾患や痛みがないかを注意深くチェックしてみましょう。軽度な疾患や不快感であっても、思考を悪化させることがあります。薬に対する反応が感情の爆発を引き起こすこともあります。直近3週間で服用する薬の種類が変わっていないか確認しましょう。

　破局反応が頻繁に起こる場合は、ケアへの取り組み方を再考してみてください。無意識に認知症の方を急かしていないか？　発言を誤解していないか？　訴えを無視していないか？　家族の不満が態度や声に出ていないか？　などと自問し見直しましょう。

ケアに強く依存している相手を子供扱いすることは簡単ですが、それが相手を怒らせ、感情の爆発を誘発してしまう可能性があります。

　認知症の方は常に小さなストレスを感じていることが多いものです。日常生活を送る中で状況の理解、疲労、テレビの音、昼食時間の遅れ、焦りなど、小さなストレスが積み重なり、入浴の時間にはすでに爆発寸前になっていることがよくあります。全体的にストレスを減らすことで、入浴などの作業が楽になるかもしれません。

　認知症の方と接しているときは、短気さ、頑固さ、赤面、行動の拒否など、ストレスが溜まっている兆候に注意してください。兆候が見られるときは作業を中断し、落ち着かせてあげましょう。動揺したり抵抗したりするときは落ち着いて、大ごとにせず、慎重にその場から引き離してください。多くの場合、感情の嵐は突発的に発生しますが、すぐ去り落ち着くでしょう。短期的記憶障害がある場合はトラブルをすぐに忘れてしまうので、家族が気に留める必要はありません。

　動揺が激しくなると、一時的に思考力や理性がさらに低下します。破局反応に陥っているときに、議論したり、説明したり、拘束したり、作業を頼んだりすることは、かえって事態を悪化させる可能性があります。思考力が回復するように、落ち着かせて、リラックスさせましょう。可能であれば、動揺させた環境から遠ざけるのがよいでしょう。パニックが落ち着いたら、安心させてあげてください。苦痛を理解していること、そのうえで大切に思っていることを伝えましょう。

　破局反応を示しているときや、簡単そうな作業ができないときに、家族が怒りを抑えられないこともあると思います。しかし、

認知症の方に腹を立てることはむしろ、このような行動症状を悪化させることが多いのです。ときどき怒りをあらわにしてしまっても絶望する必要はありませんが、できるだけ怒りを感じたら深呼吸をして、冷静に問題に取り組むようにしてください。認知症の方はきっと、家族より早く怒りを忘れてしまうので、怒りをため込んでも意味はありません。

　家族の不満や怒りをあらわにしないようにしましょう。家族が怒っている理由が理解できないと、認知症の方はさらに動揺してしまいます。落ち着いて会話し、物事を一歩ずつ進めてください。家族自身もゆっくりと静かに行動しましょう。何よりも認知症の方が意図的にやっている反応ではないことを忘れないでください。感情の爆発が落ち着いたら、安心させるために、苦悩を理解していることと、今でも大切に思っていることを伝えましょう。

　優しく手を握ったり撫でたりすると落ち着くこともありますが、拘束されていると感じ動揺することもあります。また、物理的に拘束すると、パニックを助長させてしまいます。拘束は最終手段です。生命の危険性があり、ほかに方法が何もないときのみにしましょう。

　破局反応が頻繁に起こっている場合、事後にそのときの状況、周りにいた人、直前の出来事などを記録することで原因を特定できることもあります。情報を見直し、破局反応の引き金になっていそうな出来事、時間帯や特定の人などパターンを探してみましょう。引き金を見つけたら、それらを避けることができるか検討しましょう。

　破局反応は認知症の方だけでなく、ケアをする家族も苦しめます。頻繁に起こる破局反応に家族が怒りや苛立ちを感じながら対応していることに気づいたら、それは疲労や疲弊状態にあると

いう警告です。　双方にとって悪循環に陥っているので、一時的にケアから離れる時間を持つことが必要です。疲労で無気力になっていても、第10章を参考に、自分のために時間を取る努力をしましょう。

　これまでの提案を実行しても状況は改善せず、終わりのない戦いに巻き込まれているように感じるかもしれません。本書に記載されている提案は必ずうまくいくとは限りません。もし何をしても役に立たないと感じているなら、それはあなた自身のうつ病の兆候かもしれません（第12章「感情的な反応」内の「憂うつ感」参照）。実際、本書をまとめる際に取材したほとんどの家族は、破局反応を減少する方法を見つけることができています。

　引き金の特定や、ストレスの少ない環境づくりは簡単な作業ではありません。この作業を手助けする特に有効な方法は、サポートグループで同じ境遇の家族と経験を共有をすることです（第13章「米国アルツハイマー病協会」参照）。

# 暴力的な行動

　フランクが美容師に後ろ髪を切ってもらっているときだった。彼女は何度も振り向こうとするが、美容師はそのたび、頭を正面に戻した。すると彼女は、今にも泣き出しそうな顔をしながら美容師の手を叩き始めたのだ。そして、ついには後ろを向き、美容師を殴ったのである。

　看護師たちが談笑しているそばに立っていたウィリアム

ズは、かかとを上下させ跳ねていた。看護師たちが彼を無視していると、ますます速く跳ね始めた。無視され続けると彼は叫び始めた。看護師の一人が彼の腕をとって 、その場から離そうとすると、ウィリアムズは必死に抵抗した。看護師がそのまま押さえつけると、彼は彼女を殴ってしまった。

　認知症の方が暴力的になり他人を殴ったり、噛んだりすると、周りの人全員が動揺してしまいます。このようなことが頻繁に起こると、家族や介護施設のスタッフはケアを続けることができないと感じてしまうこともあります。

　暴力的な行動はほとんどの場合、極端な破局反応です。このような事態は認知症の方を注意深く観察し、ストレス値の上昇を見逃さないようにすることで防ぐこともできます。もし美容師が絶えず現在の作業をフランクに説明し、髪の仕上がりを鏡で見せていれば、彼女は状況を理解し、そこまで動揺していなかったかもしれません。振り返ろうとしたり、叩いたりするのは、ストレスが上昇していることを知らせる警告だったのです。もしかすると、ウィリアムズも看護師たちの会話に参加したかったのかもしれません。看護師が彼の行動を記録していれば、激しいかかとの上げ下げは彼の動揺の表れであったことを予測できたかもしれません。看護師たちが会話に彼を入れていたり、ほかに彼が楽しめそうなことを提案したりしていたら、動揺していなかったかもしれません。物理的に押さえつけたり、引っ張ったりすると、認知症の方は自分が攻撃されていると感じ、怒りの反応を示すことが多いのです。

　認知症の方が興奮状態に陥ったら、動揺させている行動をすぐ

に止めて、リラックスさせてあげてください。その状態で無理強いを続けてはいけません。本章やほかの書籍で紹介されている破局反応に関する資料を参考に、破局反応を防いだり、すぐに落ち着かせたりするためのアイデアを探してみましょう。動揺する頻度が高い場合、最後の手段として少量の精神安定剤を服薬する必要がある場合もあります。しかし、これらの薬物は根本的な問題を解決するわけではないので、介護環境や家族の対応などを変える必要があります。（第6章「医薬品」参照）。

# 会話・コミュニケーション障害

　認知症の方が言っていることを理解できなかったり、会話が成立しなかったりすることがあります。認知症に伴うコミュニケーション障害は、大きく分けると2つです。認知症の方が自分の意思を表現できないことと、人から言われた言葉を理解できないことです。状況を理解していても自分の意思は表現できなかったり、逆に状況を理解していないにも関わらず意思は表現したりすることがあります。このようなことから、推測で理解度を測ってはいけません。

## 認知症の方が意思の表現で直面する問題

　コミュニケーション障害の性質や今後の進行具合は、認知症の原因となる疾患によって異なります。状況が悪化すると決めつけないようにしましょう。

　時折、言葉が出てこない程度の人もいれば、身近なものや人の名前を思い出すことが困難な人もいます。たとえば、「tie（タ

イ）」を「tee（ティー）」と言ったり、「ring（リング）」を「wrong（ロング）」と言ったりするように、似たような響きを持つ単語で代用することがあります。また、「指輪」を「結婚」と言ったり、「ピアノ」を「音楽道具」と言ったりするように、関連した意味を持つ言葉に置き換えることがあります。あるいは「指輪」を「指に巻くもの」と言ったり、「ネクタイ」を「おしゃれするためのもの」と言ったりと、名前の言えないものをどうにかして説明しようとすることもあります。このような場合は、認知症の方が表現したいことを理解することはできます。一方、意思を言葉にして伝えることが難しい認知症の方もいます。

> ザッカーマンは神経学的検査を受けたことがないと言おうとしていたが、出てきた言葉は「受けたことはない、たぶん、ありません、一度も……」

言語障害があり、考えていることをすべて伝えることはできなくても、部分的に言葉で表現することができる方もいます。

> メイソンは家に帰れるかどうか心配だと言いたかった。だが、「バス、家」としか言えなかった。

認知症の方の中にはとても流暢にしゃべり、コミュニケーション能力は問題なく見える方もいます。常套句などをつなぎ合わせて話すので、最初は意味をなしているように聞こえます。しかしよく聞いてみると、伝えたいことがうまく表現できていないのです。

「私が話していると、途中で止まるかもしれない……自分がしたことについては、はっきりと覚えています……と言っていた……ときには途中で止まって続けることが……から……あれ。過去の記憶では……はっきりと覚えて。落ち着いたら、何事もなかったかのように続けられます。そろそろ思い出し始めてもいいと思っていました。私はただ……話すことが……大好きです」とシモンズは言う。

シモンズの例では、文脈がわかっていれば、認知症の方の言っていることを理解できます。

コミュニケーション能力の低下によって認知症の方や家族の不満が高まると、破局反応が頻繁に起こるようになってしまうことがあります。たとえば、自分の言っていることが周りに理解されないと泣き出したり、怒って部屋をあとにしたりしてしまうこともあるかもしれません。

認知症の方がコミュニケーション障害をうまく隠してしまうこともあります。言語障害を評価するために医師は「腕時計」という単語を患者が言えるかどうかテストします。このとき、単語が思い浮かばなくても、「もちろんです。なぜそんなことを聞くのですか？」や「その話はしたくないです。なぜ私にかまうのですか？」と言い、自分の状態を隠そうとします。

今まで一度も下品な言葉を使ったことがない人が、いきなりそのような言葉を使い始めることもあります。この不穏な行動は、言語能力を奪う疾患に見られる特徴で、言語領域に影響を与える脳血管障害のあとによく見られる現象です。何かを言おうと「脳内辞書」を開くと、下品な言葉しか記載されていないようなものなのでしょう。この現象に苦しめられている人に、なぜデイサー

ビスのスタッフを罵るのか聞くと、「そういう言葉しか知らない」と答えていました。このような行動は意図的であることはほぼなく、家族と同様に罵倒している自分自身にも苦悩を与えています。

　重度の言語障害があると、「いいえ」のようないくつかのキーワードだけを覚えていて、それを本心かどうかに関わらず使ってしまうことがあります。最終的には、会話をする能力を完全に失ってしまうかもしれません。同じ言葉を繰り返すだけでなく、間欠的に泣き叫んだり、意味不明な言葉をつぶやいたりすることもあります。言語障害の種類によっては、発する言葉にまったく意味がないこともあります。このような状態になり、認知症の方とコミュニケーションをとることが不可能になると、多くの家族や介護者は絶望的な気持ちになってしまいます。言語とは最も人間らしい精神的スキルであると思われます。認知症になりもの忘れがひどくなっても、変わらず大切な人として接する家族が多くいますが、コミュニケーション能力を失うと家族はその大切な人を失ったと感じてしまいます。会話ができない状態になると、疾患や痛みで苦しんでいても誰かに伝えることができないのではないかと、家族は心配になるかもしれません。

　認知症の方のコミュニケーションをどのように支援するかは、どのような認知機能障害を抱えているかによって異なります。脳血管障害による言語機能障害と診断された場合、できるだけ早く脳血管障害のリハビリ専門家の診察を受けるべきです。脳血管障害による障害を回復させるためにできることはたくさんあります。

　認知症の方が正しい言葉を思い出すことに苦労している場合、話し相手がその言葉を教えてあげたほうが、認知症の方のストレスにならないでしょう。意味が通じているものの間違った言葉を

使用している場合、正しい言葉を教えてあげるとよいかもしれません。しかし、そうすることで認知症の方が不快に感じてしまう場合は、そっとしておくほうがよいでしょう。言葉の意味がわからない場合、説明を求めるか、ほしいものを指示してもらいましょう。

　キーリーは看護師に「私はあなたのwrong（ロング・間違い）が好きだわ」と言った。看護師は意味がわからなかった。そこで看護師は「wrongを説明してください」と尋ねると、キーリーは「巻くものよ」と言った。それでも理解できなかった看護師は、「wrongを指してください」と頼んだ。彼女が指さすと、看護師は「ああ、私のring（リング・指輪）のことですね」とようやく理解した。

　もし看護師が「何が言いたいのですか？」と聞いていたら、キーリーは何度も自分の意思を伝えようとしてイライラしていたかもしれません。認知症の方との会話中、しゃべっている途中で詰まってしまったら、相手が言った最初の数語を繰り返すことで思考が整理され、再び話し始めることができるかもしれません。

　認知症の方が何かを表現するのに困っているとき、文脈などから言いたいことを推測できるかもしれませんが、推測が正しいかどうかを聞いてみましょう。誤った推測に基づいて行動すると、認知症の方の苛立ちに拍車をかけることになります。たとえば、先ほどのザッカーマンやメイソンの事例の場合、「今までこの検査は受けたことはないと言っているのですか？」や「帰りのバスに間に合うか心配なの？」と聞いてみましょう。

　認知症の方はリラックスしているときのほうがコミュニケー

ションを上手にとることができます。家族は内心がどのような状態であってもリラックスしている素振りを見せて、落ち着いた環境で会話をするようにしましょう。意思疎通をしようと頑張っている認知症の方を、決して急かしてはいけません。

コミュニケーションが難しい場合でも、何を伝えようとしているのかを推測することはできるでしょう。認知症の方はそのとき感じていることを伝えようとしていますが、誇張されていたり、状況にそぐわなかったりすることもあるので、周りに誤解されて伝わる場合があります。たとえば、メイソンが帰れないことを不安がって「バス、家」と言っているのに、「バスには乗りませんよ」と返答してしまったら、彼の気持ちに応えたことにはなりません。もし彼の心配事を正しく推測できたら、「娘さんが３時に迎えに来ますよ」と言って安心させることができます。

少しでも言葉を話したり、頭を振ったり、うなずいたりすることができるのであれば、ほしいものについて簡単に質問するとよいでしょう。「痛い？」や「痛みがある？」と聞いてみてください。体の部位の名称を言うのではなく、その箇所を指さしてみましょう。

意思疎通をする能力が失われてしまった場合は、認知症の方が快適に過ごせているかどうかを定期的に確認する必要があります。服装は快適か、部屋の温度は適切か、肌にかぶれや皮膚潰瘍がないか、定期的にトイレに連れて行ってもらえているか、空腹や眠気がないかなどを確認しましょう。

何度も同じことを繰り返しているときは、気持ちをそらすことも重要です。話題を変えてみたり、馴染みのある歌を歌ってもらったりしてください。また、発言の裏にある感情について話すことも有効です。母親を探しているようであれば、「お母さんが

恋しいでしょう」や「お母さんがどんな人だったのか教えてください」と言ってみましょう。

## 認知症の方が他者を理解するうえで
## 直面する問題点

　認知症の方は他者が話していることをなかなか理解できないことがあります。この状態を非協力的な行動をしていると誤解してしまう家族がいます。たとえば、家族が「お母さん、買い物に行ってくるよ。30分で戻るからね。わかった？」と言います。母親は「うん、わかったよ」と答えますが、実際にはまったく理解しておらず、家族の姿が見えなくなるとすぐに不機嫌になってしまいます。

　また、聞いた直後は理解できたとしても、すぐに忘れてしまうこともあります。丁寧に説明をしても、最後まで説明する前に、最初の部分を忘れてしまうことがあるのです。

　さらに、文字を読むことができても、書かれた情報を理解できない場合もあります。たとえば、新聞の見出しを読んでもらうと、正しく読めるかもしれません。しかし、「目を閉じてください」と書かれた紙を手渡すと、正しく読めているにも関わらず、目はつぶりません。これは、自分が読んでいる文章の意味が理解できていないことを示しています。

　ジャンは母に昼食が冷蔵庫にあることを伝えた。忘れないように、冷蔵庫のドアにメモを残した。母はメモを読むことはできたが、理解することができなかったので、昼食を食べなかった。代わりに、お腹が空いたと文句を言った。

このような状況は家族にとって、実に腹立たしいことでしょう。しかし、読解力と理解力は異なるスキルであり、片方を失っても、もう片方は正常な場合があります。認知症の方が聞いたり読んだりした情報を正しく理解して行動できると決めつけるのは、得策ではありません。情報を正しく理解し行動に移す能力が正常かどうかを知るためには、観察する必要があるでしょう。言ったことが伝わっていないと感じた場合は、理解力に問題があると考えてください。

対面で言われたことであれば理解できるけれど、電話で言われたことは理解できないという場合もあります。これは不注意や強情さからくる反応ではありません。問題は機能不全に陥った脳が受け取った言葉を理解できていないことにあります。

認知症の方との会話によるコミュニケーションを改善する方法はいくつかあります。

1. 耳がきちんと聞こえているかどうかを確認しましょう。聴力は高齢になると低下し、多くの高齢者が聴覚障害を抱えています。

2. 声のトーン（音程）を下げましょう。高いトーンは怒りを示す非言語シグナルです。低いトーンの声のほうが、聴覚障害がある方にとって聞こえやすいのです。

3. 会話をするときは、気が散るような雑音や活動を排除しましょう。聴覚障害や余計な音をフィルターする機能の低下により、雑音があると人の話を理解できないことがあります。

4. 複雑な文章は避け、短い言葉や簡単な文章を使いましょう。たとえば、「朝だと渋滞に巻きこまれちゃうから、明日じゃ

なくて今夜、車を車庫に入れようと思っている」と言うのではなく、「今、車を車庫に入れるね」と言いましょう。

5. 質問するときは簡単な文章を使い、一度につきひとつに限定しましょう。「デザートはリンゴかパイにする？　それともデザートはあとで食べる？」のような質問は避けましょう。複雑な選択は判断能力に負担をかける可能性があります。

6. 一度に多くの動作を行わせないようにしましょう。認知症の方は複数の動作を覚られないかもしれませんし、複雑な要求は理解できないかもしれません。入浴、就寝準備、買い物に行くためにコートを着るなど、日常的な行動のほとんどにいくつかの動作が含まれています。頭の中でこの動作をすべて整理することはできないかもしれません。そこで、やってほしい動作を行動ごとに分けて、ひとつずつやってもらいましょう。

7. ゆっくり話し、相手の反応を待ちましょう。認知症の方の反応速度は、家族が思うよりもずっと遅いかもしれませんが、待ってあげましょう。

　非言語コミュニケーションを通して、意思疎通や要求に対する理解を深めることができます。人間は会話だけではなく、顔や目、手などのボディランゲージを使ってコミュニケーションをとっています。日常生活でも人は意識せずにこの非言語コミュニケーションを使っています。たとえば、「あの人は怒っているようだ」「あの二人が見つめ合っている様子を見ると、愛し合っていることがわかる」「歩き方を見れば、誰が上司かわかる」「私の話を聞いていないのはわかっている」など、これらはすべて会話以外の

合図から相手の感情を読み取っているのです。認知症の方は言葉の理解力が低下しても、これらの非言語合図を敏感に感じ取り、それを非言語的に表すことが多いのです。

　たとえば、家族の疲労がボディランゲージとして表れ、そのことで認知症の方を不機嫌にさせることがあります。その状況を家族が不快に感じると、その不快感が手や顔、目からあふれ出し、さらに認知症の方を動揺させてしまいます。ボディランゲージの重要性を知らない人がこの状況に遭遇すると、「なぜ動揺したのだろう」と不思議がるかもしれません。しかし、相手のボディランゲージから感情を読み取ることは、誰もが日常生活でやっていることなのです。たとえば、あなたが配偶者に「いや、怒ってないよ」と言うとしましょう。これに対して、「いや、怒っているのはわかっているよ」と相手は答えます。相手は、あなたの肩の位置などから、怒っていることが読み取れるのです。

　認知症の方と一緒に生活している場合、認知症の方が送ってくる非言語的な手がかりの多くをすでに理解していることでしょう。ここでは、非言語コミュニケーションをいくつかご紹介します。

1．楽しく、穏やかに、協力的に接してください（内心不機嫌であっても、このように振る舞うことで認知症の方を落ち着かせることができます）。
2．相手が嫌がらない場合は笑顔を見せたり、手を取ったり、腰に腕を回したりと、ボディータッチをして愛情を表現してください。
3．会話をするときは認知症の方から目を離さないでください。あなたにちゃんと集中しているかどうか確認してください。相手のボディランゲージから集中していないと汲み取れる

場合、数分後にもう一度試してみてください。

4. 指さし、感触、ものを渡すなど、言葉以外のコミュニケーションを使ってください。たとえば、歯磨きなどの動作をジェスチャーで示したり、手を使って説明したりしてください。動作を始めるきっかけを作ると、そのまま動作を続けられることがあります。

5. 行動に複雑な理由があると考え過ぎないようにしてください。脳は情報を適切に処理できなくなっているため、健常者のものの見方とは違った形で、物事を捉えています。非言語コミュニケーションは、言語コミュニケーションとはまったく異なる意思伝達方法を用いています。したがって、相手が言おうとしていることの意味を考えるよりも、行動や言葉を通して伝えようとしている感情を読み取ろうとするほうが、よりよく理解することができるかもしれません。

たとえ会話ができなくても、人は愛情を必要とし、愛情に癒されています。手をつないだり、抱きしめたり、ただ一緒に座ったりすることは、コミュニケーションを継続するための重要な方法です。重度の認知症の方でも身体介護を通して、家族の気遣いや、守られていることを感じ取ることができます。

# 体をうまくコントロールできない

　認知症を引き起こす疾患は脳の多くの部分に影響を与えるため、手や指を使って作業をする能力を失うことがあります。手や指が硬くなったり弱くなったりしているわけではないのに、やりたいことを理解していても、脳からの信号が指に正しく伝わらないのです。医学では、脳から筋肉への指令が正しく届かない状態を「失行」と言います。失行の初期兆候は筆跡の変化で、その後、現れる兆候は歩き方の変化です。原因となる疾患によって徐々に進行する場合と、急激に変化する場合があります。たとえば、最初は歩行が少し不安定なだけであっても、徐々にゆっくりと足を引きずる歩き方に変わっていくということがあります。

　認知症の専門家でない場合、記憶障害による問題（何をすべきか覚えているか）と失行による問題（すべきことを筋肉に正しく伝えることができるか）を区別することは難しいかもしれません。どちらも、疾患によって脳が損傷を受けたときに起こります。可能な限り自立した生活を支援するためには、必ずしも両者を区別する必要はありません。

　失行が歩行に影響を与え始めると、歩き方が少し不安定になります。認知症の方を観察する中で不安定になったと感じたら、階段や段差がある場所に手すりをつけるか、誰かが支える必要があります。支える場合は足元がしっかりしている人が行うようにしましょう。

　体の動きがうまくコントロールできない方や手先の器用さが失われた方は、入浴、ボタンやファスナーの着脱、着替え、水を注ぐことや食事など日常生活に支障をきたすことがあります。電話

の使用ひとつをとっても実はさまざまな筋肉の協調が必要です。運動障害がなさそうに見える方でも、助けを呼ぶなどの際に電話を使えない場合があります。

　認知症の方がどうしてもできない困難な作業については、作業自体をあきらめる必要があります。そうでない作業はやり方を改良することで、ある程度自分でできるようになります。作業を改良するときのポイントは、作業全体を変えるのではなく、単純化することです。認知機能の低下により、たとえ簡単な作業でも新しいことは習得できないことがあります。それぞれの作業の本質を見極め、もっと簡単な方法でできないかを考えてください。たとえば靴は履ければよいので、紐付きのものよりもスリッポンタイプがよいでしょう。スープをスプーンですくって飲むよりも、マグカップで飲むほうが簡単かもしれません。ナイフとフォークが必要な食べ物よりも、食器を使わず食べることができるもののほうが扱いやすいでしょう。認知症の方が難しいと感じている部分をほかの人がやることで、残りの部分を自分でできる場合もあります。家族がボタンやホックの着脱を手伝ってあげれば、あとは自分で服を着ることができるのです。

　認知症の方は自分の不器用さに緊張したり、恥ずかしさを感じたり、悩んだりすることがあります。さまざまな活動への参加を拒否することで、能力が低下していることを隠そうとすることがあります。たとえば、次のようなケースがあります。

　フィッシャーは編み物が好きだったが、この趣味を突然やめてしまった。娘はなぜだか理解できなかった。フィッシャーは「編み物が好きではなくなった」としか言わなかった。実際は失行により編み物ができなくなり、自分の不器

用さを恥じていたのだ。

　和やかな空間だと、認知症の方の不器用さが目立たなくなることが多くあります。緊張しているときのほうが、うまく作業ができないでしょう。これは珍しいことではありません。時と場合によって、できることの範囲が変わることもあります。これは、怠けているわけではなく、認知機能障害によるものかもしれません。人間は誰しも急いでいたり、監視されていたり、イライラしていたり、疲れていたりすると、物事を遂行する能力に影響を与えることがあります。認知症になると、こうした自然な変動はより劇的に現れます。ズボンのファスナーを閉めることができても、上着のファスナーを閉めることができない場合もあります。これは気分によるものではなく、似ているような作業でも認知症の方にとっては、ある一部分がまったく異なると感じるのかもしれません。

　行動をいくつかの小さな動作に分解して一歩ずつ進めていくと、スムーズにできるようになることがあります。たとえば歯磨きは、歯ブラシを手に取る、歯磨き粉をつける、歯ブラシを口の中に入れる、磨く、すすぐなどの動作を含みます。それぞれのステップを、そっと思い出させてあげてください。各ステップを何度か繰り返し、お手本を見せてあげるのもよいでしょう。慣れ親しんでいるスプーンや櫛などを渡し、正しい動作をそっとサポートしてあげても効果的かもしれません。始めの動作をサポートしてあげることで、脳が行動を思い出すきっかけになるのです。

　作業療法士は認知症の方が持っている運動能力を評価し、その能力をどのように活用できるのかを判断する教育研修を受けています。作業療法士の評価によって、認知症の方の自立性を奪うこ

となく、必要な支援を行うことができます。

　認知症の方は日常生活に支障をきたす、ほかの身体疾患も抱えていることがあります。問題は筋肉や関節にあったり、脳の障害にあったりするかもしれません。併発する身体疾患には震え、筋力低下、関節炎などの関節や骨の疾患、薬やパーキンソン病によるこわばりなどがあります。また、認知症を引き起こす疾患の中には、後期になると筋力のコントロールが大きく低下し、ものにぶつかって転倒してしまうことがあります（第5章参照）。その他、手や体に震えがあることもあります。震えは多くの活動を困難にしますが、作業療法士や理学療法士に相談すると、震えの影響を最小限に抑える方法を教えてもらえるでしょう。

　体の不自由な方が自立した状態を維持するためのテクノロジーや機器はたくさんあります。しかし、それらの利用を検討する際には、操作方法を学ぶ能力を維持している必要があることを覚えておいてください。認知症の方は新しい技能を学ぶことができないかもしれません。

　神経疾患、特にパーキンソン病の方の中には、動作を始めることが難しかったり、動作の途中でその動作が急に止まってしまったりすることがあります。これは、家族と認知症の方の双方にとってストレスになります。このような問題に直面している場合、次の項目を参考にしてみてください。

1．歩行中に動けなくなってしまう方には、目標物に向かって歩くように言ったり、ちょっと先の床の点や線を見るように伝えたりしましょう。そうすることで、再び歩き出すことができるかもしれません。

2．肘掛け付きの椅子を利用してみましょう。立ち上がりやす

いはずです。また、椅子の座面を数センチ上げ、体の重心位置を上げてみてください。ダイニングチェアやディレクターズチェアのような高い椅子がお勧めです。座面はしっかりとしたものが必要です。クッションは柔らかいものを避けて、硬めのものを使用してください。

立ち上がるときは椅子の手前に重心を移し、両足を30cmほど広げ、より広いスペースで立ち上がれるように指示してください。肘掛けに手をかけ、前後に体を揺らして勢いをつけてもらいましょう。3つ数えたら、素早く立ち上がってもらいます。歩き始める前に、ゆっくりバランスをとるように言ってください。

3. 椅子に座るときは肘掛けに手をかけ、できるだけ前かがみになり、ゆっくりと腰を下ろしてみてください。


あまり体を動かさないでいると、筋力が低下したり、体が硬くなったりすることがあります。認知機能の低下がある方は、体を動かすことが大切です。

精神安定剤や抗精神病薬を服用している場合は、ときどき体が硬直したり、落ち着きがなくなったりすることがあります。これらは薬の副作用かもしれません。不快な症状の場合もありますので、医師に知らせてください。投与量を変更したり、別の薬に変えたりすることで、副作用を抑制することができます。

関節炎がある場合、体を動かすことが苦痛になることがあります。着替えを手伝っているときに抵抗したり、怒ったりする場合は、手足を動かすときに痛みを与えている可能性があります。理学療法士に相談すれば、この問題を解決することができます。

# 時間感覚の喪失

　認知症の方は時間の経過を正確に判断する機能を失っています。何度も今の時間を聞いたり、数分しか経っていないのに何時間も放置されたように感じたり、外出したらすぐに帰りたがったりすることがあります。時間の経過を判断するためには、直前にしたことを覚えていなくてはならないことを考慮すると、これらの行動は不思議ではありません。認知症によってすぐに忘れてしまう方は、時間の経過を測るすべがないのです。

　記憶障害による問題に加えて、認知症は就寝、起床、食事の時間を一定に保つ体内時計にも影響を与えるようです。何度も時間を確認する行動は周りの人を不機嫌にさせることもありますが、意図的なものではないということを認識しておくとよいでしょう。脳の機能が失われた結果なのです。

　時計を読む能力は認知症の初期段階で失われてしまうことがあります。時計を見て、「3時15分です」と言えても、その情報を理解できていないことがあります。

　時間を把握できないことは、認知症の方に大きな不安を与えます。多くの人は時間の把握によって規則正しい生活を送っています。もし時間がわからないと、遅刻するのではないか、忘れられてしまうのではないか、バスに乗り遅れてしまうのではないか、長居し過ぎてしまうのではないか、昼食に間に合わないのではないか、または送迎の車に乗り遅れてしまうのではないかなど、心配になることでしょう。認知症の方は自分が何を心配しているのかはわからないかもしれませんが、全般的な不安感から何度も現在の時間を聞いてくることがあります。そしてもちろん、家族が

答えてもすぐに会話の内容を忘れてまた聞いてくるでしょう。

　家族がほんの少しいない間に、認知症の方は見捨てられたと感じることもあります。これは、人がいなくなってからどれくらいの時間が経っているのかがわからないからです。タイマーや砂時計をセットしたり、「今、裏庭でガーデニングをしていて、午後3時に戻ってきます」とメモを残したりしておくと、落ち着いて待つことができるかもしれません。認知症の方の能力に合わせて、理解できる方法（タイマーやメモ）を試してみてください。家族の状況に合ったほかの方法を思いつくこともあるかもしれません。たとえば、以下のケースを参考にしてみましょう。

　　ジェンキンス夫妻が夕食のために息子の家に行くと、父はすぐに帽子とコートを着て、「もう帰る時間だ」と言った。説得をして食事をさせることには成功しても、食後すぐに帰ると言い張ったのだ。息子は父が失礼な態度をとっているだけだと思っていた。

　これは慣れない家による混乱、そして失われた時間の感覚が父親を動揺させたためだったのです。このことを家族が理解したとき、状況を改善することができました。家族は父親の人生を振り返り、昔からの生活習慣を思い出してみたのです。父親は昔から日曜日の夕食後にテレビでアメリカンフットボールの試合を見ることが楽しみでした。このことを念頭に、息子は食事を終えると、すぐにテレビをつけるようになりました。昔からの習慣につられて、父親は約1時間は滞在するようになり、その間に母親も家族と交流する時間を持つことができました。

# 時と場合による症状の変動

　ケアをする家族の多くは、認知症の方ができることの範囲が時と場合によって違うことを認識しています。

「明け方、母は夕方ほど助けを必要としていません」

「妻は自宅では一人でトイレに行けるのに、娘の家では手助けが必要だと言い張るのです」

「夫はデイサービスでは、家にいるときのように怒ったり動揺したりしません。これは夫が私に怒っているからでしょうか?」

「昨日は完璧な文章でしゃべっていたのに、今日はビルが何を言っているのか理解できません。昨日はもっと頑張っていたということでしょうか?」

　能力の変動は認知症の方によく見られます。健常者にも能力の変動はありますが、変化が小さいため顕著ではありません。認知症の方は調子がよい日と悪い日があったり、体力がある朝のほうが調子がよかったり、慣れていない環境で問題が出たりする場合があります。リラックスしているときのほうが調子がよい場合もあれば、説明のつかない変動がある場合もあるのです。理由が何であれ、このような能力の変動は日常的に起こるものであり、疾患の経過を示すものではありません。

認知症の方は健康状態のちょっとした変化に敏感です（第6章参照）。何かをする能力や全体的な機能レベルの急激な変化は、服薬に対する反応や新しい疾患を示している可能性があります。変化が疑われる場合は、主治医に相談することが重要です。

　また、脳の損傷自体が変動の原因となっていることもあります。普段は機能していない損傷している神経細胞が、ときどき機能することがあります。損傷の少ない、または損傷のない部分が断続的に欠陥のある機能を引き継いで、一時的に「修復」する可能性もあるのです。

　認識していない環境の変化によって、認知機能が変動していることもあります。環境が変化したかどうかを慎重に調べることで、変更すべき点が明らかになり、より快適に過ごせるようになるかもしれません。

　これらの能力の変動を引き起こすすべての原因は、認知症の方が意図的にコントロールできるものではありません。認知症の方は普段からできる限りの努力をしています。環境の中でどのようなことが最大限の能力を引き出し、どのようなことが症状を悪化させるのかを知ることで、最大限の支援をすることができるのです。

# 自立した生活の中で
# 直面する問題

# 軽度認知障害（MCI）

　認知症を引き起こす疾患の多くは気づかないうちに発症し、徐々に進行します。効果的な治療法がある場合は早期発見が重要となるため、研究医は認知症の初期段階での発見にますます注力しています。しかし、早期発見が難しいケースもあります。たとえばアルツハイマー型認知症の場合、症状が現れる10年から20年前に脳の変化がすでに始まっています。さらに、認知症の初期症状は加齢に伴う老化に酷似しているため、早期発見は極めて困難です。この課題は集中的に研究されており、いずれは脳の変化を初期段階で発見できることが期待されています。

　現状では認知症の初期症状の定義が明確にされていないことから、早期発見が困難であることがうかがえます。医学的には認知症の前段階として最も早期に見つけられる症状を、軽度認知障害（MCI※）という用語を使用して分類しています。MCIの最も一般的な症状は、自覚症状のある記憶障害です。しかし、MCIと診断された方の中には記憶が正常であっても、思考やほかの側面に認知機能障害のある方もいます。

　MCIと診断された方の10〜12％はその後5年以内に認知症を発症しています。逆に、MCIと診断を受けた方の25％が1年以内に正常に戻るという研究結果もあり、MCIの経過を予測できないことが課題となっています。　MCIは回復する可能性があるという理由から、MCIと診断された方はできるだけ活動的に過ごし、自分が楽しめることに集中することをお勧めします。その後、症状の進行、現状維持、改善具合を判断するためには、診断を下した医療機関でのフォローアップが不可欠です。

MCIと診断された方は、遺言書と事前指示書（ケアに関わってほしい人物や、希望するケアを法的に記述したもの）を準備してください。症状が進行した場合に備えて、ケアをする家族と一緒に今後のケアについての希望を話し合うようにしてください。MCIと診断された方のほとんどは、生活が困難になっていることを認識しています。多くの場合は自分の不満を周囲に伝えることが、症状を緩和するために有効であると考えています。

周囲が「もの忘れ」にのみ焦点を当て続けても記憶力が向上するわけではありません。忘れないようにメモ帳を利用することや、思い出さなければならないというプレッシャーを避けることで、認知機能を向上させることができます。たとえば「やることリスト」を作成したり、覚える必要があることをリスト化し活用したりすることもよいでしょう。生活環境を整理することで、ものの紛失を抑えることができます。また、日々の生活をルーチン化する（前もって作業を決めておく）ことで対応している方もいます。米国アルツハイマー病協会では、MCIと診断された方に向けて、日常のヒントなどをサポートグループを通して共有しています。また、MCIと診断された方用のSNSチャットルームなども提供しています。

認知症以外で健康上の問題がある場合は、患っている疾患をできる限り治療しましょう。また、記憶力を低下させる可能性のある薬をやめたり、最小限に抑えたりするようにしてください。薬は曜日ごとに区分けされたケースに入れておくことで、飲み忘れや二重服用のリスクを減らせます。うつ病や不安障害などの精神疾患は、治療を行う必要があります。

MCIはその他の高齢期の健康問題と同じような付き合い方をすることが鍵です。多くのケースでは症状が急激に悪化すること

第4章　自立した生活の中で直面する問題

はありません。慌てず、人生を楽しみ続けることが重要です。

## 認知症初期段階の対応

　認知症を発症すると、自立した生活を送ることが困難になっていきます。驚くべきことに、米国に住む認知症の方の20％が一人暮らしをしています。家族は認知症の方に対して、金銭管理ができていないのではないか、車の運転はしないほうがよいのではないか、一人で生活していて大丈夫かなどと心配なこともあるかもしれません。認知症の方は問題なく自立した生活を送れているように見えることが多く、周囲には「問題ない」「干渉しないで」と言い張ることがあります。いつ、どの程度、認知症の方の日常生活に干渉するべきなのかを判断することは難しいでしょう。家族との同居、運転免許の返納、金銭管理の譲渡などを断固として拒否している場合、これらの「自立した生活」の象徴を取り上げることは苦渋の決断となるでしょう。

　人に頼らなければらならないという生活の変化は、自立心や責任感の喪失を反映しています。認知症の初期症状を持つ方だけでなく、家族や友人も順応することに苦労するでしょう（家族の役割の変化については、第11章を参照してください）。生活の変化に伴うさまざまな感情を理解することで、順応が容易になるかもしれません。

　認知症の方への自立支援を行う必要があるかどうかを判断するには、まず検査を受け、何ができて何ができなくなったのかを確かめる必要があります。検査結果を用いて説得することで、生活の変化を納得させやすいでしょう。専門的な検査を受けることが

できない場合、家族が日常生活におけるさまざまな作業を可能な限り徹底的に、また客観的に分析しましょう。作業を安全に、かつ動揺することなく最後まで行うことができるかどうかを判断しなければなりません。

　認知症を引き起こす疾患は、日常生活のコントロール、自立性、技能、貢献感、行動力などを奪ってしまいます。疾患は、将来の可能性を制限してしまうのです。将来に希望を持っている多くの人に対して、認知症の方は将来が制限されていることを段階的に理解していかなければなりません。認知症の方にとって最も恐ろしいことは、記憶力の低下でしょう。記憶を失うということは、他者との日常的なつながりと過去を失うということです。遠い過去がまるで現在の出来事のように錯覚するかもしれません。現在の出来事を記憶できなくなり、過去が認識できなくなれば、未来は意味をなさなくなります。

　失ったものが積み重なると、残っているものに強く執着することは当然です。残っているものを失うことに対して、抵抗、否定、または怒りで反応することは当たり前かもしれません。認知症の方が慣れ親しんだ環境を必要とし、誰にも迷惑をかけたくないという思いから、今いる環境を手放したくないと思うのも無理はありません。変化を受け入れるということは、疾患の程度や結末を直視することであり、多くの人にとって難しいことです。

　また、認知症の方は自分の周りで何が起こっているのかをきちんと理解できないことがあります。認知症の初期段階であっても、最近の出来事を完全に忘れてしまうことがあるのです。コンロをつけっぱなしにしていたことや自動車事故を起こしたことを忘れ、「身の回りのことは自分でできる」「自分はまだ問題なく運転できる」など都合のいいように主張することもあります。それは現実

を「否定」しているのではなく、認知症が原因で起こしてしまったミスを覚えていないのです。認知症の方が自分の限界を見極めることができなければ、不当に自立性を奪われ、周囲に人生を「乗っ取られている」ように感じてしまうかもしれません。家族が認知症の方の感情を理解することが大切です。理解することで、認知症の方が人生を自分でコントロールしていると感じられるような自立支援の方法を見つけることができるでしょう。

# 仕事を辞めなければならない時期

　仕事を辞めなければならない時期は、認知症の方の職種、または仕事の一環として運転が必要かどうかによって異なります。雇用主によっては家族や本人に退職を打診してくることもありますし、より負担の少ない仕事で雇い続けてくれることもあるでしょう。家族が時期を見極め、辞めさせる判断をしなければならないこともあります。

　認知症の方の意思に反して仕事を辞めさせなければならない場合、次の2つの点を考慮する必要があります。大きな変化に伴う感情的・心理的な適応と、退職に伴う経済的な変化です。多くの人にとって、仕事は自分の存在意義を定義するうえで重要な要素です。存在意義を失うという恐怖が、退職に対する拒絶や問題を認めないという行動に駆り立てるのです。退職後の順応はつらく、苦痛を伴うかもしれません。その場合、カウンセラーやソーシャルワーカーは非常に貴重な存在となります。

　退職の際は認知症の方の経済的な将来を考えることも重要です（第15章参照）。退職は特殊な問題を引き起こす可能性ありま

す。認知症により早期退職を余儀なくされた方は本来、ほかの障害を持つ方と同じように、退職金や障害給付を受ける権利があります。しかし、仕事のパフォーマンスの低下は「疾患」が原因ではないという誤った理由で、給付が拒否されたケースもあります。もしこのような状況に直面した場合は、収入を大幅に減らすことになるので、認知症が原因であることを立証することが重要です。それでも進展しないときは弁護士に依頼することをお勧めします。

　米国連邦法（社会保障障がい者法）により、65歳未満で障害を負った方は給付金を受け取る権利があります。給付金は社会保障障がい者所得、または補足障がい者所得（SSDI：Social Security Disability Income）と呼ばれます。SSDIを受け取るためには、過去10年間のうち最低でも5年間は働いていなければなりません。そして、身体的・精神的障害が12カ月以上継続する、あるいは死に至ることが予測され、働くことができないという条件を満たす必要があります。給付金の金額は退職した時点の収入に基づきます。したがって、認知症を発症している方がSSDIを申請する前に仕事を辞め、低賃金の仕事に転職した場合、支給額が低くなる可能性があります。認知症の方はほとんどの場合は問題なく給付金の支給が承認されますが、ときには拒否されるケースもあります。SSDIの申請準備は早期退職しなければならない方や、前頭側頭型認知症の方（認知機能障害が他者からわかりにくい方）にとっては特に重要です。

　初めて申請した際に障害認定を受けることができず、あきらめてしまう方は少なくありません。しかし、不服申し立て手続きを粘り強く続けることで、最初の判定が覆されることはよくあります。若年性認知症と診断された方は、SSDIの申請の際に迅速な審査を受けることができます（日本では傷病手当金、障害年金、

失業給付などがありますので、まずは若年性認知症専用コールセンターや地域包括支援センターにご相談ください)。

# 金銭管理ができなくなったら

　認知症の方は預金残高を確認できなくなったり、小銭が出せなくなったり、お金に対して無責任になったりすることがあります。さらには、他人が自分のお金を盗んだと言い出すこともあります。

> 　フリードは「妻は長年、家業の帳簿を管理していました。会計士から帳簿が滅茶苦茶だと連絡を受けたとき、何かがおかしいと気づきました」と語った。

> 　ロジャースは「妻は近所の人にお金をあげたり、ゴミ箱にお金を隠したり、お金を入れているハンドバックをなくしたりしていました。そこで、私は妻からハンドバックとお金を取り上げたのです。すると、彼女は私がお金を盗んだと常に言うようになりました」と語った。

　お金は自立の象徴と思う人も多く、金銭的なコントロールを手放したくないという心理が働きます。金銭に関する変化は工夫して対応する必要があります。たとえば、認知症の方が書いた家計簿を家族がさりげなく修正することで、自分で金銭管理ができていると錯覚します。もしも、小切手帳などを取り上げなければならない場合は、「息子のジョンが小切手帳の管理をしてくれています」などのメモを貼っておくと、記憶を取り戻すかもしれませ

ん。

　誰でも窃盗を疑われることは腹立たしいものです。これは人間の本質を考慮することで、行動を理解しやすくなります。誰でもお金の扱いに気をつけることは常識であり、紛失した場合ほとんどの人は「盗まれたのではないか」と思ってしまいます。脳の機能が低下し、実際起こった出来事を記憶することができなくなった方は、「お金が盗まれているのではないか」と不安になったり、疑心暗鬼に陥ったりするのも無理はありません。そのことで口論になるとさらに取り乱す可能性があるので、口論は避けるようにしましょう。

　もの忘れの激しい方に少額のお小遣いを持たせておくと、効果的であるケースもあります。万が一、お金を紛失したり、他人にあげたりしても、少額であるため大きな問題にはなりません。手元に少しでも現金があると安心する方が多いので、少額を持たせることで金銭に関する衝突を避けることができます。しかし、認知症を引き起こす疾患の特殊性のひとつとして、お金が必要だという認識を失う前に、支払う方法がわからなくなってしまうことがあります。

　ハッチンソンは昔から、自分のお金は自分で管理したいという思いが強かった。夫は彼女に小銭の入ったハンドバックをプレゼントした。その中には、万が一紛失したときのために、ハッチンソンの名前と住所を入れておいた。彼女は小銭を使わず、美容院の支払いは小切手で行うことにこだわっていた。しかし、小切手帳を管理する能力は失っていた。そこで夫は銀行の無効印が押された小切手をいくつか彼女に手渡し、彼女は毎週その小切手を美容師に

渡していた。これらの小切手を受け取ってもらえるように
夫は事前に美容院と相談し、代金は前払いしていた。

　このケースは極端で、妻をこのように騙すのは不条理であると
思われるかもしれません。しかし実際には、ハッチンソンは自立
していると感じ続けることができ、疲労困憊の夫は妻と衝突する
ことなく家計を管理して平穏を保つことができたのです。
　金銭問題は特に認知症の方が疑心暗鬼になっていたり、家族間
で意見の対立があったりすると、深刻な問題に発展することがあ
ります（第8章、第11章参照）。創意工夫することで、金銭的な
悩みを軽減することができるでしょう。

# 安全運転ができなくなったら

　認知症の方が安全に運転できなくなったことを実感するときが
くるかもしれません。認知症の方が自分の限界を認識する場合も
ありますが、多くの場合は運転をやめようとしません。同年代の
人と比べ、認知症の方が自動車事故を起こす確率が高いことを
データが示しています。
　運転経験が豊富な方にとって、運転は無意識に行えると言って
も過言ではないほど身に付いています。通勤中にハンズフリー通
話をしたり、音楽を聴いたり、ほかのことに意識を向けながらも
問題なく運転することができます。慣れ親しんだ状況であれば、
集中していなくても運転ができ、交通パターンが変化したときに
はすぐに危機に対して迅速に対応することができます。運転は体
に染み付いた技術であるため、認知症の方が問題なく運転してい

るように見えても、実際は安全な状態ではないことがあります。運転は目や脳、および筋肉の複雑な相互作用と、複雑な問題を迅速に解決する能力により成り立っています。一見、安全運転しているように見えても、道路工事など予期せぬ状況に適切に対応できない場合があります。身に付いている習慣のみを頼りに運転しているため、不測の事態が起きたときは反応できないのです。

　多くの場合、高齢の方が「以前のように運転できない」と感じたときは、免許を返納する決断を自分で下します。しかし、自分で決断できない場合、家族は運転の安全性を慎重に判断し、危険なときには介入する責任があります。強制的な免許返納は、認知症の方の自己決定権を初めて奪う場面になるかもしれません。自立性を奪うことに躊躇するかもしれませんが、認知機能が低下した方の運転を止めることができれば、きっと家族は安心できるでしょう。また、運転を躊躇している方に無理に運転を続けさせてはいけません。

　認知症の初期段階の方が運転を続けてよいかどうかについては、専門家によって意見が分かれます。運転能力値を明確に図るテストはありませんが、熟練の作業療法士は運転能力を評価することができます。

　免許返納の判断にあたり、安全に運転するために必要な能力が衰えていないかを家族が確認することもできます。次の項目を参考にして運転中や日常生活での行動を観察し、判断してみてください。


1. **良好な視力**　運転をするには視力が良好である（または眼鏡などで矯正している）必要があります。また、横から自分に向かってくるものを認識するために、中心視野と周辺

視野の両方がはっきりしている必要があります。

2. **良好な知覚**　脳は受け取った感覚情報を理解できるようにするために、情報を統合します。運転中は視界に入る視覚情報をすべて統合することで、異常事態を即座に認識することができるのです。たとえば、道路脇に立っている幼児を認識することで、道路に飛び出してくる可能性を警戒し、それに応じた運転をすることができます。認知症を引き起こす疾患は脳の情報処理能力に異変をもたらし、運転に必要な能力に影響を及ぼすことがあります。

3. **良好な聴力**　車の接近音やクラクションなどの音に反応できるように、聴力が正常である（または補聴器で矯正している）必要があります。

4. **素早い反応速度**　運転中は曲がるとき、ブレーキをかけるとき、事故を避けるときなどさまざまな場面で素早く反応できなければなりません。高齢者の反応速度は若い人よりも若干遅くなることが専門的な検査結果からうかがえますが、健常な高齢者の場合は運転に支障をきたすほど遅くはありません。もし家の中でゆっくり行動していたり、突然の変化に対する反応が遅かったり、不適切であったりする場合は、運転中にも同じように反応の制限がある可能性について考える必要があります。

5. **適切な判断力**　運転中は迅速かつ冷静に適切な判断を下す能力が求められます。たとえば、子供が車の前に飛び出し、クラクションが鳴り、さらにはトラックの接近が一度に起きている状況の中、正しい判断をするためには目の前の問題をパニックにならずに素早く解決する能力が必要です。認知症の方は習慣的な反応に頼って運転していることが多

く、それでは対応できない状況に直面するかもしれません。また、複数のことが同時に起こると混乱して動揺してしまう方もいます。このような問題が発生している場合は運転中だけでなく、家の中で似たような状況に直面したときも同じ反応をしているでしょう。

6. **正常な協調運動**　目、手、足のすべてがうまく連動していないと、安全に車を扱うことができません。認知症の方の動きがぎこちなくなったり、歩き方が変わったりしている場合は、ブレーキを踏むことに苦労しているかもしれないと注意しましょう。

7. **周囲に対する注意力**　運転中は動揺や混乱せずに、すべての出来事に注意を払わなければなりません。もし認知症の方が身の回りで起こっていることを「見落としている」と感じる場合は、安全に運転する能力は失われているかもしれません。

　運転中の行動により問題が発覚する場合もあります。記憶力が低下している方は以前まで走っていたルートで迷子になることがあります。道に迷うことで注意力が散漫になり、迅速な反応がさらに難しくなります。低速走行で運転している方は、自身の運転能力に自信がないことを表している場合があります。しかし、すべての慎重なドライバー全員が問題を抱えているわけではありません。また、認知症の方はブレーキを踏むつもりがアクセルを踏んでしまうこともあります。

　認知症の方は運転中に怒りっぽくなったり、攻撃的になったり、ほかの車が邪魔をしてきていると思い込んだりすることがあります。この状態になると非常に危険です。また、アルコールを摂取

した状態で運転してしまうこともあります。たとえ少量のアルコールでも、運転能力を著しく低下させるので決して運転させてはいけません。認知症の方が攻撃的な性格になり、さらにアルコールをよく摂取する場合は、必ず家族が介入しなければなりません。

　運転させるべきかどうか、家族ができる判断基準のひとつが「孫テスト」です。認知症の方が運転する車に子供や孫を乗せたくないと思う場合、その方は運転するべきではないということになります。

　認知症の方の運転能力に不安を感じる場合は、まず率直に話し合うことから始めましょう。認知機能障害があっても、意思決定の場に参加することはできます。その際、話し合いの入り口によって、本人の反応が変わってくるでしょう。認知機能の低下により、以前よりも批判に耐えられなくなっていることもあります。巧みに言葉を選び、話し合いに取り組むのがよいでしょう。「最近運転が荒い。よく道に迷うし、安全運転はもうできないよ」と相手の能力を否定するような言い方をしてしまうと、認知症の方は自己弁護しなければならないと感じて、反論してくるかもしれません。代わりに「信号待ちのとき、少しボーッとしていなかった？」と優しい言葉を使い会話を始めることで、「楽な逃げ道」を作ってあげることができるかもしれません。運転をあきらめるということは、自分の限界を認めるということです。すなわち「楽な逃げ道」とは認知症の方が限界を認めやすい環境を作ることを意味します。安全の必要性に対応しつつ、本人が面目を保ち、セルフイメージを維持できる方法を模索してください。「今日は私が運転するから、景色を楽しんでいていいよ」などの代替案を提案してみるのもよいでしょう。最終手段として車を売却し、認知

症の方には「車の修理ができなかった」と伝えたケースもあります。

中には、驚くほどスムーズに運転をあきらめるケースもあります。

> ソロモンは気が強く、自立した人だった。家族は彼の運転能力が低下していることに気づいていたが、自立性を失うことは彼をひどく失望させるだろうと思っていた。また、免許返納をめぐってひどく衝突することも予想していた。ある日、近所の人が車両管理局に通報した結果、ソロモンは運転能力試験を受けることになった。彼は帰宅すると免許証をテーブルの上に放り投げて、「もう運転できない」と言った。その後、家族の心配をよそに、彼は運転できない事実に動揺したり、不便だと感じたりすることはなかった。試験の際、車両管理局の担当者が「これは同年代の人を対象とした定期的な検査です」と伝えたことで、ソロモンは結果を受け入れやすくなっていた。

どんな手を尽くしても、認知症の方がどうしても運転をやめようとしないこともあります。このような場合には、医師や弁護士のサポートを求めることが有効かもしれません。医師によっては、意見書に「運転禁止」と書いてくれる人もいます。医師が「悪者」になることで、家族は大きなプレッシャーから解放されるケースも多々報告されています。家族の助言はしつこいと感じている認知症の方も、国や自治体の指示であれば従うことがあります。それでも運転を止めようとしない場合は、最終手段として車の鍵を取り上げたり、整備士にエンジンをかけられないようにし

てもらったりするなど、物理的に運転できない状況を作り出す必要があるでしょう。

　運転免許証に関する方針は、米国の州によって異なります。医師が認知症の運転手を報告することを義務付けている州もあります。また、運転免許証を持っていない人用の公的な身分証明書を車両管理局が発行している州もあります。車両管理局によっては匿名を含むすべての市民からの通報を調査することがあります。通報された人物が安全に運転できる健康状態ではない場合、医師が判断した意見書があれば免許を停止することもあります。昼間だけの運転など、特定の状況下でのみ運転を許可する限定免許を発行している州もあります。お住まいの地域の方針を確認したい場合、州警察またはお近くの車両管理局に連絡してみてください（日本においても警察や地方自治体にお問い合わせください）。医師から運転を禁止されている方が万が一運転し事故を起こした場合、監督者の過失が認められる可能性もあります。第三者の怪我や死亡につながる事故により、家族が破産してしまうケースもあるのです。

　運転をやめるときの対応として、次のケースを見てみましょう。

　夫が認知症になったとき、妻は免許を持っていなかったので、車を売却しお金を安全な場所に保管した。彼女はガソリン代やメンテナンス代、自動車保険に使っていた金額を計算し、その金額を毎週貯金していった。今まで車にかけていたお金をタクシーに使うことで、気楽に利用することができた。

# 一人暮らしができなくなったとき

　認知症の進行により一人暮らしができなくなり同居が必要となった場合、同居する家族だけではなく、認知症の方にとっても負担になることがあります。誰かと同居することで安心感を得られる人もいれば、自立を手放すことに強い抵抗を感じる人もいます。

　認知症の方の多くは自立可能な状態から徐々に同居が必要な状態まで症状が進行します。完全に自立した状態から段階的に支援を増やしていくことで順応が容易になり、同居をするタイミングを遅らせることができるかもしれません。たとえば、最初は隣人の手助けや給食宅配サービスを利用することで自立した生活を送れるかもしれません。その後は家族やシルバーシッターが1日数時間ケアをする必要があるかもしれません。中には、服薬の管理や食事の用意以外の身の回りのことは自分でできる人もいます。

## 一人暮らしの人に認知症の疑いがある場合

　認知症の方の認知機能は急変する可能性があります。これは軽度のストレスや軽い風邪など、些細な要因で起こり得ることがあります。ときには何かが起こるまで、体が徐々に衰えていることに気づかないこともあります。このことから、一人暮らしの認知症の方が手遅れになるまで行動を起こさない家族が多いのです。

　認知症の方が何か失敗したとき、本人は「隠そう」とすることがあります。また、自分に問題があることに気づかない場合もあれば、問題を家族のせいにしたり、引きこもったりする場合もあります。ケアをしている一番身近な家族が問題を見て見ぬふりを

しているケースもあります。このようなことから、実情を把握するのが難しいのです。一人暮らしをしている方が支援を必要としているかどうかを判断する際に、次の項目を参考にしてみるとよいでしょう。

### 性格や習慣の変化

いつもと違って引っ込み思案、無気力、消極的、悲観的、疑い深い、または犯罪を異常に恐れるなどの傾向がありませんか？

問題が明確にあるのに問題ないと言い張ったり、問題があったことを認めなかったりしていませんか？

自分の身の回りの世話や身だしなみを自分で管理できていますか？　汚れた服を着ていたり、入浴や歯磨きを忘れたり（拒否したり）、その他セルフネグレクト（自己放任）をしていませんか？

孤立していませんか？　外出すると言っているのにしないことはありませんか？

### 電話

会話の中で説明などが曖昧になっていませんか？（物事を詳細に話すには、より多くの記憶力を必要とします）

会話が漫然としていたり、言おうとしたことを忘れてしまったりしていませんか？　同じ話を繰り返していませんか？

電話で話すとき、以前よりも短気になっていませんか？　イライラすることに耐えられなくなっていませんか？

電話の回数が以前よりも少なくなったり、多過ぎたり、深夜に電話がかかってきたりしていませんか？

通話のたびに、同じ話を新しいことのように繰り返していませんか？

## メールや筆記

メールやSNS、手紙やはがきを送らなくなったり、文章がいつになく漫然としたものになったりしていませんか？　筆跡が変わっていませんか？　文章が理解しづらくなっていませんか？

## 食事と服薬

食事をきちんと食べて、用法・用量を守って薬を飲んでいますか？　認知症の方は用意されていても食べていなかったり、お菓子しか食べていなかったりすることがあります。薬を飲み過ぎたり、飲み忘れたりすることもあるかもしれません。これにより思考障害が悪化したり、体調を崩したりすることがあります。これらの面以外で問題がない方は、食事や服薬ケアのために毎日訪問してくれる方がいれば、一人暮らしを続けられるでしょう。しかし、過去の事例を見返すと、食事を正しくとれない方は安全に一人暮らしをすることができないほどの認知機能障害を抱えていることが多いのです。

コンロの消し忘れがあったり、食材を焦がしたりしてませんか？（きちんと管理できているように見える方でも、コンロの火を消し忘れることはあります）

料理をしなくなっていませんか？　鍋底が焦げていませんか？ろうそくやマッチを使っていませんか？　問題がまったくないように見える方だと、危険なことはしないだろうと安心してしまうかもしれません。しかし、火は身近にある最も危険なものです。火傷で命を落とすケースも珍しくありません。コンロの消し忘れが疑われる場合は、必ず対処するようにしてください。

### その他の問題点

一度でも徘徊したことがありますか？（徘徊すると迷子になったり、窃盗や暴行などの犯罪に巻き込まれたりする可能性があり、危険です）

夜間に徘徊していませんか？

行動や安全面に対する懸念について、友人や隣人から連絡を受けていませんか？

約束を守らなかったり、家族の行事に来なかったりしていませんか？

交通事故などの災難について、支離滅裂な報告を受けていませんか？

早期退職をしたり、突然退職したりしていませんか？

家の中を整理整頓し、適度に清潔に保ち、危険なものが周りにないようにしていますか？（キッチンや洗面所で水をこぼし片づけを忘れてしまうと、転倒の危険性があります。食器の洗い忘れやトイレの流し忘れなど、不衛生な状態になってしまうこともあります。家の中がひどく散らかっていると、つまずいて転んでしまうこともあります。認知症の方は新聞紙や雑巾を捨てずにため込み、火災の原因になることもあります）

家の中に尿の臭いが充満していませんか？（これらは自分で生活を管理することができなくなっているか、ほかの疾患を患っているシグナルです）

適切な室温を保っていますか？（家の中が寒過ぎたり、寒さに適した服装を着ていなかったりするかもしれません。このような状況では低体温症になる可能性があります。また、暑い日に服を着過ぎたり、家の中を換気しなかったりすると、熱中症になってしまうケースもあります）

「被害妄想」や、非現実的な疑念に基づいて行動していませんか？（近隣とのトラブルに発展する可能性があります。根拠のない恐怖心から警察に通報し、隣人を怒らせてしまうこともあります。逆に、悪意を持った人の標的になることもあるかもしれません。このような問題は、どのような場所でも起こり得ることです）

判断力はありますか？

性格に難がある「怪しい友人」が増えていませんか？　怪しげな団体に寄付していませんか？　たとえその活動に興味がなくても、寄付案内を郵送してきたすべての慈善団体に送金していませんか？　すでに寄付したことを忘れて、同じ慈善団体に何度も送金していませんか？（認知症の方の中には、判断力が低下し、怪しい人を家に招き入れた結果、盗難被害に遭う方や、理由もなくお金を配るなどの不適切な行動をしてしまう方もいます）

公共料金の支払いが正しくされていますか？（多くの場合、家族が最初に何かおかしいと感じるのは、公共料金の支払いが滞っていたり、検針員を家に入れなかったりして、ガスや水道が止められたときです。預金通帳の調整を止めたり、支出の習慣が変わっていたりすることもあります）

今まで忘れたことがないのに、確定申告を怠っていませんか？

紹介した問題が当てはまる場合は何かがおかしいことを示していますが、必ずしも認知症を引き起こす疾患にかかっているとは限りません。問題があるかもしれないと気づいたら、精密検査を受けることが不可欠です。これらの変化は、ほかの治療可能な疾患である可能性もあります。

## 家族ができること

　まずは米国アルツハイマー病協会の地方支部に連絡してください（日本で受けられる主な認知症支援に関しての情報は付録を参照してください）。ほとんどの支部はケアをする家族が遠方に住む場合であっても支援を行っており、貴重な情報を提供してくれるでしょう。また、認知症の方の隣人や家族のほかのメンバーに話を聞いて、できるだけ多くの情報を得るようにしてください。認知症の方が都市部に住んでいる場合は、親しい友人、アパートの隣人、管理人などから情報を集めてください。地方に住んでいる場合は、郵便配達員、銀行の支店長、聖職者、隣人に話を聞いてみましょう。日常的に関わり合いがある人は問題に気づいているかもしれません。話を聞く際、何かがあったときにすぐに連絡をもらえるよう、家族の電話番号を伝えておきましょう。

　現状を把握するため認知症の方を直接訪ねて、認知機能検査の手配をしてください。米国アルツハイマー病協会や地域の高齢者事務局、福祉関係機関に問い合わせてください。福祉事業に関する情報を得ることができます。

　生活を管理してくれる人がいる場合は、一人暮らしを続けられることもあります。どの程度一人で生活できるかを主治医と相談して決めるのもよいでしょう。診察の送迎や預金管理、見守りサービスなど、家族に代わって高齢者の自立支援を行う有料のケアマネジャー事業を展開している都市もあります。このようなサービスを利用する前に、サービス提供者の資格などを確認する必要があります。実際にサービスを利用したことがある方を紹介してもらい、スタッフの誠実さや信頼性、いつからサービス提供者を知っているか、どのようなサービスを提供していたのかを問

い合わせてください。さらに、サービスが州機関によって管理されているかどうか調べ、サービス提供者に対する苦情が寄せられていないか確認してください。

## 引っ越し

認知症により自立した生活が困難になった場合、生活環境を変え、支援をしてもらう必要があります。支援方法としては訪問介護サービスや家族との同居、またはナーシングホームなどの介護施設への入居などがあります（施設については、第16章参照）。

（施設については、第16章参照）

> ソーヤーは現状について次のように語った。「母はもう一人では生活できません。ハウスキーパーを雇ったのですが、母は彼女を勝手にクビにしました。派遣業者に連絡してみると、もうサービスを提供できないと言われました。そこで、母に私たちとの同居を勧めたのですが、母は断固拒否したのです。彼女は自分には何の問題もないと言い、私が母のお金を盗もうとしていると疑うのです。食事をしていないことも認めようとしません。服も着替えたと言いますが、着替えていないのは明らかです。どうしたらよいのかわかりません」

認知症の方が生活環境の移行を拒否している場合、家族は本人の思考や感情を理解する努力をしてみましょう。そうすることで、環境の変化を受け入れやすくなることもあります。一人暮らしから他者との共同生活への移行は、自立性を手放すだけではなく、自分に問題があると認めることを意味します。また、望まぬ引っ越しは、慣れ親しんだ場所や所有物など多くのものを失うことを

意味します。認知症の方にとってその場所やものは、過去を象徴するものであり、記憶が失われたときに思い出させる役割を果たすものです。

　認知症の方は慣れ親しんだ環境のわずかな記憶を頼りに、自立した生活を送っています。そのため慣れ親しんだ環境に依存していることが多く、新しい環境に慣れることは困難で、ときには不可能なこともあります。また、話し合った計画を忘れてしまったり、理解できなかったりすることがあります。

　馴染み深い娘家族の家で同居することになった認知症の母親がいた。彼女はさまざまなものが失われていくという感覚しか理解できなかった。自分が抱えていた問題を覚えていなかったので、引っ越しをする必要性を理解することができなかったのだ。

　生活環境を変える計画を立てるときは、いくつか検討すべき点があります。

1. 環境の変化が家族の生活にどのような影響をもたらすのか、慎重に検討しましょう

　認知症の方の生活環境を変える前に、家族の経済状況を検討し、心の拠り所などの精神的サポートを準備しましょう。家族と同居した場合、年金や生活保護給付などの認知症の方の収入にどのような影響があるか確認しましょう。自治体によっては、同居した場合の部屋代や食事代を認知症の方の収入とみなし、生活保護給付を減額する場合があります。また、確定申告で被扶養者として申請できるかどうかなども確認する必要があるでしょう。

家族のほかのメンバーは認知症の方が同居することについてどのように感じていますか？　家庭内に子供がいる場合、子供の行動により認知症の方が動揺する可能性はありますか？　または認知症の方の「おかしな」行動が子供を動揺させる可能性はありますか？　配偶者は同居についてどのように感じていますか？　ケアをする方自身の結婚生活は順調ですか？

　認知症の方との同居はどのような環境下でも負担やストレスがかかるため、紹介したような質問を考慮することは重要です。認知症の方の配偶者も同居する場合、それによって起こり得る事態も考慮しなければなりません。同居によって影響を受けるすべての人が話し合いに参加し、懸念することを討議する機会が必要です。

　認知症ケアを引き受けることは、次のようなことにも変化をもたらします。

・余暇（認知症の方を見守る人がいないので外出や旅行できない）
・平穏な時間（認知症の方がせわしなく動き回るので落ち着いて新聞を読んだり会話したりできない）
・経済状況（医療費、自宅のリフォーム費用）
・休息（認知症の方が夜中に目が覚め、家の中を徘徊する）
・来客（認知症の方の行動により来訪者が減る）

　これらは人生を有意義なものにし、ストレスの軽減に重要なことですが、認知症の方と同居することでさまざまなことが変わってくるでしょう。認知症ケアから一時離れて、家族がリラックスして過ごせるような計画を立てることが大切です。同時に子供に関する悩み事、仕事による疲労、車の故障といった通常の生活に

おける問題がなくなるわけではないことも忘れないでください。

　責任感から同居を選択する家族が多いですが、認知症の方と現実的に暮らせるのか考えることも重要です。たとえば、もとから母親と反りが合わず、認知症により母親の言動が悪化している場合、同居しても誰も得をしない悲惨な結果を生み出すこともあります。認知症の方との関係が長年うまくいっていない場合、その事実が状況を悪化させる可能性もあります。

２．認知症の方が生活環境の変化を拒否していても、話し合い
　　にはできるだけ参加させてください

　認知症の方にも人権はあり、自身に関する計画や決断には重い認知機能障害がない限り参加することが重要です。何も言わず生活環境を変更してしまうと、さらに怒りや疑念を募らせ、新しい環境への順応が非常に困難なものになるかもしれません。認知症の方が計画にどのくらい関わるかどうかは、認知症の程度や環境変化に対する考え方によって変わってくるでしょう。このとき、最終的な決断を下すことと計画に参加することには大きな違いがあることを念頭に置きましょう。たとえ最終的な判断は家族が下すとしても、認知症の方が計画に参加することを促すことはできます。それを踏まえ、ソーヤーのケースの続きを見てみましょう。

「いくら話し合いをしても、母は絶対に引っ越さないと言っていました。そこで、まずは家族で引っ越しの準備を進めておき、母には『もの忘れが激しくなってきたから、引っ越す必要がある』と優しく伝えました。

　一度に多くのことを決断する状況は母を動揺させてしまうので、少しずつ聞いていくことにしました。『お母さん、

写真を全部持っていきたい？』『お母さん、新しい寝室には今のベッドとすてきなベッドカバーを持っていこう』など徐々に聞いていきました。

　もちろん、コンロや洗濯機、屋根裏のガラクタ処分など、母抜きで決めたこともたくさんあります。その間、母は引っ越さないと言い続け、私が母のものを盗んでいると疑い続けていました。それでもやっと現実を受け入れたのか、引っ越しの準備を『手伝ってくれている』と感じることもありました。ときどき、母は私物を手に取って、『キャロルにこの花瓶をあげたいの』などと言いました。母の希望にできるだけ添うようにすることで、引っ越し後に『あの花瓶は盗まれたのではなく、キャロルにあげたんだよ』と正直に伝えることができました」

　周りの状況が理解できないほどの認知機能障害がある場合、無理に話し合いに参加させることは全員にとってストレスとなります。その場合は認知症の方の意思に関わらず、生活環境を変更することがよいかもしれません。

## 3．順応期間を設けましょう

　認知症の方の多くは変化を嫌います。どんなに相手を思って綿密な計画を立案しても、引っ越しが大きな変化であることは変わらず、しばらくは混乱するかもしれません。喪失感を乗り越えるために時間がかかることは、容易に理解できます。また、認知症の方は新しい生活環境に慣れるまでに、より時間を要します。もちろん、認知症が重症化する前に新しい環境に移ったほうが、よりよく順応できることが多くあります。また、新しいことを学ぶ

能力や順応力も、認知症の初期段階のほうが高くなります。認知症の方が「反対する能力すらない」状態まで悪化してしまうと、新しい生活環境にいることを認識したり、慣れたりすることができなくなってしまうかもしれません。

　認知症の方も順応期間を経ると、ほとんどの人が新しい環境に馴染んでいくので安心してください。各部屋のドアに何の部屋かわかるようにドアサインなどを付けて、慣れない家の中での生活を楽にすることもできます。認知症の方が夜中に起きてしまう場合は、医師に睡眠薬を短期間処方してもらうこともできます。しかし、ふらつきやもの忘れの悪化、日中の眠気など望ましくない副作用を引き起こす可能性もあります。家の中でのほかの活動や新しい変化は、同居するすべての人が新しい生活環境に慣れてから徐々に始めるようにしましょう。

　ときには、認知症の方が新しい環境にまったく慣れないこともあります。しかし、家族はできる限りのことをして、認知症の方の幸せのために行動した結果なので、自分を責めないでください。環境に順応できないことは認知症のせいだと受け入れるしかないときもあるのです。

第

**5**

章

# 日常のケアで
# 直面する問題

# 注意すべき危険な状況・場所

　認知症の方は、自身の安全を守れなくなることがあります。自分の行動に伴う結果を判断することができず、そしてすぐに忘れてしまうため、重大な事故が起こりやすくなるのです。自身が行動を管理できないことに気づかずに、慣れ親しんだ作業をしようとするかもしれません。たとえば、電子レンジの使い方や肉の切り方などの単純な作業でも、適切な作業方法を忘れているかもしれません。また、新たなことを記憶する能力が失われている場合は、ちょっとしたルーチンの変更でさえ危険な状況を招くこともあります。日常生活に支障がないように見えると、事故を避けるために必要な判断力を失っていることに家族は気がつかないかもしれません。たとえ症状が軽い場合でも、認知症の方の安全を確保する責任は家族が担う必要があるのです。

　事故は不機嫌なときや疲れているとき、急いでいるとき、口論しているとき、家族の誰かが体調不良のときなどに起こりやすいものです。このような状況下では、ケアをする家族の注意力が低下します。事故を未然に防げず、たとえ些細な出来事でも認知症の方が誤解したり破局反応を示しやすくなります。

　認知症ケアが負担と感じている方は、心に余裕がないのかもしれません。そのような場合でも、認知症の方に混乱や緊張が生じた際は、それを軽減するためにできる限りのことをしてみてください。約束の時間に遅刻しそうなときや急いで作業を終わらせる必要があるときでも、認知症の方が不機嫌になり始めたら、いったんすべての作業を中断しましょう。作業を終えることや約束に間に合うことよりも、ひと息ついて、認知症の方を落ち着かせて

あげることが大切です。

　ベッドの端で、すねを打ったり、コップを落として割ったりなど、些細な出来事は事故の前兆であること、そして認知症の方を動揺させていることを意識しましょう。重大な事故が起こる前にケアを見直すことが大切です。緊張感の高まりと事故の発生率の因果関係を家族のほかのメンバーにも注意喚起し、認知症の方の緊張感が高いときには周囲の人が目を離さないようにしてください。

　認知症の方の能力の限界を把握しておきましょう。一人で夕食を温めたり、入浴したりできるという言葉を鵜呑みにしないでください。作業療法士は認知症の方の運動能力を評価し、何が安全に行える作業かを判断することができます。作業療法士のような専門家の支援を受けることができない場合は、認知症の方がさまざまな作業をしている様子を家族が観察するようにしてください。

　事故が起こった場合に備えて、緊急時の計画を立てておきましょう。認知症の方や家族が怪我をした際の緊急連絡先や、火災時の避難計画（認知症の方との避難方法）などを決めておくことが重要です。認知症の方は状況を誤解し、助けようとすると抵抗する可能性があることも考慮する必要があります。

　認知症の方の生活環境を安全に整えることは、事故を防ぐための最も重要な方法のひとつです。病院などの医療機関には安全管理の専門家が常駐しており、定期的に施設の危険性を点検しています。点検は自宅でできるものもあるので、定期的に行いましょう。たとえば、家の中や庭、近所、車の中などを確認し、事故につながりそうなものがないかを調べましょう。散らかった環境は認知症の方を混乱させます。もう安全に操作できないコンロなどを使ったり、低い家具や絨毯につまずいたりする可能性を検討し

てください。また、周りが気づかないうちに認知症の症状が悪化し事故の危険性が高まっていることもあります。現在の進行具合を考慮するだけでなく、さらなる衰えに備えて計画を立てておきましょう。症状の進行に合わせて定期的に環境点検を行うことも大事です。米国アルツハイマー病協会が提供する情報や資料を参考にするとよいでしょう（日本で受けられる主な認知症支援に関しての情報は付録を参照してください）。

　特に注意すべき点はすぐに変更し、徐々に変更したいことや他者の手助けが必要なことはリスト化しておきましょう。また、家族自身のことも考慮してください。ケアにおける無駄なステップを省き、家庭内での事故を防ぐためにできることを考えましょう。生活の変化は認知症の方が以前と変わってしまった現実を直視する必要があり、家族の生活が一変することもあるのです。認知症の方だけではなく家族にとっても困難であるケースも少なくありません。

## 家の中で

　薬、包丁、マッチ、電動工具、ヘアードライヤーなど、誤った使い方をすると火事や怪我につながる恐れのある危険物は、認知症の方が簡単に触れられない場所に片づけましょう。殺虫剤、ガソリン、塗料、溶剤、掃除用具、洗濯洗剤などは、軽度の認知症の方でも不適切に使用する可能性があるため、鍵の付いた場所に保管するか、使わないものは処分してしまいましょう。よく使用するものは、収納場所の引き出しや戸棚に後付けできるキャビネットロックなどを付けましょう。さまざまな形状があり、設置も簡単です。鍵やキャビネットロック付きの収納を複数用意するとよいでしょう。

環境、作業、ケアなど、すべてをできるだけ簡素化しましょう。たとえば、部屋が散らかっていたり、ものが多かったりすると、脳はより多くのことを処理しなければならず、事故につながる可能性が高まります。特に、階段やキッチン、浴室などには、必要最低限のものだけ置きましょう。動線を考慮し、歩きやすいようにものを取り除き、つまずく可能性のある低い家具や、絨毯、延長コードなどは片づけてください。家の中を整理することで、認知症の方が置き忘れたり隠したりしたものも見つけやすくなります。また、感知器の電池を確認し、正常に作動しているか点検しましょう。

高齢になると目はより多くの光を必要とするようになりますが、習慣で家の中を薄暗くしている方は少なくありません。室内の明かりを増やしたり、常夜灯を設置したりすることで事故が減り、少しでも快適に生活できるようになります。日中はカーテンを開けたり、電球を高ワット数のものにしたりすることで、明るさを増やすことができます。薄暗い部屋の電気は、日中でもつけておきましょう。経済的な省エネ電球もあるので、それらの利用も検討してみてください。明かりを増やすことで、認知症の方の混乱や、ものにつまずく可能性を抑えることができるでしょう。

洗面所や浴室は転倒、誤飲による中毒症状、切り傷、火傷などさまざまなリスクがあります。シャンプーなどの誤飲する可能性のあるものは、キャビネットロック付きの収納場所に入れておきましょう。ガラス製のうがい用コップなどは、プラスチック製のものに交換してください。熱湯による火傷を防ぐため、給湯器の温度を下げてください。ストーブなどの高温になる暖房器具は触れさせないようにしましょう。

認知症の方は家族が寝ているときに料理をしようとしたり、「食べ物を少し温め直そう」と思ったりすることがあります。その際、空のフライパンを火にかけて放置したり、コンロのバーナーあたりにものを置いたりするなど、火事につながるリスクが高い行動をしてしまうことも少なくありません。これらのリスクを減らすために、いくつかの対策を講じることができます。コンロを使用していないときは、コンロのつまみを外しておきましょう。また、コンロや電子レンジなどの電化製品には、一定時間が経ったあとに電源が切れるように設定できるタイマーや、使用していないときには機能を停止させるスイッチなどを取り付けることもできます。このようなスイッチを取り付ける場合は、認知症の方が見つけられないような戸棚の中に設置しておくのが賢明です。

　薬は認知症の方の目に付かず、簡単に手の届かない場所に保管する習慣をつけましょう。薬が目につくと、すでに飲んだにも関わらずまた飲み、過剰摂取で重症化する可能性があります。

　認知症の方が通る場所をよく観察してください。開けてほしくない扉はしっかりと施錠しましょう（扉の施錠方法については、第7章「徘徊」内の「徘徊行動への対応」参照）。部屋や戸棚の扉にわかりやすいラベルを貼ると、行き先や探し物を見つけやすくなります。絨毯などには滑り止めを付けましょう。廊下の家具は撤去してください。つまずきそうなものがないか確認しましょう。

　認知症の方が閉じ込められることがないよう、部屋を確認しましょう。そのような部屋がある場合、ドアノブを外して中に細工をし、ドアが閉まらないようにしてください。

　階段は歩行が不安定になるだけではなく、段差への注意力が低下します。特に夜間には混乱し、転落しやすくなります。手すり

が頑丈であるかを確認してください。乾式壁や石膏ではなく、壁内部の間柱に固定されている必要があります。手すりがしっかりと固定されていないと、人の体重を支えることができません。可能であれば、認知症の初期段階で寝室を1階に移動し、階段の上り下りをしないようにするとよいでしょう。階段の上と下の両方に柵を設置するなど、階段を使えないように遮断しましょう。認知症の方が柵を乗り越えないように注意してください。

認知症の方の多くは、症状が進行すると危険な場所に立ち入ったり、徘徊したりしてしまいます。事故が起こる前に生活環境を安全に整えましょう（徘徊については、第7章「徘徊」参照）。

認知症の方は窓から身を乗り出し過ぎたり、ベランダの手すりを乗り越えたりして、転落することがあります。特に破局反応を起こしてパニック状態になると、混乱してそのような行動をする可能性が高いのです。高層ビルでは特に危険ですので注意しましょう。あらかじめ窓に認知症の方が簡単に開けられないような鍵を設置しておくと、破局反応が起きた際にも落ち着いて対処することができます。

身の回りの安全性を高めると同時に、認知症の方が快適に過ごせる環境づくりも工夫してみましょう。周辺のものにわかりやすくラベルを貼ると、自立性を保つ手助けになります。家の中の椅子は、安定していて立ち上がりやすいものを使うとよいでしょう（第3章「体をうまくコントロールできない」参照）。キッチンなどの家族がよくいる場所に座り心地のよい椅子を置くことで、家族の方が作業中でも認知症の方はそばで姿を見ることができ安心するでしょう。窓際には椅子を置いて、外を眺められるようにしましょう。庭には快適で安全に座れる場所を設けてもよいでしょう。

寝室は整理整頓しつつ、くつろげる空間にしましょう。認知症の方が好きに開け閉めできる引き出しなどをいくつか残しておくとよいでしょう。ベッドに取り付ける転落防止用の柵は医療用品店やドラッグストアなどで購入できます（日本の場合、まずは担当ケアマネジャーにご相談ください）。しかし、認知症の方は柵を乗り越えようとする場合が多く、転落の危険性があります。低いベッドに変え、転落しても怪我をしにくいようにするとよいかもしれません。

　ドアマンや警備員、管理人がいるアパートやマンションに住んでいる場合は、現状を伝えておきましょう。認知症の方が勝手に外に出て徘徊しそうな場面に遭遇したとき、家族に連絡をしてくれるかもしれません。

## 屋外

　大人でも子供でも、ストームドア※のガラスパネルにぶつかったり、手をついたりしてガラスを割ってしまうことがあります。ストームドアに保護用の格子を付けることを検討してください。ガラス戸には、ステッカーを貼って目立つようにしましょう。

　壁や手すりのないポーチやデッキは、転倒の危険性があります。段差には屋外用の滑り止めテープを貼り、さらに手すりを設置するとよいでしょう。手すりがすでにある場合には、頑丈であることを確認してください。

　車庫、作業場、屋外の物置などは、認知症の方が立ち入りできないようにしてください。これらの場所は危険です。軽度の認知症の方が作業場で、コンセントを差したままトースターの修理をしていたというケースもあります。認知症の方は深刻な事故につながりかねない危険な間違いをよく起こしてしまうのです。

家の周りに段差や地面のひび割れ、穴、落ちた枝、とげのある茂み、モグラが盛り上げた土などはありませんか？　つまずく可能性がないかを確認し、処理してください。

　バーベキューをしたあとは、炭が熱いうちは絶対にその場を離れないでください。ガス式グリルの場合は、認知症の方が操作できないようにしてください。庭具の安定性や安全性を点検し、突き出た破片、欠けて尖った塗装などがないかを確認しましょう。物干しがある場合は、ぶつからないようにその都度取り外しましょう。園芸用具入れには鍵をかけてください。毒性のある花は、柵で囲うか処分しましょう。

　芝刈り機は認知症の方が使用できないように保管しましょう。芝刈り機の電源を切り忘れて、刃が動いている状態で詰まったものを取り除こうとするかもしれません。また、安全に運転できなくなり免許を返納した方が、乗用芝刈り機で車道に出てしまうこともあります。斜面では芝刈り機がひっくり返る恐れがあるので、特に危険です。

　徘徊する方が敷地内から出ないよう、庭に柵を設置することが効果的な場合もありますが、登ってしまう可能性もあります。乗り越えて外に出ようとして転ぶケースも少なくありません。柵を取り付けるのであれば、低いものより高いもののほうが安全です。とはいえ、高い柵も完全に安全とは言えないので、徘徊癖のある方を見守る必要があります。

　自宅や周辺のプールや池は、認知症の方が入れないように、柵や鍵があることを確認しましょう。近所の人に認知症の状態を丁寧に説明し、プールの周りで安全に行動できない旨を伝えなければならないかもしれません。もともと泳ぎが得意な場合でも、水中での対処能力や判断力を失っていることがあります。

氷や雪は、認知症の方や家族にとって非常に危険です。認知症の方は周りが注意を促しても足元に気を配ることができず、さらにはぎこちない歩き方のため氷雪の上を歩くことが難しいかもしれません。また、介助している方がバランスを崩したり、認知症の方に気をとられたりしていると、双方とも転倒してしまうことがあります。認知症の方が「転んだら怪我をする」と理解できていない場合、咄嗟に体を守る行動ができずに一方または双方が大怪我をする可能性があります。介助している方が怪我をしてしまうと、日常的な認知症ケアをすることは難しくなるでしょう。外が氷点下の場合、緊急時以外は認知症の方と外出をしないようにしましょう。どうしても外出しないといけない場合は必ず認知症の方をサポートしてください。また、雪かきや凍結防止剤で階段や歩道の雪を処理しましょう。スーパーなどで売られている猫砂は凍結防止剤として使え、芝生を傷めません。

※訳註　米国住宅の玄関ドアの外側に付ける雨戸。

## 車内

　認知症の方を一人で車内に残さないでください（運転に関する注意点については、第4章参照）。車外に出て徘徊したり、エンジンをかけようとしたり、サイドブレーキを解除したり、ライトをつけっぱなしにしてバッテリーを上がらせたりしてしまう可能性があります。知らない人から嫌がらせを受けることもあるかもしれません。また、挟み込み防止機能がないパワーウィンドウの場合、子供同様、認知症の方も頭や腕を挟んでしまうケースがあります。パワーウィンドウにはロックをかけ、運転手だけが操作できるようにしましょう。

　認知症の方は時折、走行中に車のドアを開けて外に出ようとす

ることがあります。必ずロックをかけましょう。ほとんどの車に
搭載されているチャイルドロックを使えば、運転手がロックを解
除するまで後部座席から降りることはできません。それでも認知
症の方が走行中の車から降りようとする可能性がある場合は、落
ち着かせるために介助する方も後部座席に同乗し、第三者に運転
してもらう必要があるでしょう。

　車用の回転クッションは、シートが高くなり回転することで、
方向転換や立ち上がりを援助します。ほかにも、ドアストライ
カーに装着できるアシストグリップなどは、車の乗り降りを援助
してくれます。さまざまな便利な商品があるので、インターネッ
トで検索してみてください。

## 高速道路と駐車場

　認知症の方が高速道路に侵入した可能性がある場合は、すぐに
警察に通報しましょう。警察に迷惑をかけることを気にしてはい
けません。騒ぎになることで、気が引けてしまう方もいるかもし
れません。しかし、通報しないで大惨事が起こるよりもずっとよ
いでしょう。

　車を運転する人の中には、駐車場にいる歩行者は車が通ればど
いてくれると思っているかもしれません。しかし、認知症の方は
車がくることを予期できなかったり、ゆっくり動いたりするので、
車を避けられないことがあるでしょう。死角の多い車庫への入り
口には特に注意が必要です。車の通り道に認知症の方が直接入っ
てしまうことがあります。

## 喫煙

　認知症になった喫煙者が、火のついたタバコを置いたまま忘れ

てしまうケースがあります。喫煙に危険が伴う場合、家族が介入しなければなりません。禁煙を勧めたり、主治医に相談して禁煙補助薬の処方について相談してください。認知症の方が禁煙に成功しているケースは多くあります。禁煙最初の数日や数週間は、必死に抵抗され大変な思いをするかもしれませんが、徐々に抵抗も減るでしょう。中には喫煙していたこと自体を忘れてしまい、タバコを取り上げても文句を言わないこともあります。また、家族が見守っている状態でのみ喫煙を許可している家庭もあります。喫煙具やマッチは勝手に持ち出せない場所に収納しておきましょう。ライターやマッチがなくてもコンロを使い、そのまま点火した状態にすることもあります。そのような懸念がある場合は、前述のコンロの使用制限方法を参照してください。

### 狩猟[※]

銃器の使用には知的技能を必要としますが、多くの場合、認知症の初期段階でそれらの技能は失われてしまいます。銃器は鍵のかかった場所に安全に保管しなければなりません。必要であれば主治医などに依頼し、狩猟仲間に認知症の方を連れて行くことは危険過ぎると説明してもらいましょう。銃器の処分方法がわからない場合は、地元の警察や保安官に依頼してください。

※訳註　日本では、米国と銃の取り扱いが大きく異なる。

# 栄養と食事

栄養バランスのとれた食生活は、認知症の方にも家族にとっても大切なことです。人は食事をしっかりととらないと、ピリピリ

したり、イライラしたりしてしまいます。適切な栄養管理と認知症の進行具合の因果関係は明らかではありませんが、もの忘れが激しくなった認知症の方は、適切な食事をとらず栄養失調に陥ることが多くあります。また、栄養が不足していると歯や健康に多くの問題が生じ、それが行動症状に拍車をかけます。

家族全員にとっての健康的な食生活について、医師に相談してみましょう。心臓によい食事は脳にもよいという研究結果が出ています。認知症の方にとってどのような食生活がよいか、医師に聞いてみるといいでしょう。認知症の方が脳血管障害のリスクを抱えている場合、医師はサプリメントや薬を処方することがあります。すでに糖尿病や心臓病などのほかの疾患を考慮した食事を指導されている場合は、薬とのバランスを考え、どのような食事がよいかを聞いておくことが重要です。米国アルツハイマー病協会からも、最新の研究結果などの情報を得ることができます。

医師に栄養士を紹介してもらいましょう。家族の栄養を考慮し、認知症の方が問題なく食べてくれて、簡単に作れる献立を考えてもらいましょう。認知症の方がじっと座っていられず歩き回ってしまう場合は、サンドイッチなど歩きながら食べられるものを用意してみましょう。小さく切り分けて、ひと切れずつ渡しましょう。

## 食事の準備

ケアをする方が忙しい日々の中で時間に追われていると、朝食にコーヒーとトーストだけ用意するなど簡易的に済ませることがあるかと思います。あるいは、今まで家事を担っていた方が病気になったとき、料理をしたことがない方はどうすればよいのでしょうか。栄養価の高い食事を素早く効率的に用意する方法がわ

からず、かといって今さら料理を習いたくないと思うかもしれません。世の中には自炊の代わりになる選択肢が多くあります。最小限の努力で質の高い食事をする方法をいくつか計画するとよいでしょう。

利用可能な食事支援サービスの情報は、ソーシャルワーカーや地域の高齢者事務局（日本では地域包括支援センター）で得ることができます。米国のほとんどの地域では、60歳以上の方を対象としたイーティング・トゥゲザー・プログラムや、ミールズ・オン・ウィールズ・プログラムが展開されています。どちらも1日1回、栄養のある温かい食事を利用者に提供しています。イーティング・トゥゲザーは、米国高齢者法に基づく資金援助により運営され、高齢者センターなどの公民館で提供されています。利用者はほかの高齢者と一緒に昼食をとることができ、レクリエーション活動がプログラムに含まれている地域も多く、利用者の送迎をしてくれる施設もあります。ミールズ・オン・ウィールズは自宅まで食事を配達してくれます。

多くの飲食店では食事をテイクアウト用に用意してくれます。飲食店など公共の場での食事が困難になった場合に活用するとよいでしょう。

簡単な料理工程を説明した料理本はたくさん市販されており、手軽に手に入れることができます。中には料理初心者に向けたものや、大きな文字で書かれているものもあります。料理経験が豊富な知り合いがいれば、簡単に作れるレシピを聞くのもよいでしょう。地域の栄養士や保健師は簡単なレシピを教えてくれるだけではなく、予算、買い物、計画的な献立、栄養に関する有用な情報を持っています。日々の食事に関する手助けをしてくれます。

冷凍食品は栄養バランスがよいものもありますが、値段が高く

なる場合があります。また、ビタミン不足や塩分の摂り過ぎ、さらには便秘解消を助ける食物繊維が不足してしまう商品もあるので、成分表示を確認してみましょう。

## 食事中

　食事をするときは、認知症の方を通常の食事体勢に近い、快適な姿勢で座らせてください。テレビを消したり、食事前にトイレを済ませたりして、食事中に気が散ることがないように注意しましょう。誰かと一緒のほうが落ち着いて食事ができる方もいれば、他人が気になって食事が進まない方もいます。

　食卓は料理が見えやすいように明るくしておきましょう。ランチョンマットや料理と対照的な色の食器を使用してください。たとえば、ランチョンマットが鮮やかな青色の場合、白い皿を使うことで見えやすくなります。認知症の方が混乱しないように、識別しやすい食器を選んでください（ガラスなど見えにくい透明な素材を避ける、模様のない無地の食器を選ぶなど）。複数のカトラリーに困惑していたら、フォークだけ渡すなど、食事に一番必要なものを用意しましょう。認知症の方の部屋より、料理の香りがするダイニングやキッチンで食事をしたほうが、食事を意識してスムーズに食べられる方もいます。食事中はあまり介助をせず、できるだけ認知症の方が自分で食べられるようにしましょう。

　目の前に何種類もの料理が並んでいると、どれを食べればよいか決められない方もいます。そのような場合は、一度に提供する料理の数を制限してください。最初にサラダだけ、次に肉料理だけなど、コースのように出すようにしましょう。選択を迫られる状況になると、逃避行動として食べ物で遊ぶようになってしまうことがあります。

食卓に、塩、胡椒、砂糖などの調味料があると戸惑ってしまう場合は片づけてください。調味料を不適切に混ぜてしまう場合は、事前に味付けをしてあげましょう。認知症の方は手と脳の連動に不具合が生じているため、噛むのを忘れたり肉をうまく切ったりすることができないかもしれません。安全に食べられる大きさに切り、柔らかくしてあげてください。

### 食べ散らかし

　協調運動障害になると食べ散らかしが多くなり、食器を使わずに手づかみで食べ始めることがあります。これは認知症の方が食器を使うことができなくなったことを意味しています。このような場合は無理に食器を使わせるより、家族がその状況に慣れてしまうほうが物事がスムーズに進みやすいです。汚れを落としやすいプラスチック製のテーブルクロスやランチョンマットを使ったり、床を簡単に掃除できる部屋で食事をさせたりしましょう。手づかみで食事をすることを叱ってはいけません。たとえ手づかみであっても、認知症の方が一人で食事をすることができていれば、さらなる食事介助が必要になる時期を遅らせることができます。手で掴みやすい、ひと口サイズの食事を提供するようにしましょう。

　フォークやスプーンがまだ使える方は、側面が高いお皿を使用したほうが食べやすいでしょう。すくいやすい食器や取り付け可能な皿ガードなどの自助具は、医療用品店で購入することができます（日本の場合、まずは担当ケアマネジャーにご相談ください）。お皿は滑らないように、なるべく重いものを使うようにしてください。また、滑り止めシートをお皿の下に敷くと滑りにくくなります。吸盤付きのお皿も販売しています。関節炎や協調運

動障害がある方は、柄が太めのカトラリーが使いやすいでしょう。柄が太めに設計してある自助具を購入したり、家にあるスプーンやフォークの柄にスポンジを巻いて、自作することもできます。読者の皆さんはボールペンのグリップ部分に発砲ゴムを巻いて文字を書いてみてください。どれだけ楽に書けるか体感できるので、ぜひ試してみましょう。

認知症の方の中には、食事中にスモック（汚れないように衣服の上に着るゆったりとした上着）を着ることに同意してくれる方がいます。しかし、困惑したり、気分を害したりする場合もあるでしょう。試してみる場合は、ビブ（よだれかけ）ではなくスモックや介護用のエプロンを使用しましょう。

コップの容量を判断できなくなり、飲み物を注ぎ過ぎてしまう方もいます。そのようなときは、介助が必要になります。介助をする際は、認知症の方がこぼさないように、コップに注ぐ飲み物の量は抑えてください。

### 水分摂取

認知症の方が毎日十分な水分を摂取できるように、家族は注意してください。軽度の認知障害がある方でも飲み忘れることがあり、水分不足はほかの身体的問題の原因になります（第6章「脱水症状」参照）。また、飲み物の温度を必ず確認しましょう。認知症の方は温度に対する感覚が弱くなるため、熱い飲み物で火傷してしまうケースもあります。

水を好まない場合は、ジュースをこまめに飲むように注意を促してください。コーヒー、紅茶、カフェイン入り炭酸飲料水は、原則1日に1杯以上飲ませないようにしましょう。カフェインには利尿作用があり、排尿の量と頻度の増加は体から水分をより多

く奪うことになります。

### ピューレ食（嚥下食）

ピューレ食はミキサーやベビーフードミルを使うことで簡単に作ることができます。普段通り調理した食材をピューレ状にできるので、別途食材を購入したり、分けて調理したりする手間がかからず、時間とお金の節約になります。市販のピューレ食よりも、慣れ親しんだ家庭の味がするほうが認知症の方にとっては魅力的でしょう。

### スプーンフィーディング

スプーンで食べさせてあげる場合は、少量を口まで運び、認知症の方が飲み込むのを待ってから次を食べてもらいましょう。認知症の末期になると、飲み込むという行為を忘れてしまっている可能性があり、思い出させる必要があるかもしれません。

## 食事に関する問題行動

もの忘れが激しくなった認知症の方が一人暮らしをしている場合、目の前に食事を用意していても食べることを忘れてしまうことがあります。また、食べ物を隠したり、捨てたり、腐ったものを食べてしまったりすることもあります。これらの行動は、認知症の方が食事介助を必要としている合図であり、介助に向けて環境を変える準備をしなければなりません。昼時に電話をして昼食をとるように促すことで、食事を忘れてしまう状況を一時的にしのぐことはできるかもしれませんが、長期的な解決策にはなりません。一人暮らしの認知症（軽度を含む）の方は、栄養失調になりやすい傾向にあります。肥満体型に見えても、栄養バランスの

とれた適切な食事ができていないこともあります。不健康な食生活は思考力の低下の原因にもなり得ます。

　食事中に起こる問題の多くは、破局反応を伴います。食事中の混乱をできるだけ少なくするために、食事は可能な限り規則正しく、習慣的に行うようにしてください。落ち着いた環境で食事をすることで、文句を言ったり、食べ散らかしたりする可能性が低くなり、破局反応を防ぐ手助けになります。

　入れ歯を使用している場合は、しっかりと口に合っているかどうかを確認しましょう。ゆるい場合は、調整できるまで使用しないほうが安全です。

　認知症の方は火傷に関する危機管理能力を失っていることがあるため、食べる前に食事の温度を確認しましょう。電子レンジで加熱した食品は、部分的に熱くなり過ぎていることがあります。よくかき混ぜて、温度を確認してください。

　認知症の方は好き嫌いが激しくなり、特定の食べ物を拒否することがあります。そのような場合、慣れ親しんだ家庭料理であれば食べるかもしれません。馴染みのない料理は混乱を招くことがあります。また、もとから好きではなかった料理を急に好きになることはないでしょう。ほとんどの食材を拒否し、食べるよう説得したり、食材を隠して提供したりしても食べない場合は、栄養を補うビタミン剤やサプリについて医師に相談してみましょう。

### 食料品のため込み

　認知症の方の中には食べ物を部屋に隠してしまう方がいます。虫やネズミが寄ってくる原因となるでしょう。「いつでもおやつを食べていいよ」と頻繁に伝えることで、安心してこの行動をやめてくれる場合があります。認知症の方の目の届く場所にクッ

第**5**章

日常のケアで直面する問題

キーなどを置いたり、蓋付きの容器におやつを入れて渡している家庭もあります。この場合、食べないおやつは容器に入れたままにしておくように注意を促す必要があるかもしれません。また、古くて腐った食べ物と新鮮な食べ物を「交換しよう」と提案すると、応じる場合もあります。

　糖尿病のように食事制限が必要な病気を併発している場合があります。制限された食料品は隠し、食べるものを管理する必要があるかもしれません。認知機能の低下により自身の健康に対する意識が疎かになり、欲求に忠実に食べたいものを食べてしまう可能性もあります。適切な食事は健康と深く関係しているので、場合によっては認知症の方が激しく反対しても、家族が責任を持って食生活を管理する必要があります。冷蔵庫に鍵を付けてくれる鍵屋もあるので、必要ならば利用してください。また、戸棚には鍵を付けましょう。


## 口寂しさ

　認知症の方は食事をしたことを忘れてしまい、食後にすぐ何かを食べたがることがあります。常に口寂しさを感じている場合もあります。小さなクラッカーや角切りにしたチーズなど、栄養価の高いおやつを用意してみましょう。ひとつ食べて満足することもあります。食べ過ぎによる体重増加が気になる場合は、ニンジンやセロリにしてみましょう。


## 食べてはいけないものを食べる

　認知症の方は食べられないものや多量摂取すると体によくないものを認識する機能が失われていることがあります。調味料など多量に摂取すると体に悪影響を及ぼすものは、手の届かないとこ

ろに置いておく必要があるでしょう。また、石鹸や土、スポンジなど、食べられないものを食べてしまうこともあります。おそらく知覚と記憶の損傷によるものからきているので、食べられないものは隠しておく必要があります。これらの問題は必ず起こることではありません。不必要な環境の変化は混乱を招くため、問題が発生しない限り、ものを取り除く必要はありません。

### 食事の拒否・飲み込まずに吐き出す

認知症の薬の中には、副作用で口や喉が乾燥するものがあります。口が乾燥した状態だと食べ物がおいしく感じなかったり、飲み込みにくくなったりすることがあるでしょう。薬剤師に副作用を引き起こす薬の種類を聞いておきましょう。食事をする際はジュースや水を用意して、ひと口食べるごとに飲ませてあげましょう。口の乾燥がひどい場合は痛みを伴うこともあり、認知症の方が不機嫌になるかもしれません。頻繁に水分をとらせるようにしましょう。

### 飲み込まない

認知症の方は咀嚼方法や飲み込み方を忘れてしまうことがあります。これは失行（第3章「体をうまくコントロールできない」参照）と称される状態であり、ひき肉などのあまり噛む必要のない柔らかい食事やゼラチン、とろみのある液体で対処することが最善です。錠剤を飲み込めない場合は、錠剤を砕いて食事に混ぜる方法もありますが、砕いてはいけない薬もあるので、まずは薬剤師に確認しましょう。

## 栄養失調

　適切な介護をしていても、認知症の方は栄養失調になりやすい傾向にあります。栄養失調や脱水症状は、さまざまな疾患や傷の回復速度など、体全体の機能や健康状態に影響します。体調悪化を引き起こし、苦痛が増大し、寿命を縮めることになります。肥満体型の方でも、必要なタンパク質、ミネラル、ビタミンが不足しているケースが多く見られます。嚥下障害や脳血管障害を患ったことがある方は、特に栄養失調のリスクが高まります。

　老人ホームなどの入居者でも栄養が不足している方や、十分な水分を摂取していない方が多くいます。施設に入居している場合はスタッフに栄養状態を管理してもらい、問題があれば治療を受けるように伝えましょう。

## 体重の減少

　認知症の方の体重が減少する理由は、基本的には健常者と同じです。ダイエットをしていないのに体重が不自然に減っている場合は衰えによるものと決めつけず、まず主治医に相談することが大切です。体重減少の原因は、治療可能な問題や認知症とは関係のない疾患であることが多くあります。医療施設で原因となる疾患の有無を慎重に調べることが重要です。便秘、軽度な脳血管障害、うつ病などが、体重を減少させることもあります。また、合わない入れ歯や、歯や歯茎の痛みも体重減少の原因になります。認知症末期に体重が減少している場合は疾患の進行過程の一部である可能性がありますが、まずはほかのすべての原因を考慮するようにしましょう。

　適切な食事をとっていても痩せていく場合は、歩き回っていた

り、動揺していたり、活発に動いていたりするため、摂取カロリーよりも消費カロリーが多くなっているのかもしれません。このような体重減少を防ぐには、少量の食事を何回かに分けたり、頻繁におやつを食べたりすることが有効だと考える臨床医もいます。食事と食事の間や就寝前に、栄養価の高いおやつを試してみましょう。

認知症の方の食事に関する問題は、落ち着いた環境や協力的な環境を作ることで解決することがあります。環境を作るためには試行錯誤が必要となります。まずは前提として、おいしい料理や好物を提供するとよいでしょう。認知症の方はゆっくりと食べることが多いので、食べ物をひと口ずつ食べてもらうようにしましょう。急かさずに、食べるよう優しく促しましょう。

食事に関する問題は介護施設でもよく見られます。認知症の方の多くは、少人数のグループか静かな部屋で誰かと二人きりの環境のほうが問題なく食事ができます。利用者が多数いる施設の場合は、広くて賑やかな食堂よりも認知症の方が数人で食事ができるようなスペースを設けてもらいましょう。施設のスタッフが忙し過ぎて食事に関する問題に多くの時間を割けないときは、訪問に来た家族が介助することで問題なく食事を終えられることもあります。施設の食事を拒否する方でも、家族の持ってきた手づくり料理は食べることが多くあります。食事中に背中を優しく撫でたり、食事の1時間前に向精神薬を少量投与したりすると、よりよく食べるというケースもあります。

栄養が足りていないと感じる場合は、高カロリーの液体栄養補助食品を飲ませてもよいでしょう。米国ではエンシュアやサスタカルなどのブランドがあり、ほとんどの薬局やディスカウントストアでケース単位の購入が可能です。栄養補助食品には、健康に

必要なビタミン、ミネラル、カロリーやタンパク質が含まれています。さまざまな味があるので、いくつか試して好みの味や製品を探しましょう。食事の際に一緒に提供するか、間食として提供してください。栄養補助食品を利用する際には、事前に医師に相談してください。

## 窒息

　認知症の方は飲み込む動作が正常にできず、食べ物を喉に詰まらせてしまうことがあります。これは疾患の影響で脳からの信号が正しく体に伝わらないためです。また、顔面神経麻痺や脳梗塞などの疾患も咀嚼・嚥下障害を引き起こすことがあります。このような状態の方を介助する場合、窒息事故を防ぐことが重要です。小さな固い飴やナッツ、ベビーキャロット、チューインガム、ポップコーンなど、よく噛む必要がある食べ物は避けましょう。柔らかくてとろみのある食材は喉に詰まりにくいです。ほかにも、ひき肉や半熟卵、フローズンヨーグルトなども取り扱いやすくお手軽でよいでしょう。ブレンダーで食材を細かくしてしまうのも手です。また、栄養だけではなく味付けも考慮することで、食べることを拒否される可能性が低くなります。マッシュポテトをスープで溶くなど、食材を液体で溶かすことで飲み込みやすくなる場合もあります。逆に、牛乳をかけたシリアルのように、固形物と液体が混ざっている食品は窒息の原因になることがあります。食感の違いにより、噛んでいいのか飲み込んでいいのか、混乱してしまうのです。

　嚥下障害のある方が食事をするときは、健常者と同じように、背筋を伸ばし正しい姿勢で座ることが重要です。このとき、頭を少しだけ前に傾けるようにして、絶対に後ろに寄りかかった状態

にならないように注意してください。また、誤嚥防止のためにも食後15分間は席を立たないようにしましょう。

　液体は粘度によって飲み込みやすさが違います。認知症の方が水のような粘度の低い液体を喉に詰まらせる傾向がある場合は、アプリコットジュースやトマトジュースのような粘度の高い液体を試してみてください。嚥下に関する問題については、看護師に詳しく聞くことができます。

### 窒息の応急処置

　窒息に対する簡単な応急処置は、看護師や赤十字社から学ぶことができます。数分で学べますので、多くの人が知っておくとよいでしょう。

　窒息しているように見えても声を出せたり、咳をしたり、呼吸をしたりできる場合はむやみに助けず、咳を続けるように促しましょう。これらのことができない場合や、自分の喉を指さしている場合、顔色が青くなっている場合は、「ハイムリック法」と呼ばれる応急処置を施す必要があります。認知症の方の後ろから両脇に腕を通して、抱えるようにします。片手で握りこぶしを作り、親指側を窒息者のへその上、みぞおちのやや下にあてます。こぶしをもう一方の手で握り、すばやく手前上方（自分の方へ）圧迫するように突き上げます。認知症の方が横たわっている場合は、仰向けにし、自分の両手を中腹部に当てて押します。これらの応急処置により、肺の空気が押し出され、異物がシャンパンの栓のように飛び出します。手の位置の確認など応急処置の練習をする際は、腹部を本番のように強く押さないように気をつけましょう。

## 経管栄養への移行時期

　認知症の方はさまざまな理由で食事をしなくなります。失行や食道の潰瘍、食道閉塞（狭窄）、投薬過多による嚥下障害のような身体的な原因のほか、好き嫌い、出されたものを食べ物として認識できない、空腹感や喉の渇きを感じない、窮屈な座り方などがあります。また、がんやうつ病が原因かもしれません。これらの疾患は認知症が進行していても発症する可能性があります。疾患を併発すると食事をしなくなる方がいますが、回復後に再開することもあります。認知症の進行により、咀嚼・嚥下機能が完全に失われてしまう方もいます。

　認知症の進行具合に関わらず体重が大幅に減少した場合は、医師による検査が必要です。もし、体重減少を止める方法がない場合、家族と医療チームは倫理的判断を迫られます。胃ろうなどの経管栄養に移行するか、それとも延命治療をせずに死を受け入れるか、深く考える必要があります。最終的な判断は各家庭で異なります。嚥下障害や体重減少の兆候が見られる場合は、倫理的判断を迫られる前に、できるだけ早く家族で話し合っておくとよいでしょう。

　経管栄養に移行する判断をする前に、かかりつけの医師とあらゆる面について話し合うことが重要です。胃ろうを施したとしても、認知症の方の寿命を確実に伸ばしてくれる保証はありません。また、胃ろうが認知症患者の死因となり得る肺炎の予防や誤嚥のリスクを必ず下げてくれるという根拠もありません。

　多くの医師は鼻から胃まで通す経鼻胃管よりも、腹壁を通って直接胃に入る胃ろうカテーテルのほうが認知症の方にとって苦痛が少ないと考えています。胃ろうカテーテルは簡単に抜けないよ

うになっていて、経鼻胃管よりも交換回数が少ないなどのメリットがあります。現在は消化器内科による経皮内視鏡的胃瘻造設術（PEG）が主流です。これは文字通り、内視鏡を用いて胃ろうを造る施術であり、胃ろうカテーテルの導入方法はいくつかあります。一般的な方法としては、胃ろうカテーテルを口から食道に通して胃に挿入し、胃壁と腹壁を突き抜けるように外に押し出す方法です。胃ろう造設術は腹部に穴を開けるので、多少のリスクがあることは事実です。認知症の方が施術する場合は、家族などが同意書へ署名する必要があります。経管栄養は、挿入したカテーテルによる胃ろうによって、数時間かけて行われるようになります。必要な場合は流量を調節できる機械もありますが、ほとんどのケースでは自然に流れるまで待って問題はありません。

　胃ろうカテーテルを抜こうとする方も少なくなく、本当に抜いてしまう方も中にはいます。この行動はカテーテルへの不快感やカテーテルを異物だと認識している、または、ただ単に落ち着きがないために起こるのかもしれませんが、実際の理由は各々の状況によって異なるでしょう。カテーテルを抜こうとする方は手を拘束されることもあり、さらに不快感が増してしまいます。使用していないときにカテーテルを布などで覆うと、引き抜く危険性が下がることもあるようです。家庭での胃ろう管理に関する情報は、訪問看護師に相談するとよいでしょう。

　認知症の影響で食事をしなくなり、かつ経管栄養を受けていない方の心理状態についてはわからないことが多いのですが、筆者の臨床経験上、常に不快に感じているわけではないようです。脱水状態になると、喉の渇きや空腹感が薄れたりなくなったりする、というのが専門家大半の見解ですが、すべての人に当てはまるとは限りません（重度の脱水症状から回復した認知機能に問題のな

い方が不快な喉の渇きを感じなかったという報告もあります）。結局は、認知症の方と家族が最も納得できる判断をしなければなりません。認知症の方が以前に希望を記していたり述べたりしていれば判断指針になりますが、最終的に判断する人は医療上の決定権を持つ家族や後見人です。

# 運動

　健康維持のために体力をつけることは重要です。運動が健康にもたらす利点のすべてが解明されているわけではありませんが、認知症の方と家族にとって、十分な運動は必要不可欠だということはわかっています。ストレスと運動の関係も明確ではありませんが、極度に負担の多い生活を送っている人の多くは、運動をすることで緊張状態を緩和することができているようです。運動をすることで、日々の介護で疲れた心をリフレッシュできるかもしれません。

　定期的に運動をしている認知症の方は落ち着きが増し、興奮状態で歩き回ることが少なくなるという研究結果が出ています。定期的に体を動かすことで、運動能力が長く保持されるケースもあります。いずれにしても、認知症の方にとっては脳を使うよりも体を動かすほうが簡単な場合が多いので、活動的な生活を維持するために運動をしたほうがよいでしょう。十分な運動をすることで、快眠・快便にもつながるでしょう。

　認知症の方が一人で運動できない場合、家族が一緒に運動をするとよいでしょう。家族と認知症の方双方が楽しめる運動をしましょう。きつい運動を無理にする必要はありません。認知症の方

が以前からしていた活動をもとに、現在の状態でも継続できる方法を見つけ、改良しましょう。ともに運動をする時間は、言葉を交わさずとも親密さや愛情を伝える機会にもなるのです。

　運動の際には高齢者が安全に行える運動量を考慮する必要があります。認知症の方や家族が高血圧や心臓病を患っている場合は、まずは医師に相談しましょう。家の中を歩いたり、段差を登ったり、買い物をしたりすることが普通にできるのであれば、適度な運動をしてもよいでしょう。新しい活動を始める場合は無理をせず、徐々に慣らしながら行ってください。体が硬くなったり、痛みや腫れが出たりする運動は量を減らすか、もう少し軽い運動に変更してください。ウォーキングをする場合、帰宅後に認知症の方の足に水ぶくれやあざができていないかを確認しましょう。

　ウォーキングはよい運動になります。天気のよい日は、少しでも外に連れ出して短い散歩をするようにしましょう。体を動かして新鮮な空気を吸うことで、気分がよくなり快眠につながります。雨の日や気温が低い日は、車で屋内型ショッピングモールに行き、ウィンドウショッピングをしながら歩き回るなど、屋内で歩けるような場所に出向きましょう。ウォーキングの際は歩きやすいかかとの低い靴と、吸水性のある柔らかい綿の靴下を履いてください。急な坂道は避け、徐々に距離を延ばしていきましょう。もの忘れが激しい場合は、毎日同じルートを歩くほうが楽かもしれません。散歩中は周りの景色や人、匂いなどについて会話をすることも大切です。たとえ同じ話題でも、毎日会話をすることが重要です。

　ダンスもよい運動です。認知症の方が以前からダンスが好きだった場合、音楽に合わせて自由に動くよう促してみましょう。ゴルフやテニスをしていた方であれば、本格的な活動ができなく

ても、楽しみながらボールを打つことはできるかもしれません。

　認知症の方の多くはデイサービスなどで楽しくほかの人と一緒に片足立ちなどの自重トレーニングをする様子が見られます。運動をする場合は、グループのメンバーや家族など、ほかの人の動作をまねしてもらいましょう。特定の動きが苦手な場合は、優しく介助してあげてください。

　バランス能力が正常であれば、立位で行う運動のほうが効果があります。バランス能力に問題がある場合は、椅子座位の運動をしてみましょう。

　もしも急性疾患が原因で寝たきりになってしまった場合は、医師や理学療法士に相談して、リハビリをするようにしましょう。寝たきり状態になってしまう時期を少しでも先延ばしにすることができるかもしれません。寝たきりでもできる運動はあります。しかし、重度の慢性疾患がある場合は、運動によって疾患を悪化させないことが重要です。また、協調運動障害やバランス能力の低下、筋肉に硬直が見られる認知症の方は、危険がないような運動計画を理学療法士に立ててもらいましょう。

　運動は毎日同じ時間に同じ順序で行い、認知症の方が動揺や混乱をしないように注意してください。認知症の方が楽しんで覚えられる運動にしましょう。破局反応を起こした場合は中断し、あとでまた試みてください。

　疾患や運動不足が続くと体が弱り、疲れやすくなり、関節が硬くなることがあります。定期的に軽い運動をすることで、関節や筋肉を健康な状態に保つことができます。関節炎や怪我などが原因で関節が硬くなったり筋力が低下したりしている場合は、理学療法士や作業療法士が症状の進行を予防する運動プログラムを計画してくれるでしょう。

認知症の方がほかに健康上の問題を抱えている場合や、新たに運動強度の高いプログラムを計画している場合は、始める前に医師に相談してください。また、新たな身体的問題や体調に著しい変化が生じた場合にも、医師に知らせる必要があります。

# レクリエーション

　レクリエーションや趣味、娯楽は誰にとっても大切なことです。認知症になったからといって人生を楽しむ権利を失うわけではありませんが、症状が進行するにつれ楽しめる活動が徐々に制限されていきます。家族は認知症の方が今の状態で楽しめるものを探す努力が必要でしょう。

　すでに介護に全力を尽くしている家族は、レクリエーションを生活に組み込むことが疲労感や家庭内でのストレスを高めることになるかもしれません。高齢者向けのデイサービスや訪問サービスを利用することを検討してみてください。デイサービスは介護が付いた社交場とも言え、その環境が認知症の方に刺激と安心感をバランスよく与えてくれることもあります。新しい環境に順応できる方は、ほかの利用者との仲間意識を楽しむことができるでしょう。訪問サービスの中には、作業療法・レクリエーション療法サービスを提供しているところもあります。専門の知識を持ったスタッフが、認知症の方が楽しめる運動や活動を計画してくれます。デイサービスや訪問サービスは、どちらも社交する機会だけではなく、成功体験や、楽しい活動の機会を提供してくれます。可能であれば、このようなレクリエーションに認知症の方を参加させてみましょう。

認知症の方は、自主的に楽しい活動を始めることが苦手になっている人が多いでしょう。人によっては何もしていないと歩き回るなどの反復的な行動をとる場合があります。家族が何かを提案すると、拒否することがあるかもしれません。これは提案されていること自体を理解していないからです。まずは家族が何かアクティビティを始めてみて、一緒に参加するように誘ってみてください。幼稚なゲームではなく、シンプルな大人でも十分に楽しめるアクティビティを選ぶようにしましょう。治療を目的としたものではなく、楽しむことに重点を置いたものがよいでしょう。認知症の方が楽しめて、成功しそうなこと（たとえば、木材の研磨、子供と遊ぶ、アイスクリームメーカーを回すなど）を探してみましょう。

　認知症の方が活動できる量には、それぞれ個人差があります。疲れていないときに活動するようにしましょう。また、活動中に不安や苛立ちを感じているときは手助けをするようにして、活動全体をいくつかの簡単なステップに分けるようにしましょう。

　重度の認知症の方でも、以前まで楽しんでいたアクティビティであれば今でも楽しめるかもしれません。しかし、混乱しやすい方は、趣味、来客、コンサート、外食などを複雑だと感じ、楽しめなくなることがあります。そのような場合は、よりシンプルな楽しみに変える必要があります。家族からするとシンプルな楽しみでよいのかと疑問に思うかもしれません。しかし、認知症の方にとっては単純なことでも十分に楽しめるのです。

　音楽を楽しむ方は多くいます。重度の認知症があっても、昔から親しんできた音楽を聞くと楽しい気分になるでしょう。認知症の方の中には、周りにいる人たちに歌うように誘われたときだけ歌う方や、操作しやすいCDプレーヤーやラジオなら使うことが

できる方もいます。歌やピアノを習ったことがある方は、そのスキルを長く保持していることもあります。

記憶障害があってもテレビを楽しむことができる方もいれば、ストーリーが理解できず、不機嫌になったり破局反応を起こしたりする方もいます。見たことのある古い映画であれば、落ち着いて観ることができる方もいます。

認知症の方の多くは旧友と会うことを楽しむことができますが、ときには不機嫌になってしまう方もいます。多くの場合、不機嫌になる理由は訪問者の多さです。大人数ではなく、一度に二人程度に制限してみてください。また、訪問者には滞在時間を短くしてもらい、事前にもの忘れやその他の行動の理由を説明しておきましょう。

社会的なマナーを覚えている認知症の方も多く、外食を楽しむ家庭もあります。しかし、認知症の方の食べ散らかしなどで家族が恥ずかしい思いをするケースも多々あります。外食するときは家族が代わって注文し、汚さずに食べられるシンプルな料理を選ぶとよいでしょう。不要なグラスや食器は近くに置かないでください。家族の一人が認知症で、自分では注文できないことを店員にこっそり説明すると物事がスムーズに進むという家庭もあります。

認知症の方の以前の趣味や興味をもとに、今でも楽しめる方法を探してみましょう。読書家だった方は、文章の意味が理解できなくなったあとも、新聞や雑誌、本をめくることを楽しむことがあります。車に乗ることが好きな認知症の方も多いようです。一方で、唐突に趣味などをやめてしまうこともあります。これは、以前できていたことができなくなってしまった場合によく起こります。認知症の方が気乗りしていないにも関わらず、かつてして

いた活動を勧めると、プライドを傷つけることになりかねません。別の新しい楽しみを見つけたほうがよいでしょう。

　人は五感で物事を感じて、楽しむことができます。鮮やかな夕日を見たり、花の匂いを嗅いだり、好きなものを味わったりすることができます。認知症の方は孤立していることが多く、五感を刺激するような体験に触れる機会が少ない傾向にあります。美しい絵、鳥のさえずり、慣れ親しんだ匂いや味などを伝えてみてください。人によって好きな感覚が違うのは、健常者も認知症の方も同じです。

　昔から動物が好きな方であれば、ペットを飼うことに喜びを感じるかもしれません。犬や猫の種類によっては、脳機能に障害がある方と本能的につながることができるそうです。

　ぬいぐるみや人形を持つことで安心する認知症の方もいます。ぬいぐるみを持たせることに幼稚さや恥ずかしさなどさまざまなイメージを持つ人がいますが、認知症の方が楽しそうにしているのであれば問題ないのではないかというのが私たちの意見です。

　認知症が進行し、協調運動や言語能力に問題が出てくるにつれて、認知症の方が幸せを感じるための活動を必要としていることを家族は忘れてしまいがちです。手をつないだり、触れたり、抱きしめたりと、愛情を注ぐ行為はたとえ些細であっても非常に大切です。何をやってもコミュニケーションがとれないときでも、触れると反応してくれることがよくあります。触れ合いは、人間のコミュニケーションの重要な一部です。背中をさすったり、足や手のマッサージをしたりすると、落ち着く方もいます。隣に座りながら手をつなぐだけでも心地よいかもしれません。会話が困難になってしまったときは、触れ合うことで時間を共有できるでしょう。

## 有意義な活動

　人々が日々の生活でとる行動には目的や意味があり、人生にとって大切なことです。たとえば、お金を得るため、誰かの役に立つため、意義を見出すためなどです。孫のためにセーターを編んだり、友人にケーキを焼いたりすることもあるでしょう。髪や服を洗うことは、容姿に気を遣い清潔感を保つためです。このような目的がある行動は人々にとって重要であり、これにより自分が役に立っている、または必要とされていると感じることができます。

　認知症の方が普段の活動を続けることができなくなってしまったとき、本人にとって重要で、かつ能力の範囲内でできることを探す必要があります。先入観を捨ててさまざまな活動を試してみましょう。たとえば、タオルを何度もたたみ直すことに意味を感じる認知症の方もいるでしょう。自宅や近隣の庭の手入れをしたり、料理はできなくなっても野菜の皮をむいたり、テーブルをセットしたりすることはできるかもしれません。家族が家事をしている間に毛糸を巻いたり、ほこりを取ったり、雑誌を積み上げたりすることに意味を感じる方もいるかもしれません。このような活動は認知症の方ができるだけ自立して行うことが望ましいですが、作業をいくつかのステップに分けたり、一部を代わりにやってあげたりすることで簡略化もできます。また、何か活動をする際には「患者」として扱われるのではなく、「ボランティア」であることが重要だと感じる方もいます。自身をボランティアと位置付けることで自尊心を高め、参加するメリットを感じることができます。

　多くの専門家は認知症の方に運動や脳を活性化させる活動を勧

めています。心身ともに活発であれば認知症発症のリスクを下げたり、発症後の進行を遅らせたりできる可能性もあります。一番重要なことは、認知症の方のクオリティ・オブ・ライフ（QOL：生活の質）を向上させることです。

どのような活動でも、認知症の方に与える影響を考慮する必要があります。犬を撫でる、他者と話す、散歩する、外に座るなど簡単なことでよいので、楽しく活動できることが大切です。活動中にイライラする、頑固になる、泣く、活動を拒否するなど、繰り返し動揺している兆候を示している場合は、ストレスになっているかもしれません。気分を悪くするような活動を無理に押しつけても、何もよいことはありません。

## 身体の衛生管理

認知症の方の衛生管理にどの程度の介助が必要かは、脳機能障害の種類と程度により異なります。認知症の初期段階では問題がなくても、次第に自分のことを疎かにするようになり、最終的には全面的な介助が必要になります。

多くの家庭では、着替えさせたり、入浴させたりするときに問題が起こります。もう着替え終えたと言い張ることや、そのような行為を促してくる人を悪人扱いし、逆上したりすることがあります。

認知症の母を持つ娘は、「母は私が何を言っても着替えようとはしません。着替えずに寝るので、もう同じ服を１週間も着っぱなしです。私が着替えるように促すと、『もう着

替えた』と言ったり、『私に着替えのタイミングを指示する
なんて、何様のつもりよ！』と怒鳴ったりしてきます」と
語った。

　妻を介護する夫は、「妻を風呂に入れさせている間、彼女
はずっと助けを求めて叫びます。窓を開けて『助けて、強盗
よ！』と叫ぶのです」と語った。

　認知症によりうつ状態や無気力状態になり、適切な衛生管理を
する気力がなくなってしまう方がいます。時間の経過を正確に把
握できない場合、着替えてから長い時間が経ったという感覚が失
われているのです。また、他人に着替えるように言われることを、
屈辱的に感じているかもしれません。「服を着替えたほうがいい
よ」と誰かにいきなり言われたことを想像してみましょう。誰し
もよい気分はしないと思います。

　普段の生活では気づかないかもしれませんが、着替えや入浴は
人によって習慣がまったく異なる、非常にプライベートな行為で
す。シャワーのみの人もいれば、必ず浴槽に浸かる人もいます。
入浴する時間帯もさまざまです。また、1日に2回着替える人も
いれば、1日おきの人もいます。いずれにしろ、これらの活動は
習慣化されていることが多いのです。介助を始めるとき、認知症
の方の習慣は見落とされがちです。長年の習慣を変えることは認
知症の方を動揺させ、問題につながる可能性があります。また、
時代によって常識が変わっていることも考慮する必要があります。
ひと昔前までは、入浴や洗濯の頻度は今よりずっと少なかったの
です。週に一度の入浴と着替えは、認知症の方が子供の頃の常識
だったのかもしれません。

多くの人は幼い頃から一人で入浴や着替えをしてきたでしょう。これらは自立性を示す基本的な指標でもあります。また、これらは非常にプライベートな行為であり、成人してから人前で入浴したり着替えたりしたことがない方も多いはずです。自分の老いた体を、他人に見られたり触れられたりすることは非常に不快でしょう。このようなプライベートな行為に対して手助けをされると、認知症の方はもう一人では何もできないと感じてしまいます。着替えるタイミングや方法がわからなく、自立性がない子供のようになってしまったという烙印を押されるようなものなのです。

　着替えや入浴にはさまざまな判断が伴います。数ある靴下、シャツやトップス、パンツやスカートの中から着替えを選ばなければなりません。引き出しの中の色とりどりの靴下を見て、判断ができないと感じると、「着替えない」という選択肢のほうが楽になるのです。こういったさまざまな要因から、入浴や着替えの際に破局反応が起こることが多くあります。それでも、体は清潔に保つ必要があります。まずは、認知症の方の気持ちやプライバシー、自立の必要性を理解することから始めてください。認知症の方の行動は認知症の症状が原因であり、意図的に攻撃的になっているわけではないことも念頭に置きましょう。自立性を損なわずに、入浴や着替えに伴う判断事項を簡略化する手段を考えてみてください。

## 入浴

　認知症の方が入浴を拒否する要因のひとつとして、入浴の過程があまりにも複雑で、混乱してしまうことが考えられます。あるいは、他人がプライベートな空間に入り込むことに不安を感じていることが挙げられます。これらの要因を減らす方法を探してみ

ましょう。介助するときは落ち着いて穏やかに話しかけ、作業を簡素化しましょう。シャワーや浴槽のお湯を出す前に、服とタオルを用意しておきましょう。バスローブやタオルで体を隠したうえで、洗う手助けをしてあげましょう。できるだけ認知症の方の習慣をもとに作業しましょう。いつも髭を剃ってから、シャワーを浴び、それから朝食を食べていた方であれば、朝食の前に入浴を促すと協力してくれる可能性が高いでしょう。

　入浴の必要性に関する議論は避け、ひとつずつ次の作業を伝えるようにしてください。

第**5**章

日常のケアで直面する問題

・伝え方の悪い例：「お父さん、朝食後すぐにお風呂に入ってね」と言う（「朝食後すぐに」と言われると、その情報を覚える必要があることを意味し、混乱を招くことがあります）

・答え方の悪い例：「お風呂は入らないよ」と言われたら、「入らなきゃだめだよ。1週間もお風呂に入っていないじゃないか」と答える（認知症の方の立場になって考えてみてください。最後に入浴した日がいつだったか思い出せない場合、そのような言い方はされたくないでしょう）

・伝え方のよい例：「お父さん、浴槽の湯を張ったよ」と言ったときに「お風呂は入らないよ」と返ってきたら、「はい、タオルを持ってきたよ。さあ、シャツのボタンを外して」と答える（このように答えることで、入浴の必要性について議論するよりも、ボタンを外すことに集中するかもしれません。手間取っている様子なら、そっと手を貸してあげましょう）。その後は、「さあ、立って。次にズボンを下ろして」と言い、「お風呂に入る必要はない」と返ってきても、「さあ、浴槽に入って」と議論にならないように答えましょう。

認知症の父を持つ娘は、浴槽にお湯を張るなど、すべての入浴準備を済ませた。そして、父が廊下をさまよっているときに聞こえるように「ああ、この気持ちよさそうなお風呂を見て。もうお湯が張ってあるし、入らないともったいないんじゃない？」と言った。昔から倹約家だった父はそれを聞いて、抵抗せずに入浴した。

妻は「お風呂から上がったら、ジェイニーさんが持ってきてくれたクッキーを食べましょうね」と認知症の夫に話しかけた。

　介助する方がスタッフのようなユニフォームを着ることで抵抗なく入浴する方もいれば、家族の中でも決まった人でないと入浴しない方もいるようです。まずは入浴の時間帯やシャワーだけで済ませていたのかなど、認知症の方の今までの入浴習慣を考慮して計画を立てましょう。通常の入浴が困難な場合は、部分浴や清拭を行ってください。皮膚に発疹や赤みがないか、注意して行いましょう。

　入浴はできるだけ同じ時間帯に同じ方法で行う規則的なルーチンにする必要があります。そうすることで、認知症の方は入浴時間が近づいていることを予測できるようになり、抵抗も少なくなるでしょう。それでも入浴させることが難しい場合は、毎日入る必要はありません。

　浴室は事故が起こりやすい場所です。すべての作業に必要な準備は事前に行い、認知症の方から目を離したり、その場から離れたりしないようにしましょう。お風呂やシャワーの温度は、必ず

確認してください。たとえ、認知症の方が適温だと言っても、急に適温がわからなくなり、適切な判断ができていない可能性があります。泡風呂やバスオイルの使用は避けましょう。浴槽を滑りやすくするだけではなく、女性の膣感染症の原因にもなります。

　体が不自由な方や肥満傾向にある方の入浴介助は、困難な場合があります。足腰が不安定な方は浴槽をまたぐ際に滑って転んでしまったり、立ってシャワーを浴びているときに転倒したりすることがあります。浴槽やシャワーへの出入りを手助けするための手すりを設置してください。安全なケアのために、手すりは欠かせません。入浴するときは介護用シャワーチェアを使用しましょう。シャワーチェアは用途に合わせて、さまざまなタイプがあります。たとえば、入浴用移乗台は浴槽のふちに設置できるので、座ったまま浴槽をまたぐことができます。台に座っている方の足を片方ずつ浴槽に入れる手助けをすることで、浴槽をまたげない方でも湯船に入ることができるのです（入浴補助用品については、第5章「身体の衛生管理」内の「介護用品を探す」参照）。介護用シャワーチェアは安定感があるので、座っている方の不安が軽減されるでしょう。また、洗うときに介助者が屈伸する回数も減るでしょう。ハンドシャワーを使うことで、とても楽に体や髪を洗うことができます。介護用シャワーチェアとハンドシャワーを使用することで、入浴時の危険を大幅に減らすことができたという報告も多く寄せられています。座っているため安全性が増し、また水の流れをコントロールできるため、認知症の方が水を嫌がって不快になる可能性も低くなります。

　入浴中は決して認知症の方を一人にしないようにしましょう。浴槽内の水量は5〜8cmに留め、浴槽の底にはゴム製のマットや滑り止めのシールを貼ってください。そうすることで、より安

心感を得ることができ、万が一滑ってしまっても安全です。洗うべき部分を1カ所ずつ優しく教えてあげると、認知症の方も自身で洗い続けることができるでしょう。いくら家族でも、陰部がきちんと洗われているかを確認することには、抵抗を感じるかもしれません。しかし、発疹ができることもあるのでしっかりと確認しましょう。皮膚のたるみになってる部分や乳房の下などが洗えているかどうかも確認しましょう。

　浴槽から出るときは、滑りにくいバスマットを使用し、床に水たまりがないことを確認しましょう。滑りにくく水分を十分に吸収できる、洗濯可能なものを使用するとよいかもしれません。認知症の方自身で拭くことができる場合は、拭き忘れている部分がないか確認しましょう。家族が拭いてあげる場合は、しっかり乾いているかを確認してください。乳房の下やしわ、皮膚のたるみには、ボディパウダーやベビーパウダー（皮膚呼吸ができにくくなるため、使用しないほうがよい場合もあります）、コーンスターチなどを使用しましょう。コーンスターチは安価で無臭、非アレルギー性のタルカムパウダーの代用品です。認知症の方がデオドラント剤の使用を嫌がる場合は、重曹で代用してもよいでしょう。

　服を着る前に、皮膚に赤みがかった部分や発疹、皮膚潰瘍などが出ていないか確認しましょう。発見した場合は医師に相談して対処してもらいましょう。床ずれは褥瘡とも呼ばれ、長い期間座ったり横になったりすることが多い方に発症しやすい傾向があります。乾燥した肌にはボディローションを使用しましょう。香りが気になる方には無香料のローションもあります。

## 介護用品を探す

　本書で紹介されている介護用品（浴室用品、手すり、簡易トイレ、滑り止めマット、排泄用品、杖、車椅子、食器や歯ブラシの柄を厚くする器具など）は、ネットショップや大型ドラッグストア、医療用品店などで販売されています。浴室の種類やニーズに合わせて、さまざまなデザインの用品があります。購入する前に、メディケア（高齢者と障がい者のための公的医療保険）、メディケイド（低所得者向けの公的医療保険）、その他、医療保険がその用品をカバーしているかどうかを確認してください。ドラッグストアなどでは、薬剤師に最適な製品を選ぶ手伝いをしてもらうとよいでしょう。日本の場合、まずはケアマネジャーにご相談ください。

　トイレ用の手すりを設置することで、便器に座ったり、立ち上がったりすることが楽になります。また、横に転倒することを防ぐこともできます。補高便座も同じように立ち上がりを楽にし、車椅子から便座への移動もしやすくなる商品です。便座に長時間座ることが予測される場合、より快適なパッド付きの柔らかいタイプをお勧めします。床ずれを発生しやすい方には特に重要です。補助便座を使用する場合は、座ったときに滑らないように、しっかりと固定されていることを確認しましょう。

　トイレと寝室が別の階にある場合やトイレが寝室から遠い場合は、簡易トイレが役に立つでしょう。さまざまなタイプの小便器やベッドパン※があります。

　多くの住宅やアパートでは、タオル掛けや石鹸置きは接着剤で固定されていたり、壁板に打ち込んであったりします。認知症の方が立ち上がる際やバランスをとるためにそれらを掴むと、外れ

てしまう可能性があります。工事の知識がある人に、壁の骨組み
に固定するように取り付けてもらいましょう。また、タオル掛け
や石鹸置き自体が頑丈に設計されていることを確認してください。

※訳註　寝たきりの方の排泄に使用される差込式便器。

## 服装・着替え

　どのズボンにも合う靴下を揃えておけば、認知症の方が着替え
の都度、組み合わせを気にする必要はありません。小物類（ネク
タイやスカーフ、アクセサリーなど）は、一緒に着る服と同じハ
ンガーに掛けておくとよいでしょう。認知症の方が正しく身に付
けることができない場合は、片づけておきましょう。

　認知症の方が着る服を選べない場合は用意してあげましょう。
着る順番に服を並べておいても効果的かもしれません。合わせづ
らい柄物は避けてください。認知症の方や車椅子利用者が着やす
いようにデザインされた服をインターネットで探すこともできま
す。

　選択肢を増やし過ぎないように、季節外れの服やめったに着な
い服は片づけましょう。着替えることを拒否する場合は、口論に
ならないようにしてください。少し時間を置いて、もう一度提案
してみましょう。

　認知症が進行すると服を裏返しに着てしまったり、正しい順序
で着られなかったりします。ボタンやファスナー、靴紐、ベルト
を扱うことも難しくなってきます。ボタンを留めることができな
くなったら、マジックテープで代用してください。手や脳がボタ
ンを留める動作に対応できなくなっても、マジックテープなら扱
うことができる方も多くいます。また、靴は靴紐のあるものより
も、スリッポンタイプのほうが楽でしょう。

認知症の夫は自分で着替えたい気持ちが強かった。妻は
その気持ちを尊重しつつ手助けする方法を模索した。そこ
で、リバーシブルの服や後ろ前に着てもおしゃれなTシャツ、
ボタンのないシャツ、ウエストがゴムのズボン、チューブ
ソックス（かかと部分で折れ曲がっていないため、履きやす
い靴下）などを購入した。

女性の場合は、リバーシブルなもので頭からかぶって着られる
ブラウスや巻きスカート、ウエストがゴムのスカート、スラック
スなどでお洒落を楽しめるでしょう。ゆったりとした服のほうが
着やすいでしょう。自宅で洗濯ができて、アイロンをかけなくて
もいい服を選ぶことで、家事の負担は減るでしょう。

女性用の下着は（長年問題なく着用してきたとしても）認知症
の方にとっては扱いにくく、男性が介助する場合は大変苦戦する
可能性があります。後ろ前や裏返しで履いても問題がない、柔ら
かくてゆったりしたショーツを購入しましょう。ブラジャーを着
けるときは、胸がカップに収まるように前かがみになってもらっ
たうえで介助しましょう。パンストは履きにくく、ニーソックス
やガーターベルトは血行不良の方にはよくありません。日常的に
は、短めの綿の靴下がよいでしょう。

着替えを手伝うときは、手順ごとに認知症の方が何をすればい
いのか、家族がどのように介助しているのかを伝えましょう。一
番楽に介助できる服を選びましょう。奇抜な格好をしたがっても、
そのまま選ばせてあげましょう。

## 身だしなみ

　認知症の方の髪は、洗いやすく手入れのしやすいショートカットにしてもらいましょう。セットが必要な髪型は避けてください。日頃から美容院や理容室に通っていた方は、今でも行くことを楽しみにしているかもしれません。公共の場で動揺してしまうようであれば、訪問サービスを行っている美容師や理容師を利用するとよいでしょう。

　固定式シャワーで日常的に家族が洗髪をしてあげている場合、浴室ではなくキッチンの流し台を使うほうが安全です。介助の際、腰への負担も軽減されるかもしれません。その場合は、流し台用のハンドシャワーを購入し、洗い残りがないようにきちんと流してください。

　認知症の方が自身で手や足の爪を切れるかどうか確認してください。できない場合は介助が必要です。足の爪を放置すると巻き爪になり、痛みが出てしまいます。

　できるだけ清潔な服を着させて、身だしなみを整えるようにしてください。1日中パジャマ姿で家にいると、塞ぎ込んでしまい、気力も落ちてしまいます。化粧をされていた方は、簡単な化粧を続けるとよいかもしれません。フェイスパウダーや口紅をつけてあげる程度であれば、化粧をしたことがない人でも簡単に手伝えます。高齢者にはパステルカラーを使い、軽いタッチにすると見栄えがよくなります。目の周りの化粧は、安全性を考慮し避けたほうがよいでしょう。

　入浴や着替えなどの介助のあと、家族は疲れ切っているかもしれません。それでも、認知症の方を鏡の前に連れていき、身だしなみが整っていることを一緒に確認しましょう。ほかに同居する

家族がいる場合は、全員で褒めるようにしましょう。着替えなどの作業が困難になっている状況の中で、褒めたり励ましたりすることは認知症の方にとって自尊心を保つために重要なことなのです。

## 口腔衛生

介護に追われている中でつい忘れてしまいがちなことは、目に見えないところです。口腔内の衛生状態は、認知症の方の快適感や健康と深く関係しています。日常生活に問題がなさそうな方でも、歯や入れ歯の手入れを忘れていることがあります。

口腔ケアを日々のルーチンに組み込み、毎日行う習慣であることを認知症の方に認識してもらいましょう。介助する際は落ち着いて行うことで、抵抗されにくくなります。また、認知症の方が気乗りするであろう時間帯（以前に歯を磨いていた時間など）を選びましょう。動揺してしまう場合は中断して、少し時間を置いてからまた挑戦してください。

認知症の方が長く自立できるように、家族は思い出させる役目に徹し、実際の作業はできるだけ本人にやってもらいましょう。口腔ケアをしなくなる理由のひとつとして、歯や入れ歯の手入れが複雑で、次の動作がわからなくなってしまうことが挙げられます。認知症の初期には「歯磨きをしてね」と声がけをすれば済みますが、症状が進行すると、すべての手順を事細かく伝えなければならないでしょう。「歯を磨いて」ではなく、まずは「歯ブラシを持って」。それから「歯磨き粉をつけるよ」「口に入れて」など1つひとつの動作を伝えてください。家族の動作をまねしてもらうのも効果的かもしれません。うがいも忘れずに指示しましょう。家族が代わりに歯を磨かなければならないときは、形の異なる歯

ブラシをいくつか試してみたり、後ろから磨いたりしてみてください。

入れ歯のケアは特に気をつける必要があります。サイズが合っていなかったり、正しく装着されていなかったりすると、咀嚼に支障をきたします。噛み砕けない食べ物は避けるようになるでしょう。栄養不足や便秘にもつながるので、食事をするときは入れ歯が正しく装着されていることを確認してください。入れ歯が合っていなかったり、不快に感じている場合は、歯科医に相談してください。

入れ歯を洗浄せずに付けたままにすると、口内炎ができることや、痛みにより適切な食事ができなくなることがあります。家族が手入れをする場合は毎日外して洗浄し、歯茎に炎症がないかどうかを確認してください。やり方は歯科医の指示に従いましょう。

日頃から、認知症の方に口内炎ができていないかを確認しましょう。咀嚼や食べ方が変化している場合、新たな疾患の可能性があります。認知症などの記憶障害のある方に理解があり、親身に対応できる、治療経験が豊富な歯科医もいるので、探してみましょう。

健康な歯とサイズの合った入れ歯を使用することはとても大切です。認知症の方はただでさえ咀嚼が疎かになり、ものを喉に詰まらせやすい傾向がありますが、歯科疾患はこれらをさらに悪化させます。歯の痛みによる軽度の栄養障害でも、混乱が悪化したり、便秘になったりすることもあるのです。また、口腔内の炎症はさらなる問題につながり、機能障害を増大させることがあります（第6章「歯の問題」参照）。

# 失禁

　認知症の方は尿や便を漏らしてしまうことがあります。それぞれ、尿失禁、便失禁と言います。この2つは似て非なる問題であり、一方があっても他方がないこともよくあります。失禁を引き起こす疾患は治療可能なものが多くありますので、まずは医師の診断を受けることが大切です。

　排尿や排便は生理現象であり、小さな頃からプライベートな行為として教えられてきました。排泄に関する話は不快で汚らわしく、公にする内容ではないと認識されています。また、排泄物の処理を自分自身で行うことは、自立性や個人の尊厳と深く結びついていると考えている人も多くいます。そのため排尿や排便の介助は、する方にとっても、される方にとっても、気分のよいものではないのです。他人の排尿や排便を不快に感じ、処理の際に嘔吐してしまう方もいます。認知症の方を介護する場合、家族であってもプロの介護士であっても、排尿・排便介助について、自分がどう感じているかを自覚しておくことが大切です。

## 尿失禁

　尿失禁には多くの原因がありますが、治療可能なものもあります。次の質問は原因解明に役立ちます。

　女性の場合、笑ったり、咳をしたり、何かを持ち上げたり、急に力を入れたりしたときに、尿漏れは起こっていませんか？（尿漏れパッドは目立たずに着用でき、自信を持って人前に出ることができます。男性用のパッドもあります）

　尿失禁は夜間など特定の時間帯に集中していませんか？（尿失

禁が起きた時間帯、トイレに行けた時間帯、飲食した時間帯など
を数日間記録しておくとよいでしょう）

どれぐらいの頻度で排尿をしていますか？

排尿時に痛みはありませんか？

失禁は急に始まりましたか？

混乱症状が急に悪化していませんか？

失禁はときどき、または断続的に起こっていますか？

最近引っ越していませんか？

クローゼットや植木鉢など、不適切な場所で排尿していません
か？（場所を問わずに自分の意思と反して失禁してしまう問題と
はまた別の問題です）

トイレに間に合わないときに失禁していませんか？

トイレに行く途中で起こっていませんか？

認知症がアルツハイマー病によるものの場合、末期以前に起こ
る失禁は疾患が直接的な原因ではないので、治療可能なことが多
くあります。しかし、ほかの疾患の場合はこの限りではありませ
ん。

失禁が始まったら、必ず医師に相談しましょう。先ほどの質問
への回答を提示することで、診断に役立ちます。また、熱がある
場合はすぐに医師に報告しましょう。医師に情報を適切に提供し、
治療可能な原因であるかどうかを慎重に検討してもらう必要があ
ります。

失禁はさまざまな医学的問題（慢性または急性の膀胱炎、コン
トロール不良の糖尿病、便秘、前立腺肥大、脱水症、服薬など）
によって引き起こされます（第6章参照）。尿漏れは膀胱の柔軟
性の低下や括約筋の筋力低下など、治療可能な症状である場合が
ほとんどです。

水分摂取量を少なくすることで失禁の頻度が減るように思われるかもしれませんが、脱水症状を引き起こす危険性があります。また、尿が濃縮されると膀胱が刺激され排尿障害を起こしやすくなります。まずは十分な水分を摂取し、膀胱が機能するようにしておくことが重要です。水分摂取量は少な過ぎても、多過ぎてもよくありません。適切な水分摂取量がわからない場合は医師や看護師に相談してください。脱水状態になっていないかも判断してくれるでしょう。

　認知症が進行すると尿意を感じなくなったり、感じても正しく対応できなかったり、または尿意を感じたときにトイレに行こうとしても間に合わなくなったりすることがあります。これは、定期的にトイレに行くように促すことである程度、解決できます。

　動きがゆっくりな方やぎこちない方、歩行器を使っている方に失禁の問題がある場合は、「座る前にトイレに行きませんか？」と声をかけてみましょう。トイレまで距離がある場合は、簡易トイレを使用してみるのもよいでしょう。また、衣類をシンプルなものにすることで、スムーズに着脱できるようになります。ファスナーやボタンの代わりに、マジックテープを使用している衣類を着せてみましょう。深い椅子に腰をかけている場合は、体が沈み立ち上がりずらいかもしれません。失禁してしまう前にトイレに行くよう促しましょう。

　トイレの場所がわからなくなる方もいます。これは特に新しい環境に置かれたときに起こります。わかりやすい目印を掛けたり、ドアを明るい色に塗ったりすると、見つけやすくなるかもしれません。ゴミ箱やクローゼット、植木鉢などに排尿する方は、トイレの場所がわからなかったり、排尿すべき場所を思い出せなかったりしています。そのような場合は、ゴミ箱に蓋をしたりクロー

ゼットに鍵をかけたりして、定期的にトイレに連れて行くと解決するかもしれません。人によっては、子供の頃に屋外やベッドのそばにある缶などの中に排泄するように教えられた人もいるかもしれません。その場合は、ゴミ箱を清掃するよりも、使い捨ての缶を用意したほうが楽でしょう。

　洗濯可能なクッションカバーを購入しましょう。クッションを大きなビニール袋に入れて、その上からクッションカバーを被せることで、クッションの中身を濡らさずに済みます。お気に入りの椅子や絨毯が傷むことが心配な場合は、認知症の方が使わない場所に置いておきましょう。

　認知症の方が介助を必要としていても、助けを求める能力自体がなかったり、羞恥心から助けを求められないことがあります。落ち着きのなさや苛立ちを感じたら、トイレに行きたいというサインかもしれません。ボディランゲージが何を意味するのかを把握し、介助に関わる人に共有しましょう。

　夜間に失禁してしまう場合は、夕食後に飲む水分量を制限しましょう（医療目的で必要な場合を除く）。それ以外の時間帯は、十分な水分を摂取していることを確認してください。夜中に一度起こし、トイレに連れて行きましょう。体を動かすことがつらそうな方には、ベッドの近くで簡単に使える簡易トイレを用意しておくと便利です。尿失禁が頻繁に起き始める前に防水マットレスを購入し、さらに防水パッドを付けましょう（尿失禁用パンツなどについては、本章内で後述します）。

　認知症の方が夜間にトイレに行く際、転倒してしまうことがよくあります。トイレまでの道のりは明るくし、滑る可能性がある敷物は取り除きましょう。トイレや寝室には常夜灯を設置しておくとよいでしょう。また、安全にベッドから起き上がれることを

確認し、滑りにくいスリッパを用意してください。

　排泄に介助が必要な場合は、定期的な排泄スケジュールを計画しましょう。尿失禁の予防には、２時間おきの間隔が最も効果的であるという研究結果が出ています。歩行が可能な限り、認知症末期でもこの方法で尿失禁を管理できるかもしれません。

　排泄記録は失禁を防ぐために必要な情報となります。排尿をするたびに記録することで（たとえば起床直後、ジュースを飲んだ１時間後など）、だいたいの排尿時間を把握することができるでしょう。把握ができれば、尿失禁してしまう前にトイレに連れていくことができます。家族も認知症の方の自然な排尿パターンに合わせた行動ができるようになります。また、排尿パターンを観察することで、落ち着きのなさや服を何度も摘まむなど、トイレに行きたいときの合図に気づく家族も多くいるようです。何も合図を示さない場合は、２〜３時間おきにトイレに連れて行ってあげましょう。定期的なスケジュールを組むことで失禁は回避でき、蒸れて皮膚炎になる可能性も下がります。そうすることで、認知症の方も家族も、お互いの生活が少し楽になるでしょう。定期的にトイレに行くよう促すことに恥ずかしさを感じる家族もいるかもしれませんが、習慣化することで尿失禁という恥ずかしい思いを認知症の方がしなくて済むようになります。

　認知症の方は非言語的合図を受け取ることによって、排尿すべきかを判断することがあります。下着を脱ぐ、ズボンのチャックを開ける、便座に座るなどは、「排尿してもよい」合図として認識しているかもしれません。また、服を着ている状態やベッドに横になっている状態、公共の場にいる状態は「排尿してはいけない」と認識しているかもしれません。そのため、周りに人がいるときやベッドの中で尿瓶に排尿を促されると、「排尿してはいけ

ない」と認識してしまう方がいるのです。

　ある家族は、「私がトイレに連れて行っても排尿せず、結局漏らしてしまったんです。わざとやっているのかもしれません」と言っていました。他人が一緒にトイレにいる場合や、トイレではない部屋で簡易トイレなどを使うよう言われた場合などは、尿意が抑制されてしまっていることがあります。これは無意識のうちに「排尿してはいけない」と認識しているからです。これらのことを家族が理解したうえで、トイレに連れていく場合は認知症の方を安心させてから、トイレの外で待つようにしましょう。反対に、下着を下ろすことが排尿の合図になっている場合があります。着替えなどで下着を脱がせると、反射的に排尿してしまうかもしれません。ある男性は毎朝、ベッドから出た途端に排尿していました。このような場合は、ベッドの脇に尿瓶を置くことで解決できるでしょう。家族が非言語的合図を把握することで、認知症の方の尿意をコントロールできるかもしれません。

　排尿を促す方法はいくつかあります。ストローを咥え、水の入ったコップに入れて息を吐くと、尿意を感じることがあるそうです。また、膀胱を優しく押して尿を出す方法もあるので、看護師などに聞いてみましょう。

　認知症の方が数分おきにトイレに行きたいと言う場合は医師に診察してもらい、頻尿になっている原因があるかどうかを判断してもらいましょう。尿路感染症や特定の薬によって、頻尿感や残尿感などの症状が生じることがあります（膀胱が完全に空になっていないと、すぐにまた尿意を感じるようになります）。

　失禁は避けられないものだと切り捨てる医療従事者もいるかもしれません。認知症になると排泄をコントロールする機能を失ってしまう方も確かにいますが、全員ではありません。失禁の原因

の多くは、制御することができます。排泄する機能を失っても、介護の負担や認知症の方が惨めに感じる状況を減らすためにできることはたくさんあります。困ったときは、認知症の方の失禁管理経験がある医師や看護師を紹介してもらいましょう。

## 便失禁

便失禁が起こった場合、まずは医師に相談する必要があります。突発的や一時的な便失禁は、感染症、下痢、過敏性腸症候群、服薬、腸のぜん動運動を刺激する食物の摂取、便秘、または排便障害（第6章参照）である可能性があります。

トイレは快適な環境にしましょう。便座が不安定だったり不快感がないか確認してください。足は床につくようにし、何か掴めるものがあるとよいでしょう。トイレ用の手すりがあれば、掴まりながら排便でき、落ち着きのない方でもじっとしていられるかもしれません。落ち着いて排便できるように、何か時間を潰せるものを与えたり、音楽を聴かせたりしてみてください。

便失禁してしまった方を叱るのは避けましょう。便秘や嵌 入 <ruby>便<rt>べん</rt></ruby>の可能性がある場合は、医師に相談してください（第6章「便秘」参照）。

認知症の方の排便パターンを把握し、そのタイミングでトイレに連れて行きましょう。便失禁が起こったときに備えて、使い捨てのタオルを常備しておきましょう。便を液状化させ、臭いを抑えるスキンケア用品を使えば、認知症の方に負担がかからないお手入れがより簡単にできます。

## 失禁後の対処

失禁後の汚れた服や濡れた服を着たままだと、皮膚炎や皮膚潰

瘍の原因となるので注意してください。体を清潔で乾いた状態に保つことが、肌のトラブルを防ぐ最善の方法です。失禁の都度、体を洗うようにしましょう。ベビーパウダーなどで肌をサラサラの状態に保ちましょう（皮膚呼吸ができにくくなるため、使用しないほうがよい場合もあります）。また、撥水クリームや肌荒れを改善するクリームもあります。会陰部は専用のクリームを使用しましょう。尿失禁を管理するために尿道留置カテーテルを使用することもありますが、可能な限り避けるべきです。

　頻繁に失禁をする方のケアは、ケアされる側にとっては屈辱的なことで、ケアをする方にとっては不愉快で汚らわしさを抱くことが多いでしょう。そのため、清拭の時間をあえて愛情表現の時間にしようと工夫している家庭もあります。このような工夫は、必要な介助に対して、不快感を抱きにくくするかもしれません。

　失禁用の衣類はさまざまな製品があるので、使用を検討してみてください。製品の使用については、専門家の間で意見が分かれています。一部の専門家は、「おむつ」の使用は認知症の方の気力を奪い幼児的な行動を助長するものだと主張しています。これらの製品で管理するよりも、排泄スケジュールを立てることのほうが簡単との意見もあります。ですが、最終的には家族の気持ちと、認知症の方が使用に対してどのような反応を見せるかで判断してください。失禁用パンツやパッドを着用することで介護が楽になり、認知症の方がより快適に過ごせるようになることもあります。夜間のみなど、時間帯を限定して使用するのもよいでしょう。

　介護施設では認知症の方への影響を考慮せずに、人件費や手間の削減のためだけに、日常的におむつが使われることがあります。しかし、その判断はすべきではありません。排泄スケジュールがうまく機能することが理想的ですが、抵抗する方もいれば、スケ

ジュールを守っても失禁してしまう方もいます。医師や看護師に相談し、各ご家庭の状況に合った、最適な判断をしましょう。

大人用の使い捨ておむつやビニール製のアウターパンツは、ネットショップや食料品店、大型の小売店、ドラッグストアなどで販売されています。中には、普段の下着を上から着用すると、より快適で装着感がよくなるものもあります。「おむつ」という言葉にネガティブな印象を持つ人が多いため、これらの製品は「介護用ブリーフ」や「尿漏れパンツ」として宣伝されています。フリーサイズのものや男性用、女性用、寝たきりの方用など、用途に合わせた種類があります。使い捨てのものや、裏張りを交換できるものもあります。また、後始末に役立つ使い捨てタオルなども販売されており、毎回洗濯するよりもはるかに便利です。

失禁用衣服やパッドを購入する際には、尿の吸収量を確認してみてください。膀胱が満杯のときは、約240〜300mlの尿が出ると言われています。最適な製品や吸収量にたどり着くまで、いくつかの商品を試してみる必要があるでしょう。サイズが合わなかったり、吸収量を超えてしまったりすると尿が漏れてしまいます。吸収量以下の場合でも、一度濡れてしまった製品は交換しましょう。

使い捨てのパッドを装着できる洗濯可能なパンツ製品もあります。理想的な製品は、吸収パッドが尿を吸い取ったあとも乾いた状態を保ってくれるような、柔らかくて清涼感のある素材でできたものです。また、パンツ部分を下ろさずにパッドを交換できるものや、トイレに行くときに脱ぎやすいものが便利です。

パンツの足まわりは、漏れないようにぴったりとフィットしていることが望ましいですが、締めつけるようではいけません。介護用ブリーフは、痩せている方だと脚の部分から漏れてしまうこ

とがあります。幼児用のおむつと介護用ブリーフの吸収部分を併用すると効果がある方もいます。寝たきりの方は、テープなどで介護用ブリーフを肌着に取り付けると、排泄物の漏れを防ぎます。介護用ブリーフにもさまざまな種類があり、男性用に設計された前面の吸収力が高いものや、女性用に設計された背面の吸収性に特化したものなどがあります。いろいろ試して状況に合ったものを見つけてください。

　後始末の前後には石鹸でしっかりと手を洗うことが大切です。「家族だから大丈夫だろう」と思ってしまうかもしれませんが、排泄物に潜む菌に認知症の方や家族、同居するほかの家族が感染してしまう可能性もあります。緊急時のために、アルコール除菌シートなどを常備してください。トイレやキッチン、その他、介護行為を行う場所には、手指消毒液を常備しておきましょう。

　米国の大都市では、大人用布おむつのクリーニングサービスがあります。紙おむつを使いたくない場合でも負担を減らすことができます。

　寝具の保護には使い捨ての敷きパッドや、防水加工されたフランネルシーツがよいでしょう。これらは、かつて使われていたゴム製防水シーツよりも不快感が少ないのでお勧めです。オムツカバーやゴムマットなどを使用する場合は、肌に直接触れないように、間に布製の製品を挟んでください。ビニールが直接肌に当たっていると、水分が肌に触れたままとなり、炎症やかゆみの原因となります。

# 歩行・バランス障害による転倒

疾患が進行すると体が硬くなったり、歩行がぎこちなくなったり、椅子やベッドから立ち上がったりすることが困難になります。腰が曲がって猫背になり、足を引きずって歩くようになるかもしれません。転倒の危険性がある場合は、細心の注意を払う必要があります。

　　認知症ケアをする家族は、「今では一歩一歩踏み出すことがとても遅くなりました。空間認識能力が低下しているようで、歩くときに足を高く上げることが多くあります。ドアの枠や椅子によくしがみついています。ときどき空気を掴もうとすることもあります。まるで目が見えていないかのように、視点が定まっていないのです。鏡の前で立ち止まり、そこに映った自分に話しかけたり、笑ったりすることもあります」と経験を綴った。

　　妻は「夫はときどき、自分の足につまずいたり、ただバランスを失ったりして転倒してしまいます。起き上がる手助けをしようとすると、大声で叫んで抵抗します。彼は体が大きいので大変です」と語った。

このような歩行・バランス障害は、薬の副作用の可能性があります。歩行、姿勢、硬直、反復運動、転倒に懸念がある場合は、医師に相談してください。医師は薬やせん妄など、治療可能な原因があるかどうかを確認する必要があります。このような症状は、

認知症が原因で筋肉の動きを司っている脳の部位が損傷を受けた場合にも起こります。しかし、医師がほかの原因を調べるまでは、認知症が原因と決めつけてはいけません。軽い脳梗塞の場合は、理学療法が有効かもしれません。

　階段を安全に上れなくなったり、つまずきやすくなったり、歩行が困難になったりし始める時期を見逃さないでください。歩行介助をする場合は、認知症の方の腕を持って支えるのではなく、認知症の方が介助者の腕を掴むようにしましょう。その際、掴まれている腕は介助者自身の体に付けたほうがバランスを保ちやすくなります。また、認知症の方の後ろを歩いてベルトを持つことで、安定させる方法もあります。

　起床してすぐに立ち上がろうとすると、バランスを崩して転倒してしまう方がいます。立ち上がる前に、ベッドの端に数分間座ってもらいましょう。

　滑りやすいカーペットは取り除きましょう。トイレや脱衣所など、よく使用する場所には手すりの設置が必須です。階段が滑りやすい場合はカーペットをすべての段に敷き、固定してください。敷物の端はホッチキスや鋲で留めておきましょう。認知症の方が寄りかかることの多い椅子などの家具は、安定していることを確かめてください。テーブルなどの尖った角には、保護ができるクッション性の高い製品もあります（インターネットで「テーブルガード」や「コーナーガード」と検索してみてください）。また、発泡スチロールを使って作ることもできます。

　スリッパや靴の多くは滑りやすく、転倒の原因となります。クレープソールの靴が転倒の原因になる方もいますが、高い摩擦力が歩行の手助けになる方もいます。杖や歩行器なども、扱える方とそうでない方がいます。認知症の方が器具の正しい使用法を身

に付けられない場合は、無理に使わないほうが安全でしょう。

　介助する際には、介助者自身が怪我をしたり、バランスを崩したりしないように気をつけなければなりません。理学療法士や訪問看護師に、無理なく人を介助する方法を聞いてみましょう。重いものを持ち上げるときは、腰を曲げて前かがみになるのではなく、膝を曲げてください。人を持ち上げるときは、脇の下から持ち上げるようにしましょう。ベッドから立ち上がらせるときも同じようにし、腕を引っ張らないようにしましょう。動きがぎこちない方や体重の重い方を、無理に２ドア車の後部座席に乗せるのは避けてください。また、焦ると事故が起きやすいので、落ち着いて時間をかけて介助するようにしましょう。

転倒してしまったら：
1．冷静さを保つ。
2．目に見える怪我、痛みがないかどうかを確認する。
3．破局反応が起きないようにする（第3章参照）。
4．翌日以降も、痛み、腫れ、あざ、動揺、苦痛の増大の兆候などがないか観察する。これらの兆候が現れた場合や頭を打って怪我をした可能性がある場合は、医師に連絡する。

　次のケースを見てみましょう。

　認知症の夫が転倒したとき、妻はすぐ立ち上がらせようとしなかった。立ち上がれない夫の隣に座り、彼の動揺が収まるまで体を撫でたり、優しく話しかけたりするようにしていた。夫は落ち着いている状態だと、動作の指示を聞き、一歩ずつ自力で立ち上がることができた。

夫が転倒してしまっても動揺せずに行動できるまで、妻は相当努力したことでしょう。また、転倒した方を無理に起こそうとして怪我をするよりも、救急車を呼ぶほうがお互いにとって安全です。このような事態への対応は、救急隊員の仕事の一部ですので、必要ならばすぐに呼ぶようにしてください。

## 座りきりや寝たきり状態

　認知症が進行すると、徐々に歩行能力を失っていきます。最初はときどきつまずいたり転んだりすることから始まります。だんだんと歩幅が狭くなり、認知症発症から数年後には一人で立つこともできなくなっていきます。最終的には、支えられても真っ直ぐ立つことができなくなるでしょう。これを歩行失行と呼ぶことがあります（第3章「体をうまくコントロールできない」参照）。

　歩行失行のように徐々に進行する症状とは異なり、立ち上がりや歩行が急にできなくなったり、突然転倒したりする場合はほかの疾患や薬の副作用が疑われます。速やかに医療機関で検査を受けてください。

　歩行能力や立つ能力が徐々に失われていく症状は、脳の損傷が進行した結果です。認知症により歩き方を「忘れてしまった」のです。可能な限り活動的に過ごすことによって、筋力と健康の維持に役立ちます。しかし、運動などの活動が認知症による歩行能力の低下を遅らせたり、予防できたりする証拠はありません。

　歩くことができなくても、椅子に座ることはできるかもしれません。座ってほかの人と過ごすことで、家庭や施設での生活を続けることができます。座っているときに前方に倒れたり、ずり落ちたりする場合は、理学療法士の指導のもと、クッションなどで体を支えてみてください。ごく稀に、拘束具が必要になる場合が

あります。ほかに、ずり落ち防止クッションやラウンジチェア、医療用品店でレンタルまたは購入できるジェリーチェアと呼ばれる高齢者用の電動リクライニングチェアなどが座位保持に効果的です。ジェリーチェアはリクライニングチェアにトレイが付いているようなもので、人の立ち上がりを助けます。フットレストが付いているので、足を高くするなどの角度調整もできます。ジェリーチェアで食事をしたり、寝たり、テレビを見たりすることができるでしょう。また、リクライニングできる椅子であれば、後ろに倒した状態にすることで前方への転倒防止になります。座り心地を上げるために、枕で支えるのもよいでしょう。医療用品店や寝具店などで購入できる、エッグクレート型のスポンジフォームをクッションに使うのもよいでしょう。同じ椅子に座り続けるのではなく、ほかの椅子やベッドへ移動させ、定期的に体勢を変えることも重要です。

　疾患が進行すると、最終的に座ることもできなくなってしまう方がいます。多くの場合は拘縮と呼ばれる、腱が硬くなって関節の可動域が制限された状態によるものです。運動や理学療法を行うことで、拘縮を遅らせたり防いだりすることができます。しかし、認知症末期や脳血管障害を発症したあとは、関節が固まらないように動かしても、拘縮を発症することがあります。

　認知症の方が寝たきりになると、四六時中、身体的な介助が必要になります。床ずれ（第6章「床ずれ」参照）の発症や、飲み込めないことや横になっていることが原因で起こる誤嚥のリスクも非常に高くなります。

　可能な限り、2時間ごとに寝返りの介助を行ってください。認知症の方の状態によっては、医師がより頻繁な寝返りを推奨する場合があります。寝たきり状態の方は骨がもろく、皮膚が弱いこ

とが多いので、体の一部に過度の圧力や重さがかからないように丁寧に寝返り介助を行いましょう。サテンやシルク製のシーツやパジャマは滑りやすいため、寝たきりの方を楽に動かせるようになります。横向きで寝ているときは、体を支えられるようにクッションや枕を設置しましょう。皮膚潰瘍を防ぐために、膝の間に枕やパッドを挟むことが必要な場合もあります。皮膚は清潔で乾いた状態を保ちましょう。

完全に寝たきりの方を移動させる技術やコツは、練習して身に付ける必要があります。訪問看護師や理学療法士の講習を受けることをお勧めします。

## 車椅子

認知症が進行すると、車椅子が必要になるときがくるかもしれません。車椅子は長時間座っていると、座り心地が悪くなることがあります。車椅子のシートは硬いことが多く、床ずれの原因となることもあるのです。利用者の体に合っていない車椅子は、筋肉や神経を痛める原因になります。たとえば、車椅子のクッションのサポートが足りず、長時間ぐったりと腕が横に垂れた状態で座っていると指が痺れることがあります。さまざまなタイプがあるので、主治医や看護師などの医療従事者と相談し、最適な車椅子を選択しましょう。身体をサポートする機能や快適さなど、認知症の方のニーズだけではなく、介助する方が持ち運べる重さか、車で持ち運びする場合の収納のしやすさ、自宅の入り口などを通る幅かどうかなど、さまざまなことを考慮する必要があります。使用方法については、理学療法士や看護師に、乗り降り介助の仕方や、正しい姿勢などを教えてもらってください。車椅子の最適な操作方法に関する情報は医療用品店やインターネットで得るこ

ともできます。

　65歳以上を対象とした米国の公的医療保険メディケア・パートBとメディケア・アドバンテージ・プランでは、理学療法士が適切に調整した車椅子1台分（一人分）の費用を負担してくれます（日本では、在宅介護で使用する介護用品・福祉用具のレンタルをする場合、一部には介護保険が適用されます）。処方された車椅子は、痛みや床ずれなどの問題を軽減することができます。メディケアのホームページには、給付条件が記載されています。車椅子や電動スクーターの費用が負担されるまで、申請書を何度も提出したなど、大変な思いをした家庭もあるようです。医師に処方されたケアに必要な介護用品に公的保険が適用されるかどうかは、医師や医療提供者に尋ねてみてください。

# 自宅環境の改善

　認知症の方と同居する家族の生活を楽にするために、家庭内でできることはたくさんあります。認知症に関する書籍を読んだり、ほかの家庭の経験談を聞いたりしている中で、さまざまな提案を聞くことになるでしょう。介護用品は役立つかもしれませんが、すべての問題を解決できるわけではありません。環境を変えることを検討する際、同居する家族の居心地が悪くならないか考慮しましょう。また、認知症になると簡単なことでも覚えられなくなったり、少しの変化にも対応できなかったりすることも念頭に置いておきましょう。健常者にとっては簡単に操作できる携帯電話でも、認知症の方にとっては試練かもしれません。家具の配置を少し変えただけで、落ち着きがなくなり、戸惑ってしまうかも

しれません。

　すべての状況に当てはまる解決法はありません。自分が納得できて、家庭の予算内に収まるアイデアを探しましょう。多くの場合、高価な「アルツハイマー病専用」の製品は必要ありません。また、これらの製品や、歩行器や車椅子のような介護用品は、中古品を入手することもできます。徘徊防止グッズについては、第7章「徘徊」内の「徘徊行動への対応」を参照してください。

　**生活の負担を減らす道具**　リクライニングチェア、痩せている方や敏感肌の方用のクッション、自動で電源が切れる電気座布団、キャビネットに取り付けられるランプ、拡大鏡や聴覚障害の方に電話や呼び鈴などの音を知らせる聴覚アンプやライトなどがあります。

　食器の柄やペン、鉛筆などのグリップ部分を厚くする商品も多く販売されています。床からものを拾ったり、高い棚にあるものを取るためのリーチの長い道具もあります。瓶を開けるための道具もいくつかあります。これらの道具は、高齢者向けの雑誌に広告が掲載されていることが多く、ネットストアや近所のドラッグストアに売っていることもあります。

　**電話を録音できる装置**　電話会社は、着信の電話番号を通知する「発信者番号通知サービス」を提供しています。認知症の方が忘れてしまっていても、誰から電話がかかってきたのかを知ることができます。通話録音機能があれば、すべての通話を録音するように設定できるので、認知症の方が家族に伝え忘れた会話を再度聞くことができます。

　**自動点灯するライト**　夕暮れ時になると点灯するソーラーライトや、夜中に人の動きに反応する人感センサーライトなどがあります。トイレに自動点灯ライトを設置しておけば、夜中に介助

なしでトイレに行けるかもしれません。

**オーディオ機器**　ヘッドフォンなどを使えば、誰かがテレビを見ている間に、ほかの人は音楽を聴くことができます。コードレスのヘッドフォンを使えば、テレビの音を上げたり、テレビに近づいたりしなくても、音が聞こえます。

**セキュリティシステム**　ホームセキュリティシステムの導入を検討してみましょう。煙探知機と火災報知器の設置や、ドアや窓が開いたときに警報が鳴る設備を導入することで、より安心して過ごすことができます。認知症の方が勝手に外に出ようとするときも警告してくれます。また、見守り支援機器などを導入すると、緊急時に電話を使用できなくても助けを呼ぶことができます。

**オーディオモニター**　本来は乳幼児を持つ親のために開発されたシステムで、離れた部屋にいても常に音を聞いて状況を把握することができます。認知症の方の部屋やポケットに小型の送信機を設置することで、家族が持つ小型の受信機を通して、音を拾うことができます。

**映像媒体**　映像はテレビやタブレット、パソコンなど、さまざまな機器で観ることができ、多種多様なジャンルがあります。認知症の方の中には、自分の青春時代に観ていた映画の鑑賞を好む方もいます。昔のホームビデオをDVDに変換して、家族みんなで思い出話に浸ることもできます。介護施設では職員の研修に映像が使われていることもあります。

認知症の方へ向けたメッセージを映像として残すこともできます。たとえば、「ジョン、妻のメアリーよ。私は仕事に行ったけど、18時に帰宅するから、それまでランベさんが一緒にいてくれるよ。彼女に昼食を作ってもらって、それから一緒に散歩に行ってね。彼女から離れないように。愛しているよ。また18時

に会いましょうね」と録画しておけば、何度でもこのメッセージを観ることができます。家族が不在でも、代理の介護者がこのメッセージを流し、認知症の方を安心させられるでしょう。

## 自宅環境はどれくらい整理整頓すべきか

家の中をどのくらい整理整頓するべきか、悩む家庭も多いと思います。気を散らせるものが多い場所にいると、ひとつのことに集中できない認知症の方も多くいます。集中力や思考力が低下している方にとって、秩序や習慣、シンプルな環境は非常に大切です。しかし、あまりに何もない環境は感覚遮断や混乱の原因にもなります。専門家の中でも意見が分かれていて、きれいに片づけるように指示する方もいれば、認知症の方には刺激が必要だと言う方もいます。また、壁に飾ってある写真や壁紙が、幻覚や混乱の原因になると主張する方もいます。異なる意見が飛び交う中、何が正解なのでしょうか？ その答えにたどり着くためには、認知症の方の性格や部屋に置いてあるものの種類、興味を引くものなど、さまざまなことを考慮する必要があります。

まずは認知症の方を観察してください。浴室にあるものをすべて掴む、料理に手を突っ込む、調味料で遊ぶ、最初に食べる料理や使うべき食器を決められないなどの行動が見られる場合は、環境をシンプルにしましょう。浴室から不要なものを取り除いたり、料理は一品ずつ出したりしてみてください。稀に、壁に掛けてある写真に話しかけたり、壁紙の花模様を摘まもうとしたりするケースもあります。写真や鏡の存在が認知症の方を動揺させているようでしたら、片づけましょう。話しかけるときに特に動揺していないようでしたら、取り除く理由はありません。

> ナーシングホームに入所している女性は定期的に壁紙を指し、「夫が取り付けたものだ」と周りに自慢していた。彼女が嬉しそうだったので、壁紙が取り除かれることはなかった。

　一般的には部屋の中にあるものよりも、人や動物、騒音、人の動きなどのほうが、認知症の方の気を散らせます。会話をしようとすると落ち着きがなかったり、イライラしていたり、注意散漫になったりしている場合は、刺激を減らすことを検討してください。ただし、認知症の方にきちんと意識を向け、意味のある１対１の対話を十分に行うようにしてください。

　ソファにあるクッションのように「ただ置いてある」ものよりも、「選択しなくてはいけない」ものに対して、認知症の方は混乱する傾向にあります（浴室の数種類のシャンプー、お皿の上の何種類もの料理など）。混乱や動揺を引き起こしているものは、片づけるようにしましょう。

　介護施設では、認知症の方にとって必要な刺激や興味、周りの環境から何が起こっているか、どう反応すべきかを知らせる手がかりが得られない場合があります。どのような環境においても、認知症の方の反応を観察してもらってください。行ったり来たりしたり、手でものをずっといじくっていたり、同じことを何度も繰り返したりする場合は、何か集中できることをさせてあげると、こうした行動をやめるかもしれません。

　物理的に環境を変えることで、認知症の方の日常的な自立支援をサポートすることができます。たとえば、高齢になるとより多くの光が必要になりますので、十分な自然光や照明を確保するとよいでしょう。認知症の方は照明をつけられなかったり、窓際の

より明るい場所に行くことを思いつかなかったりするので、明るさが不足する傾向にあります。そのため、室内が十分に明るいことを確認してください。ただし、照明や窓からの日差しはまぶし過ぎないようにしましょう。まぶしさは、認知障害がある脳を混乱させます。また、パステルカラーや同系色よりも、コントラストの強い色のほうが見やすいかもしれません。視覚障害がある方にとっては、白いお皿の上に載った淡い色の食べ物が見えないかもしれません。便器が白い場合は、白いトイレマットよりも濃い青色のものを敷いたほうが、排泄の際にスムーズにいくでしょう。

　環境を利用して、特定の場所に近づかないようにすることもできます。何かに気づきやすくなる配色があるように、見えづらくする配色もあります。認知症の方に入ってほしくない部屋があれば、ドアの枠、幅木を含むすべての部分を壁と同じ色に塗りましょう。ドアに気づかず、通り過ぎる可能性が高まります。

　補聴器は周囲の雑音も大きくしてしまい、その状況にいつまでも慣れないことがあります。可能な限り周囲の雑音を除去しましょう。

第

# 6

章

# 健康上の問題

認知症の方は健常者同様、インフルエンザのようなものから重篤なものまで、さまざまな疾患を発症することがあります。その際、会話能力は健在でも、痛みや苦しみを伝えられない場合があります。自身の体の変化や不調を放置してしまうこともあるため、切り傷や打撲、骨折をしていたとしても、本人も周りも気づかない可能性があるのです。また、長時間の着座や寝たきりの姿勢は、床ずれ（褥瘡）のリスクを高めます。このような問題を放置すると、徐々に体調を崩していくこともあるので、ちょっとした体の不調でもすぐに改善することが大きな助けとなるでしょう。

　風邪をひいたとき、意識が「朦朧」とする感じを皆さんも経験したことがあるのではないでしょうか。認知症の方はこの状態になりやすく、それが混乱や行動症状の悪化につながることがあります。また、インフルエンザ、軽度の風邪、肺炎、心臓病、薬の反応などは、せん妄（第18章「その他の脳障害」内の「せん妄」参照）を発症させることもあります。発症すると、認知症が急に悪化したように見えるかもしれませんが、このような症状やせん妄自体は通常であれば治療することができます。日頃から疾患や怪我の兆候がないかを確認し、発見した場合は看護師や医師に連絡する必要があるでしょう。

　意思の表現力が低下している認知症の方は、「頭が痛い？」などの具体的な質問をしても、答えられないことがあります。意思表示能力がある方でも風邪や痛みを自覚できなかったり、体のどこに問題があるのかを伝えることができなかったりするのです。また、病気や怪我の程度を正しく把握できない場合もあります。体の不調について家族に伝えたことを、伝えた認知症の方自身が忘れている場合もあります。何度も繰り返し安心させてあげましょう。

痛みや疾患の兆候は、些細なことでもすべて真剣に対応する必要があります。認知症の方の状態を理解し、適切に検査してくれる思いやりがある医者を見つけることが大切です。中には検査もせずに、問題を認知症や高齢によるものだと決めつけてしまう医師や看護師もいます。症状を検査し、痛みの原因を突き止め、治療する努力をしてもらうよう主張しましょう。また、認知症の方はせん妄になりやすい傾向にあります。せん妄はさまざまな要因によって発症するため、些細なことでも変化に気づいたときには医師と相談しましょう。

　老人ホームなどの介護施設では、利用者の多さなどさまざまな要因から、併発する疾患や痛みが見落とされがちです。家族が施設に対して、検査などをするように積極的に主張することが必要かもしれません。

　病気を知らせるサインには次のようなものがあります。

・急激な行動の変化（以前は問題なく、意欲的にできていたことができなくなるなど）

・発熱（37度以上の熱）。体温を測るときは、赤外線式体温計を使いましょう（ドラッグストアやネットストアで購入できます）。認知症の方は体温計を噛んでしまうことがあるので、ガラス製のものは使わないようにしましょう（ガラス製の体温計は水銀が含まれており危険なため、現在米国では販売が禁止されています）。平熱であっても病気ではないというわけではありません。高齢者は重症であっても高熱が出ないことがあります

・顔色（急に赤くなったり、青ざめたりする）

・運動によるものではない、速い心拍数（100以上）。一般的な

安静時の心拍数は、1分間に60〜100です。看護師に手首の脈の測り方を教えてもらいましょう。20秒間計測し、3倍すると心拍数を導き出すことができます。安静時の脈拍数を知っておくと、異常に気づきやすくなります

・嘔吐または下痢
・皮膚の変化（弾力性がなくなったり、乾燥したり、青白くなったりする）
・歯茎が乾いて青白い、口内炎
・頻繁な喉の渇き、または水分や食物の摂取の拒否
・性格の変化、イライラの増加、倦怠感や眠気の増加
・頭痛
・うめき声や叫び声
・突然の痙攣、幻覚、転倒の発症
・失禁
・体のむくみ（特に手足のチェック）
・咳、くしゃみ、呼吸器感染の兆候、呼吸困難

　認知症の方を観察するとき、次のようなことを自問してみましょう。程度に関わらず転倒したことがありませんか？　最近72時間以内に排便をしていますか？　最近（過去1カ月以内に）服用する薬を変えていませんか？　急に腕や足を動かさなくなっていませんか？　痛みでうずくまっていませんか？　心臓病、関節炎、風邪など、ほかの身体的問題を抱えていませんか？
　体重の不自然な減少は、重篤な疾患の存在を示しているかもしれません。医療機関で減少の原因を特定することが重要です。体重が10%以上減少した方は、早急に医師や看護師に診てもらう必要があります。これは、積極的にダイエットをしていない肥満

体型の方も同じです。

# 痛み

認知症を引き起こす疾患に「痛み」が伴うのかどうか、疑問に思う方もいるかもしれません。現在判明している限りでは、アルツハイマー型認知症が痛みを引き起こす事実はなく、また、脳血管性認知症ではごく稀に痛みが出ると言われています。しかし、認知症以外の原因により痛みを感じることがあります。たとえば、胃や腹部の痙攣、便秘、捻挫や骨折、長時間の着座、インフルエンザ、関節炎、床ずれ、打撲、切り傷、不衛生による炎症や湿疹、歯や歯茎の痛みのほか、身に付けているものの擦れや小さ過ぎる衣服や靴などです。そのような痛みがあるとき、認知症の方は合図を出しています（急な行動の変化、うめき声や叫び声、体の一部が動いていない、体の特定の部分を触ると泣き叫ぶ、特定の行動をとりたがらない、落ち着きがなくなるなど）。些細な合図でも真剣に受け止めなければなりません。認知症の方が痛みの有無や、部位を伝えることができない場合は、医療従事者が部位や原因を特定しなければいけません。

# 転倒と怪我

認知症の方は動きがぎこちなくなり、ベッドから落ちたり、ものにぶつかったり、つまずいたり、何かで体を切ってしまったりすることがよくあります。何事もなく過ごしているように見えて

も、次のような理由で、大きな怪我を見落としているかもしれません。

1. 高齢者は骨粗しょう症などの影響から一見軽傷に見えるものでも、骨折や重傷につながる可能性があります。
2. 骨折した手足を気にせず使い続ける可能性があります。
3. 痛みがあることを伝えられなかったり、転んだことを忘れていたりすることがあります。打撲傷は見た目でわかるようになるまで数日間かかることがあります。軽度の頭部外傷であっても頭蓋骨の内側で出血が起こっていることがあるので、脳損傷の進行を避けるためには速やかに治療する必要があります。

　行動の変化は怪我の唯一の手がかりになるかもしれません。事故や転倒、徘徊、打撲、水ぶくれ、体に合わない服などによる切り傷などがないかを日常的にチェックしましょう。足や口内の痛みは見落とされがちです。

# 床ずれ

　床ずれは、同じ体勢で長時間座ったり横になったりするときや、きつい衣服、むくみ、栄養不足などが原因で起こります。床ずれは誰にでも起こり得ますが、高齢者の皮膚は非常にデリケートで傷つきやすいため、発症しやすいのです。床ずれは皮膚が部分的に赤くなることから始まり、いずれ潰瘍に発展していきます。特に、かかと、腰、肩、肩甲骨、背骨、肘、膝、尾骨部、仙骨部、

足首などの脂肪や筋肉が少ない部位に発生します。加齢などによって皮膚が弱まると、普通の入浴でも簡単に裂けたり、あざができたりしてしまいます。特に臀部、尾てい骨、かかと、肘上に赤い斑点やあざがないか注意してください。赤みが出ていたら、その部位が当たらない姿勢で寝かせましょう。ほかの部位にも床ずれができないように、数時間おきに姿勢を変えましょう。床ずれの兆候を確認したら、医師や看護師に知らせる必要があります。迅速に対応することで、より深刻な事態に発展することを防ぐことができます。

認知症の方が定期的に姿勢を変えられるように工夫しましょう。反対方向を見るように促したり、一緒に散歩に出かけたり、食卓の準備をしてもらったりしてください。キッチンに来て料理の出来具合を見てもらったり、窓際に来て外を眺めてもらったりしてもよいでしょう。

動けなくなった方や、寝たきりや常に椅子に座ったままの方は、床ずれができる危険性が非常に高くなります。約2時間ごとに体位変換ができるよう、スケジュールを立てるようにしましょう。

十分な体位変換ができない場合は、傷つきやすい部位を保護するようにしましょう。医療用品のお店やネットショップでは、体圧分散寝具や座布団を販売しています。エアマット、ウォータークッション、ゲルパッド、フォームパッドやこれらを組み合わせた商品が多くあります。クッションやパッドは、食べこぼしや臭いから保護するため、柔らかくて洗えるカバーやシールドが付いているものを選ぶとよいでしょう。また、かかとや肘など骨ばった部位を保護するパッド（フリースのような合成繊維素材製）も販売されています。定期的な体位変換に加え、これらの商品も試してみてください。

# 脱水症状

　歩行に問題がなく、自立して日常生活が送れているように見える方でも、気づかずに脱水症状になることがあります。一見、問題なく生活できているように見えるため、周囲が脱水症状の兆候に気づかないこともあるのです。特に、嘔吐や下痢の症状がある場合や、糖尿病、利尿剤や心臓病の薬を服用している場合は要注意です。脱水の症状としては、喉の渇き、水分摂取の拒否、発熱、顔面紅潮、頻脈、口内が乾燥して青白くなったり乾燥したりする、非弾性皮膚、目眩やふらつき、錯乱や幻覚などがあります。

　1日に必要な水分量は、個人や季節によって異なります。夏場は、より多くの水分を必要とします。認知症の方が十分な水分を摂取しているかどうかわからない場合は、医師に相談してください。

# 肺炎

　肺炎とは細菌やウイルスによる肺の感染症です。認知症の合併症としてよく見られますが、発熱や咳などの症状がない場合、肺炎の診断が難しいことがあります。肺炎初期にせん妄の症状が出ることもあるので、急に認知症が悪化したと感じた場合は肺炎を疑う必要があります。頻繁に喉を詰まらせている方や、寝たきりの方は特に肺炎になりやすいので注意が必要です。

# 便秘

　認知症の方は最後にいつ排便したか思い出せず、便秘による不快感の原因がわからないことがあります。排便の回数が少ない方もいますが、平均的には2～3日に1回のペースで排便します。

　便秘は不快感や痛みを引き起こし、認知症の方の混乱を悪化させてしまうことがあります。また、放っておくと腸閉塞になることもあります。腸閉塞とは、腸の一部、または全部が便でふさがれてしまい、体内の老廃物を排出できなくなる症状のことです。下痢気味でも、下痢は部分的な便の詰まりを通り過ぎて排出されることがあります。腸閉塞の疑いがある場合、医師や看護師に相談してください。

　便秘には、多くの要因があります。そのひとつは食生活です。現代の米国人の多くは、精製食品や冷凍食品を多く食べ、腸の活動を促す食物繊維が含まれた食品をあまり食べていません。また、認知症や合わない入れ歯、歯の痛みにより、さらに食生活が変わってしまい、便秘を悪化させてしまうケースが多くあります。水分摂取量が減ると便が硬くなり、便秘を引き起こしたり悪化させたりします。さらに、老廃物を移動させる腸の筋肉は、加齢とともに活動が低下すると考えられており、運動量が減るとさらに腸の働きが低下してしまいます。また、一部の薬や、食事がままならない方が飲む栄養補助サプリは、便秘を悪化させることもあります。認知症の方が飲んでいる薬などが便秘の原因になるかどうか、薬剤師に聞いてみましょう。

　軽度の認知症の方や、身の回りのことは自身でできるという方であっても、最後にいつ排便したかを把握できていないことがあ

ります。認知症の方が一人暮らしの場合は、調理が必要な食べ物を食べなくなったり、ケーキやクッキーなどの精製食品を食べ過ぎたりしている可能性があります。また、一人暮らしかどうかに関わらず、排便スケジュールの把握は難しいことです。便秘気味ではないかと思われる場合には、家族や介護者が代わりに排便を管理する必要があります。認知症の方に「家族にすべて管理されている」と感じさせないように、できるだけ穏便に目立たないように管理しましょう。

　ほとんどの人にとって生理現象はプライバシーに関わる問題です。排便介助をプライバシーの侵害と捉え、怒って反応する認知症の方もいます。一方、他人の排便状況を記録することは気分のよいことではなく、できれば避けたいと思う方も多くいます。こういった、介助する側とされる側の感情が重なると、重大な問題を見落としてしまうことがあるでしょう。

　認知症の方が痛みや頭痛を訴えているときは、便秘が原因である可能性も念頭に置いてください。膨満感やガス溜まりを訴えている場合も、便秘が原因の可能性があります。日常的にさまざまなケアをする中で、排便の把握は忘れてしまいがちです。便秘かもしれないと思ったら、医師に相談しましょう。腸が正常に機能しているかどうかをすぐに判断し、問題がある場合は対処してくれるでしょう。

　市販の便秘薬の常用は推奨していません。頻繁に使用することも避けたほうがよいでしょう。代わりに、食物繊維と水分の摂取量を増やし、散歩などの運動を増やすようにしましょう。水分制限をしている場合を除き、毎日少なくともコップ6杯の水やジュースを飲むべきです。野菜はおやつにも出してみてください。果物はプルーンやリンゴなど食物繊維の高いものをおやつとして

出したり、シリアルに入れたりするとよいでしょう。全粒粉禾
穀類（ブラン、全粒粉パン、全粒粉の朝食用シリアル）やサラダ、
豆類、ナッツ類の量も増やしてみてください。ブランフレークな
どの全粒穀物シリアルは、おやつに最適です。小麦やオーツ麦の
ブランはジュースに混ぜて飲むこともできます。

　食物繊維量を増やすためにサイリウム製剤（メタムシルやシト
ルセルなど、さまざまなブランド名で販売されている）や食物繊
維を含む錠剤や栄養バーの摂取については、医師に尋ねてくださ
い。医師の指示なしでは摂取しないでください。

# 医薬品

　薬は諸刃の剣です。薬の服用は、認知症の方の健康維持、痛み
のコントロール、睡眠改善、苦痛のコントロール、問題の発生を
防ぐために重要な役割を果たすことがあります。同時に、認知症
の方（および高齢者全般）は、薬の過剰摂取やほかの薬との組み
合わせによる影響を受けやすいです。「薬」には、医師から処方さ
れたもののほかに市販薬やサプリメント、記憶力向上剤などが含
まれます。突然の興奮状態の多発、ゆっくりとした前かがみの歩
行、転倒、眠気、失禁、無気力、混乱状態の多発、寄りかかった
姿勢、こわばり、異常な口や手の動きなどは、薬の副作用かもし
れません。また、副作用には目眩、ふらつき、頭痛、吐き気、嘔
吐、下痢、食欲不振、便秘、貧乏ゆすり、痙攣、心拍の変化、視
力の変化、皮膚の発疹や発赤などもよく見られるので、このよう
な症状を確認した場合は医師に相談してください。

　薬の効果を十分に発揮することと同時に、副作用をすべて排除

することは、医師にはできません。しかし、ときには用量を減らしたり、類似した薬を使用したりすることで、副作用を緩和または排除して治療できる可能性があります。最良のバランスを見つけるには、家族と医療従事者の協力が必要不可欠です。

　時折、疾患の特定の段階を乗り切る補助のために、向精神薬が処方されることがあります。ただし、向精神薬はさらなる混乱や生死に関わる深刻な副作用を引き起こす可能性があるため、慎重に使用しなければなりません。このような薬は、ほかのすべての選択肢の効果が薄い場合や、幻覚、疑心暗鬼、重度のうつ病、重度の焦燥性興奮など、非常に特異的な症状を対象とした場合にのみ使用するべきです。しかし、これらの向精神薬は、徘徊や落ち着きのなさ、時折生じる苦痛、または睡眠障害の抑制には効果が十分ではありません。医療従事者が向精神薬の投与開始や増量を検討しているときは、薬物療法以外のアプローチがないかを、まずは尋ねてみてください（第3章「過剰反応と破局反応」「暴力的な行動」、第8章「感情の記憶」「怒りと苛立ち」「不安、緊張感、落ち着きのなさ」参照）。認知症の方の行動に対して冷静に対応したり、問題が起こる前に注意をそらしたりすることはできませんか？　家族にもっと時間があれば、認知症の方の落ち着きのなさにより寛容になれませんか？　などを自問してみましょう。どうしても向精神薬が必要な場合は、一番問題行動を起こしやすい時間帯に強い効果が発揮されるように服用できるかどうかを尋ねてみましょう。

　薬剤師は薬の効果や相互作用について高度な知識を持っています。薬局では患者が服用しているすべての薬のリストを所持しているので、薬剤師はリストを見ながら薬物の相互作用や副作用の可能性を確認することができます。服薬の責任の多くは家族にあ

るため、服用しているすべての薬に注意を払う必要があります。問題が起こる可能性を減らすために次のことをしてみましょう。

　認知症の方のケアに関わるすべての医療従事者が、服用している薬を全部把握していることを確認してください。薬の組み合わせによっては、混乱を悪化させる可能性があります。薬局で処方されているすべての薬のリストを作成してもらい（お薬手帳など）、通院の際には持参してください。また、処方薬だけではなく、市販薬もすべて持っていきましょう。認知症の方がリストバンド（徘徊防止を目的とした、住所や身元を証明するもの）を身に付けている場合は、服用している薬を記載すべきかどうか、薬剤師に聞いてみてください。新しい薬が処方されるたびに、現在服用している薬を見直して、廃止できるものがないかどうかを医師に確認してもらいましょう。そうすることで、薬物相互作用のリスクを減らすことができます。

　認知症のような脳障害のある方は、低用量や成人の通常用量でさえ薬の副作用が出ることが多くあります。新しく服用する薬はできるだけ少量から始め、必要に応じて増量することができないか医師に相談してみてください。また、成分の体内滞在時間や副作用が少ない類似した薬がないかどうかも確認してみましょう。

　注意すべき副作用の説明も受けてください。副作用は現れるまでに、服用の開始（用量の増加）時期から1カ月程度かかる場合があります。時間が経ってしまうと、家族や医師ですらも、新しく発生した副作用が1カ月前の薬によるものだとは思わないかもしれません。薬を処方された時点で、副作用の可能性があるかどうかを医師に尋ねるようにしましょう。医療保険によっては、同じ効果でも特定の種類の薬しかカバーしていない場合があります。可能であれば、必要な薬がカバーされる医療保険を選びましょう。

薬によっては、食前や食後など服用する時間帯が定められているものもあります。体内で累積効果を持つもの（徐々に効果が蓄積され高まるもの）もあれば、そうでないものもあります。高齢者や認知症の方の身体は、間違った用量に特に敏感に反応するため、医師が指定した量と時間帯に薬を飲ませるようにしてください。飲むと眠くなる薬の場合は、朝ではなく就寝前に服用してもよいかどうかを聞いてみましょう。また、服用を忘れたり、誤って2回服用したりした場合の対処法を確認するようにしましょう。

　認知症の方は家族が薬を飲ませようとする理由が理解できず、破局反応を起こす場合があります。このような状況になっても、口論にならないようにしてください。問題が起こる可能性を減らすには、「薬だよ。先生があなたの症状のために処方してくれたものだよ。口に入れて。はい、水を飲んで。終わったよ」などとひとつずつ状況を説明しましょう。認知症の方が取り乱す場合は無理に薬を飲ませずに、時間を置いてからもう一度試してみましょう。人によっては、薬瓶ごと渡すのではなく、コップなどに1回分ずつ入れることで、取り乱すことが少なくなる方もいます。

　認知症の方は薬を飲み込めなかったり、飲み込むことを拒否したりすることがあります。薬を飲み込まずにあとで吐き出してしまい、後日、家族が床の上に落ちている薬を発見するかもしれません。薬が頻繁に床に落ちている場合は、子供やペットが誤飲しないように注意してください。服用の際に飲み物を用意することは重要です。それでも問題が続く場合は、薬を別の形で服用できるか医師に尋ねてください。カプセル剤よりも錠剤や液体のほうが飲み込みやすいかもしれません。薬によっては、錠剤を砕いて食べ物（アップルソースなどのピューレ）に混ぜて服用することも可能です。薬を砕いて服用してもよいかを薬剤師に聞いてみて

ください。薬を飲んだかどうかわからない場合は、医師や薬剤師に今後の対応を相談してください。

認知症の方自身で服薬管理ができると思ってはいけません。認知症の方を一人にしなければならない場合は、1回分の薬だけを出して残りは家族や介護者が管理しておくようにしてください。軽度の記憶障害や記憶障害のない方でも、薬を飲んだかどうかを忘れてしまうことがあります。

家族が疲れていたり、気が動転していたりすると、薬を飲ませ忘れてしまうことがあります。ドラッグストアや健康食品店では、曜日ごとにラベルが貼られた小分けのプラスチック容器が売られており、その日の薬を飲んだかどうか、ひと目でわかります。このような商品は、あくまでも家族が服用管理をする際に役立つものであって、認知症の方自身が正しく使えるとは限りません。最近ではデジタル薬ケースもあり、いつ薬を飲んだかを記録し、自動で服薬の時間を通知してくれます。

薬の容器には安全キャップ（チャイルド・レジスタンス・キャップ）が使用されていることがあります。開けにくい場合は、薬剤師に開けやすいものを用意してもらいましょう。ただし、認知症の方が飲んではいけない薬がある場合は、安全キャップがあると防止策になります。薬は認知症の方の手が届かないところで保管しましょう。

この節では、在宅で認知症ケアをしている家族を想定して解決案を書いています。ただし、介護施設に入居している場合でも、定期的に服薬担当の看護師に薬について確認してください。薬の変更があった場合には、家族にその旨を伝えるよう依頼してください。これらの施設では、投薬ミスの発生率が高いことにも注意してください。認知症の方に変化があった場合には、その原因が

薬によるものなのか確認するなど、この節に記載されている対応を参考にしてみてください。

# 歯の問題

　定期的な歯科検診は、よい認知症ケアの重要な要素です。口内の痛みを伴う虫歯や膿瘍、口内炎などは、専門家でないと見つけることが難しく、認知症の方がそれらの症状を伝えることができないかもしれません。また、たとえ家族であっても、口内を見られることを拒否する場合があるかもしれません。軽度の認知症の方でも、歯や入れ歯を放置して口腔内感染症を発症することがあります。不健康な歯や合わない入れ歯は、栄養状態の悪化につながり、さらなる問題を引き起こします。口腔内の問題は認知症の混乱や行動症状を悪化させる原因になるのです。歯に痛みはなさそうか、入れ歯は合っているのかを定期的に確認しましょう。介護施設に入居している場合は、継続的な歯科治療ができるように手配しておきましょう。

　認知症の方は入れ歯や部分入れ歯をなくしてしまうことがよくあります。歯科医に相談し、取り外しができない代替品を検討してもらいましょう。認知症の方は平均余命が短い傾向にありますので、長年使える治療法より、管理がしやすい治療法のほうがよいかもしれません（たとえば、耐用年数が長いが取り外し可能でなくす可能性もあるブリッジよりも、耐用年数が短いが取り外せないクラウンを選択するなど）。

　歯科医院に行くことに抵抗がある方は多くいます。認知症のことをよく理解し、忍耐強く、思いやりがある対応をしてくれる歯

科医を探しましょう。たとえば、老年科専門の歯科医は認知症の方のケアに関連した特別な研修を受けています。もし、歯科医が全身麻酔を勧める場合は、麻酔の危険性とケアの必要性を慎重に検討してください。

ナーシングホームや介護施設に入居する前に、歯科医に頼んで入れ歯に認知症の方の名前を入れてもらいましょう（自分ではやらないようにする）。このような施設では、稀に入居者の入れ歯が混ざってしまうことがありますが、名前を入れておくことで施設側は確実に入れ歯を識別できるようになります。

# 視覚の問題

認知症の方は視力が低下しているように見えることがあります。ものにぶつかったり、低い縁石で足を高く上げたり、フォークで食べ物を刺せなかったり、薄暗い場所で混乱したり、迷ったりすることがあります。このような症状には、いくつかの原因が考えられます。脳の損傷が原因であることが多いのですが、遠視や白内障など目に問題がある場合もあるので、眼科医に診てもらいましょう。ダメージを負った脳に少しでも正しい情報を届けるためには、視力は矯正する必要があります。思考力が低下している方の視力が低下してしまうと、環境の理解がさらに難しくなり、さまざまな機能もさらに低下してしまいます。検査してもらう際、医師が視力の問題を「老化によるもの」という理由で片づけてしまわないように注意してください。たとえ治療することができなくても、医師は症状と状況を家族に説明する義務があります。

認知症の方は似たような濃さの色の区別がつかなくなることが

あります。たとえば、水色、薄緑、薄黄色がすべて同じように見えることがあります。淡い色の壁に白い手すりがあると見えにくいかもしれません。薄緑色の壁と青緑色の絨毯の境目がわからない方もいるでしょう。この問題が原因で、壁にぶつかってしまうことがあります。

　人によっては、奥行き知覚が困難な場合があります。プリントされたものや模様は混乱を招くかもしれません。白黒の浴室タイルは、床が穴だらけに見えることがあります。距離感が掴めないと、椅子が座れる位置にあるかどうか、段差や縁石の高さはどのくらいか、階段のどこを踏めばよいのかの判断がつきにくいことがあります。窓からの照り返しにより、窓の近くにあるものの細部が見えなくなることもあるかもしれません。また、明るさの急激な変化に対して高齢者の目は健常者よりもゆっくりと順応するのです。

　脳の機能が低下していると、視力問題を補うことができなくなります。しかし、認知症の方の生活を楽にする工夫はできます。認知症の方が最大限の能力を発揮するためには、できるだけものを認識できるような環境を整える必要があります。壁が明るい色ならば、手すりを暗い色で塗りましょう。壁や床が似たような明るさの場合、幅木を暗い色で塗ることで、床と壁の境目を認識しやすくなります。昼夜問わず部屋の明かりを増やし、就寝中は常夜灯をつけてください。暗いクローゼットには、照明を設置しましょう。

　認知症により、目が見ているものを脳が正しく理解できないことがあります。この場合、目は正常に機能していますが、視認した情報が脳に正しく伝わらないのです。たとえば、家具にぶつかってしまうのは視力に問題があるからではなく、目の前に何か

があることを脳が認識できない場合があります。一見、視覚問題による事象であるように見えても、このような問題は認知症によるものである可能性があります。この状態を「失認」と言います（第8章参照）。失認が原因で問題が発生した場合、眼科医では対応できないだけではなく、思考や言語に障害のある方の視力を検査することすら難しいかもしれません。失認の場合、「前をよく見て行動して」と言っても意味がないでしょう。認知症の方が自力で避けられない怪我から守るために、より一層のケアが重要であり、切り傷やあざがないかどうかをこまめにチェックする必要があります。

眼鏡をどこかに置いたあと、すぐ場所を忘れてしまう場合は、首からかけられるチェーンなどが効果的です。眼鏡をなくしたときを想定し、古い眼鏡をとっておくか、予備の眼鏡を買っておきましょう。外出時には、認知症の方の眼科の処方箋を携帯するようにしましょう。処方箋があれば、紛失や破損した眼鏡を手間と費用をそれほどかけずに交換することができます。

コンタクトレンズを使用している場合は、管理ができなくなる前に眼鏡に交換する必要があるかもしれません。コンタクトレンズの使用を望んでいる場合は、目の炎症に注意して、レンズの手入れをきちんとするようにしてください。

## 聴覚の問題

聴力の低下は、脳が周辺環境を把握するために必要な情報源をひとつ奪ってしまいます。難聴はもの忘れ、疑心暗鬼、引きこもりなどの症状を引き起こしたり、悪化させたりするので（第8章

参照）、可能であれば治療や補聴器の使用を通して改善してください。医師は難聴の原因を特定し、適切な補聴器を紹介してくれます。認知症による聴覚問題は視覚問題のように、問題が脳と聴覚のどちらにあるのかわかりにくい場合があります。認知症の方は言われたことへの理解が難しい場合もあります（第3章「会話・コミュニケーション障害」参照）。オーディオロジスト（聴覚の専門家）や医師であれば、思考力と聴覚、どちらに問題があるかを見分けることができるはずです。そうでない場合は、神経心理士など記憶障害の専門家に相談してください。

認知症の方は新しいことが覚えづらいため、補聴器に馴染めないかもしれません。認知症の方にとって、補聴器は周囲の雑音も増幅させ、耳に異物が入っているように感じます。補聴器の目的を思い出せない方にとっては、装着することで強い不快感に襲われる可能性もあります。使用するまで合うかどうかわからないこともあるので、補聴器を購入する際には、返品可能な商品を購入するようにしましょう。

認知症の方が補聴器を使用している場合は、家族が責任を持って管理し、定期的に電池を確認しましょう。

補聴器で難聴を矯正する以外にも、次の方法を試してみましょう。

1. 家電製品やテレビの音、複数人の会話など周囲の雑音を減らしましょう。認知症の方は、これらの音と自身が聞きたい音を区別することが難しくなっています。
2. 話しかけるときは、「より聴こえるほうの耳」の側に座ったり、立ったりしましょう。
3. 何の音か手がかりを与えましょう。認知症の方にとって音

の出どころを特定し識別するのは難しく、混乱してしまうことがあります。「あれは、ゴミ収集車の音だよ」などと思い出させてあげてください。

4. 指をさす、話す、優しく誘導するなど、一度に数種類の手がかりを使いましょう。

# 目眩

　慢性的な目眩は後期高齢者によく見られる問題で、薬の副作用でもあります。認知症の方はバランス感覚の低下を補うことができなかったり、目眩を感じていることを伝えることができなかったりする場合があります。目眩を感じて体を動かすことを拒んだり、転倒したりすることもあるでしょう。異変を感じたら、ふらついていないか、部屋が回っているように感じていないか、頭がクラクラしていないかを認知症の方に尋ね、観察するようにしてください。また、目眩は吐き気を伴う場合もあります。対処しなければ深刻な転倒の危険性を高めるので、すぐに医師または看護師に知らせてください。

# 通院

　医師や歯医者への通院は、家族や認知症の方にとって一苦労するかもしれません。この節では、通院の困難を和らげる方法をご紹介します。

　認知症の方はどこに行くのか、なぜ行くのかがわからなくなる

ことがあります。わからないまま準備を促されると、破局反応を引き起こす可能性もあります。そのような場合には、物事を単純化する方法を考えてみましょう。

　病院に行くことを事前に伝えておくことで、協力的になってくれる方もいます。あるいは、病院に着く段階になるまで病院に行くことを話題にしないようにすると、口論を避けることができるかもしれません。「今日は早く起きてね。ブラウン先生のところに行って、薬を替えてもらわないといけないから、急いで朝食を食べてね」と言うのではなく、何も言わずに起こして、朝食を出し、出かける準備を手伝います。そのまま家を出て、もう少しで病院に着くというところで、「今日は、ブラウン先生に診てもらうんだよ」と言うのです。

　認知症の方が反論してきた場合は、言い返すよりも気にせずに受け流すようにしましょう。「私は病院には行かない」と言う場合は、「病院に行かなきゃならないよ」とは言わず、「出先でアイスクリームを買おう」などと話題を変えてみましょう。

　事前に通院の計画を立てましょう。駐車場所、目的地までの時間、階段やエレベーターの有無など、目的地の情報を把握しておきましょう。焦らないよう時間に余裕があったほうがよいですが、待ち時間が長くなるほど早く着いてしまうことは避けましょう。認知症の方の体調が最もよい時間帯に受診を予約してください。車移動の場合、乗車中に認知症の方を落ち着かせる必要があれば、家族ではなくほかの方（ほかの家族や親戚、友人など）に運転してもらうほうがよいかもしれません。到着したら、受付や看護師に待ち時間が長いか尋ねてみましょう。待合室が混雑していて騒がしい場合は、ほかの静かな場所を手配してくれる場合もあります。軽食や水筒、認知症の方の興味を引くものなどを持っていく

とよいでしょう。待ち時間が長い場合は、近くを散歩することを許可してくれる場合もあります。絶対に認知症の方を一人で待合室に放置しないでください。見知らぬ場所で気が動転することや、徘徊してしまう可能性があります。

　ごく稀に、待ち時間に破局反応を起こす方がいます。医師が落ち着かせるために鎮静剤を処方することがありますが、さらにほかの問題を引き起こす恐れがあります。多くの場合、冷静に、平然とした態度で、簡素な情報を伝え、安心感を与えることで問題を回避できるでしょう。認知症の方の反応によっては受診を断念しなければならない場合もあります。

# 入院

　認知症の方はほかの疾患の併発によって入院を余儀なくされることが多くあります。入院は家族だけでなく認知症の方自身にとってもつらいことでしょう。入院の原因となった疾患が、認知機能を一時的に低下させることもあります。慣れない環境、慌ただしい病院での混乱、新しい治療法などの影響が身体機能と認知機能の低下をさらに促進させることがあります。このような状況下で、動揺したり、悲鳴を上げたり、暴れたりすることも珍しくありません。

　新しい行動抑制薬の投与は思考力をさらに低下させ、行動を悪化させる可能性があるので、可能な限り避けるべきです。通常、新たな脳損傷が生じていない限り、退院後は徐々に以前の機能レベルに戻っていきます。それでも戻らない場合は、医療チームに薬物療法やその他の新しい治療法を見直してもらいましょう。

入院生活を快適にするために家族ができることはいくつかあり
ますが、トラブルを完全に防ぐことはできません。家族自身が疲
弊しないようにすることが大切です。

　入院前に医師に相談しましょう。ケアに関わるすべての医師に、
患者が認知症であることを共有し、入院するうえで支障があるか
尋ねてみてください。治療の一部、またはすべてを外来で行うこ
とができないかを尋ねてみましょう。状況によっては難しいかも
しれませんが、認知症の方が見知らぬ場所で過ごす時間を短くす
ることができるかもしれません。外来で行える場合は、可能であ
れば最初の数日間は訪問看護を手配しましょう。

　入院時には看護スタッフとしっかり話をし、認知症であること
を伝えてください。スタッフには、認知症の方に病院にいること
を頻繁に伝えてもらい、安心感を与えるようにしてほしい旨を依
頼してください。スタッフが知っておくべきことを書き出し、そ
のメモをカルテに入れてもらいましょう。たとえば、認知症の方
の呼び名や本人がよく口にする家族の情報、介助が必要な作業
（食事のメニューを決めることや牛乳パックの開け方など）、トイ
レの管理の仕方など、患者の気持ちに寄り添い、よりよいサポー
トができるようなことを書いてください。しかし、病院は人手不
足なうえ、スタッフはプレッシャーの中で仕事をしていることが
多いので、患者一人ひとりに割ける時間は少ないかもしれません。
また、認知症の方の看護をするために必要な研修を受けていない
場合もあります。

　家族や知人ができるだけそばにいたり、検査や治療に付き添っ
たりすることで、認知症の方はより安心して入院生活を送れます。
家族がいれば、食事の介助や水分管理などのサポートだけではな
く、状況を説明し安心させる言葉をかけることができます。病院

によっては、認知症やせん妄の方の病室に家族が泊まることを許可してくれるところもあります。しかし、家族の不安感や緊張感が認知症の方の気を動転させ、看護の邪魔になることもあります。信頼できる方に代わりに認知症の方を見守ってもらい、家族自身の息抜きの時間を作ることも必要です。検査に同行できない場合は、認知症の方を慰めたり安心させたりすることがいかに大切かをスタッフに説明しましょう。入院中は24時間体制で誰かが病室に一緒にいるようにしてください。もし難しい場合は、病院経由でシルバーシッターを雇うことができます。面会可能であれば、家族や親戚、理解のある親しい友人に来てもらい、着慣れた服、使い慣れた毛布、大きめの家族写真を自宅から持ってくることで、安心させることができます。また、家族が一緒にいられないときに認知症の方が不安になった場合に備えて、手紙を書き、安心材料としてスタッフに渡しておくケースもあります。この手法を試してみる場合、次の文章を参考にしてみてください。

> ママへ
>
> ママは今、腰骨を折ってしまったので入院しているけれど、もうすぐ家に帰れるよ。毎晩、夕食後にはテッドか私が絶対にくるから安心してね。看護師さんたちは、ママがもの忘れに悩んでいることを知っているから、いろいろ助けてくれるよ。愛しているよ。
>
> 娘のアン

拘束具はチューブやフィルム・ドレッシング材（弾性包帯）を引き抜くなどして、自分の体を傷つけてしまう危険性が高い場合の最終手段として使用すべきです。拘束具の使用を避けるために

は、24時間体制で誰かが見守っていることが最善の方法です。

　入院中に認知症の方の混乱状態が悪化しても動揺しないでください。ほとんどの場合、認知症の症状は退院後に入院前の状態に戻ります。

# てんかん発作・痙攣

　認知症を引き起こす疾患により、てんかん発作・痙攣を発症することは稀なので、この問題に直面することはないかもしれません。とはいえ、てんかん発作・痙攣はさまざまな疾患の合併症として発症する可能性があり、対処方法を知らないと発症した際にパニックになる可能性があります。あらかじめ症状について知っておくとよいでしょう。

　てんかん発作・痙攣にはいくつかの種類があります。全般運動発作や全般強直間代発作（一般的に思い浮かべるてんかん発作）が起こると、体が硬直して転倒し意識を失います。呼吸が乱れたり一時的に停止したりすることもあります。筋肉が硬直し、繰り返し痙攣します。歯を強く食いしばることもあります。数秒後、痙攣は止まり、ゆっくりと意識を取り戻します。意識が回復したあとは、混乱や眠気、頭痛に襲われたり、会話が困難になったりする場合もあります。ほかの種類の発作はそれほど激しくはありません。たとえば、手や腕だけが痙攣したり、数秒から数分間声をかけても触っても反応しなかったりすることがあります。これらは、焦点起始発作（部分発作）と呼ばれています。

　単発のてんかん発作・痙攣であれば命に関わることはありません。最も重要なことは、家族が落ち着いて対処することです。認

知症の方を拘束せず、倒れたり、頭をぶつけたりして怪我をしないように保護してください。床に倒れている場合は周りのものを移動させてください。椅子に座っている場合はゆっくりと床に降ろしてください。降ろす前に落ちてしまいそうなときはクッションなどで転倒の衝撃を和らげるようにしましょう。発作を起こしている人を無理に動かしたり、発作を止めようとしたりしないでください。そばにいて、発作が収まるのを待ちましょう。舌を押さえたり、スプーンを口に入れたりするのがよいと聞いたことがあるかもしれませんが、危険なのでやめてください。歯を食いしばっているときに無理に口を開けようとすると、歯や歯茎を傷つける可能性があります。可能であればベルトやネクタイ、襟元のボタンなどを外し、衣服を緩めてあげてください。

　発作が治まったら、正しく呼吸しているかを確認してください。唾液がいつもより多い場合は、横を向かせて唾液が垂れるようにし、口を拭いてあげてください。認知症の方が望むようであれば、そのまま寝かせるか休ませるようにしてください。発作のあとはいつもより混乱していたり、イライラしていたり、喧嘩腰になっているかもしれません。何かがおかしいことには気づくかもしれませんが、発作のことは覚えていないこともあります。落ち着いて、優しく、安心させるように接してください。拘束したり、行動を制限したり、無理やり何かをやらせたりしないようにしてください。発作が治まったあとは、家族自身がリラックスし落ち着く時間を数分間設けましょう。焦点起始発作の場合は、すぐに対応を行う必要はありません。しかし、焦点起始発作が治まった場合も、一時的に混乱したり、イライラしたり、会話ができなくなったりすることがあります。また、徘徊する場合は、誤って怪我をしないように見守るようにしましょう。

特有の反復的な動きなど、てんかん発作・痙攣の兆候を示す警告症状を特定できる場合があります。警告症状が出たら、安全な場所（人や車が通らない場所、階段やストーブのない場所など）に移動させるようにしてください。

　てんかん発作・痙攣は予防できます。認知症の方が初めて何らかの発作を起こしたときには、医者に連絡しましょう。検査により発作の原因を特定してもらいましょう。発作を繰り返す、または頻繁に起きる場合は、発作が発症する可能性を減らす薬を処方してもらえるかもしれません。発作の治療をすでに受けている場合、短期間に複数回発作が起こるときや発作の症状が数分以上続くとき、頭を打つなどして怪我をしたときは医師に連絡する必要があります。

　てんかん発作・痙攣を起こしている状況は、恐ろしく不安な光景です。しかし、通常は生命を脅かすものではなく、責任能力の喪失や他人への危険性を示すものでもありません。発作への対処法を学ぶことで、不安は減るでしょう。悩みを相談でき、正しい知識をもとに家族を安心させてくれる看護師や、発作の対処経験がある知り合いなどを探しましょう。

# ミオクローヌス

　認知症の方は時折、腕や足などの体の一部が単発的にビクンと動くことがあります。これらは「ミオクローヌス」と呼ばれ、てんかん発作・痙攣ではありません。同じ筋肉が繰り返し動いてしまう発作と違い、ミオクローヌスは体の一部の単発運動です。

　ミオクローヌスを頻繁に起こしても、てんかん発作・痙攣に発

展することはないので、心配する必要はありません。しかし、ミオクローヌスが起きた際に何かにぶつかって怪我をしてしまう危険性はあります。現在のところ、認知症に伴うミオクローヌスに根治的な治療法はありません。試せる薬はありますが、これらには副作用があり症状が改善するとは限りません。

# 死に直面したとき

　病に侵された方や高齢者の介護には、死の場面に直面する可能性があります。主治医などに、死に関する質問をすることを躊躇する方もいるかと思います。しかし、現実的に起こり得る「死」について事前に考えておくことで気持ちが楽になり、いざというときに心に余裕を持って対応できることが多いのです。

## 死因

　認知症を引き起こす進行性の疾患が末期状態になると、神経系の多くが機能不全に陥ります。体のほかの部分にも深刻な影響が及ぶことで、「認知症」が死因となります。直接的な死因は肺炎や脱水症、感染症、栄養失調などの合併症であることが多く、最も多い原因は肺炎で、認知症の方の40〜60％が肺炎で亡くなると言われています。

　また、アルツハイマー病などを患っている高齢者もほかの高齢者と同じように、脳血管障害や心臓発作、がんなどで亡くなるリスクもあります。これらの原因による死は突然訪れるので、亡くなる直前まで意識が鮮明で歩くことができ、ほとんどの機能が正常な方もいます。

## 自宅での死

　家族は、病に侵された方や高齢の方が自宅で亡くなるのではないか、寝ている間に亡くなるのではないか、遺体を自分たちが発見するのではないかなどの恐れを持っているかもしれません。不安で熟睡できなかったり、一晩中何度も起きて様子を見に行ったりすることもあるでしょう。

　ある女性は、「その状況になったら、どうしたらいいのかわからないです。認知症の母が自宅で亡くなり、子供たちが最初に遺体を見つけてしまったらどうすればよいのでしょう」と悩みを打ち明けた。

　認知症の方が自宅で亡くなったとき、家族はどう対処すべきでしょうか。アンケートによると、事前に対処の流れを計画しておくことで、安心する家庭が多いようです。

・米国で人が亡くなったときは、「911（緊急通報用番号）」または、地域の緊急電話番号に連絡します。救急隊員、または救命士が速やかに到着します。多くの自治体では、事前指示書など特定の法的文書が記入されていない限り、救急隊員は蘇生処置を開始することが義務付けられています。認知症の方も家族も蘇生を望んでいない場合は、救急隊員をすぐに呼ばないというのも選択肢のひとつでしょう（日本の場合は、まずかかりつけ医や往診できる医師に連絡し、いないときは警察へ110番通報する必要があります）。
・事前に葬儀屋を手配しておくことで、死亡が確認された際は、

葬儀屋に電話1本するだけで葬儀の準備が済みます。

・ホスピスのケアを受けている場合は、ホスピスの看護師に連絡すれば、葬儀屋に電話をかけてくれます。

・深夜に対応できるかどうかを、あらかじめ、主治医や聖職者に相談しておきましょう。

・突然の別れに、気持ちを整理する時間が必要な方もいるでしょう。もし時間が必要な場合は、すぐに救急隊員を呼ぶ必要はありません。亡くなった方のそばに座り、泣くなどして、気持ちを落ち着かせてください。

　自宅で最期を迎えることで得る安らぎや、認知症の方のプライバシーを大切にする家庭もあるでしょう。ただ、いざその場面に直面すると、何をすればよいのかわからないという不安を抱えてしまう方が多くいます。自宅で最期を迎えさせてあげたい場合は、ホスピスの看護師に相談してください。必要なケアの指導や家族の体力を温存するためのアドバイスをしてくれるでしょう。

## ホスピスと緩和ケア

　ホスピスプログラムでは、ホスピスケア専門の施設または自宅で、積極的な延命をせずに、最期のときを穏やかに過ごすことを可能にします。ホスピスの医療従事者は、患者が快適に穏やかに過ごせるように配慮し、寝たままでの入浴などのさまざまな生活支援を行います。苦痛や不快の緩和を目的としたものでない限り、積極的な延命治療は行いません。ホスピスプログラムは家族にとって重要な外部からの支援のひとつです。

　ホスピスケアは米国ではすべての州でメディケア（高齢者と障がい者のための公的医療保険）、大半の州でメディケイド（低所

第**6**章

健康上の問題

得者向けの公的医療保険）、また、たいていの医療保険と健康維持機構（HMO）によってカバーされています。メディケアの保証を受ける場合は、主治医とホスピス医長による末期疾患の診断（6カ月以内に亡くなると予想されること）が必要になります。しかし、メディケアはアルツハイマー病が治癒できないことを認識しているので、6カ月以上のホスピスケアを受けることができます。入居については、お住まいの地域のホスピスプログラムにお問い合わせください。

　緩和ケアはホスピスと同じ理念のもと、似たようなサポートを提供します。しかし、ホスピスとは違い、特定の手当や法的な制限などはありません。ホスピスも緩和ケアも、認知症の方の生活の質を最大限に高め、不快感や痛みを最小限に抑えるサポートを目指しています。認知症の方の家族を支え、訪問介護士や葬儀の手配などの支援サービスも行っています。

　現在、米国の多くの州では、終末期に病院に搬送されないようにするための事前指示書が定められています。認知症の方や家族が自宅での死が望ましいと判断した場合、指示書があることで、救急隊員が到着したときに誤解を防ぐことができます。

## 病院や介護施設での死

　認知症の方を専門家に任せたほうが安心という考えから、介護施設や病院での生活を選択する家族がいます（病院での治療が可能な場合）。常に介助が必要な方をつきっきりで介護することは肉体的にも精神的にも大変なことです。すべての人が介護者に適しているわけではありません。身体的な介護は他者に任せたほうが心の余裕ができ、認知症の方に愛情のこもった安心感を与えることができるかもしれません。

よく考えたうえで決めた選択は、家族にとって正しい選択になることでしょう。ただし、いずれにしても事前に計画を立てておくことが重要です。計画がない場合、物事の流れが思い通りにいかず、家族が望んでいた方法とはまったく異なる結果になる可能性があります。特に、延命治療の程度や種類に関する問題が多発するようです。このような問題を避けるためには、医療上の決定を代理するための委任状（第15章「法的な手続き」参照）を用意し、病院に提示する必要があります。

## 延命治療のやめどき

末期疾患の患者の場合、家族は患者の苦しみをすぐにでも終わらせるのがよいのか、または数日や数週間でも寿命を延ばすのがよいのかという問題に直面します。これについて正しい答えはなく、末期疾患の方や家族だけでなく、医師、裁判官、聖職者の中でも意見が分かれる問題です。この問題に直面した当事者たちが、自分の背景、信念、経験、さらには末期の状態にある方の意思を考慮したうえで判断しなければなりません。

米国の多くの州では、1〜2人の臨床医によって機能不全であると宣告された方の医療判断を誰が行うべきかを明確にするための法律が制定されています。また、すべての州では、自身が機能不全に陥った際の医療判断の代理人を指定することができます。これは、医療上の決定を代理するための委任状と呼ばれています。理想的には、代理人は患者自身の希望を考慮した医療判断を下せる人が望ましいです。このような法的文書には、特定の健康問題が発生した場合の患者自身の具体的な希望が書かれていることがほとんどです。また、大半の州では、事前に代理人を指定していない場合に備えて、代理で医療判断を行える方の序列を指定する

法律があります。一般的には配偶者を第一代理人とし、配偶者がいない場合は両親を第二代理人、または、子供が成人している場合は子供を第二代理人としています。事前に指定がない場合は、裁判所が後見人を任命することもあります。

　現在、多くのかかりつけ医は、メディケア資格を取得した際や定期健診の際に、終末期医療に関する希望について患者や家族と話し合う機会を設けています。一度話し合ったとしても、患者の希望が変わったときには、再度話し合いの機会を設けることが大切です。

　医療判断の選択に良し悪しはありません。理想は患者自身が医療判断を下せる状態であった場合に選択したであろうケアを受けることができることです。この節では、家族や代理人が愛する人に適したケアを選択できるように、いくつかの選択肢をご紹介します。できる限りの延命治療を施してほしい方もいれば、望んでいない医療介入をされて煩わしさや動揺を感じる方もいます。

　昔に比べればはるかに少なくなってきていますが、医師やソーシャルワーカー、介護施設で担当している介護士などが、延命治療や蘇生について強い思想を持ち、家族や患者の意思に関わらず思想を押し付けてくるケースが稀にあります。死期が近づいた場合にどのような措置をとるのか、主治医や施設のスタッフに聞いてみましょう。次の質問を参考にしてみてください。

　終末期になったら認知症の方を病院に移す決まりごとはありますか？　効果が見られない治療の継続や中止について、患者の希望を尊重してくれますか？　施設が代理人の明確な同意なしに行う所定の処置はありますか？　臨終に立ち会うことを許可してくれますか？　患者や代理人の希望であれば、入院しないことを許可してくれますか？　病院は同意を得なくても、蘇生を試みよう

としますか？

　施設などを選ぶ際は、質問に率直に答えてくれるのか確認してみましょう。質問を避けたり、スタッフが自身の立場を押し付けようとしてこないかも確認しましょう。質問をするため病院や施設に電話をする際には、聖職者や友人に手伝ってもらうとよいでしょう。地域にホスピス団体があれば、スタッフが地域社会の通例を教えてくれるかもしれません。

　病院やナーシングホームなどの介護施設に提出するために、患者に受けさせたい終末期医療の詳細を記した医療指示書（署名入り）と、医療上の決定を代理するための委任状や後見人の書類のコピーを準備してください。これらの文書をカルテに記載するように依頼しましょう。主治医用に一部、入院の際に病院に渡せるようにナーシングホームなどの入居している施設に一部を作成し、それぞれに提出してください。これらの指示を守ってくれるかどうか、主治医や施設スタッフに直接聞いてみましょう。できれば、認知症の方と一緒に病院に行ってください。終末期医療における事前指示書、または蘇生処置拒否指示のコピーがカルテに入っていることを確認しましょう。ときには、病院や介護施設で提供するケアに納得がいかず、ほかの施設に移すか自宅で看取ることもあります。

## 終末期医療でできること

　がんやその他の慢性疾患の終末期の場合、治療をすべきか、もしくは疾患の進行を受け入れるかを家族が判断しなければならないことが多々あります。判断に正解や不正解はありません。そして、患者自身が意思決定に参加できる状態であることは非常に稀です。家族が最もよく直面する問題は、入院させるべきか、血液

検査を受けさせるべきか、経管栄養に移行すべきか、併発している疾患を抗生物質や手術で治療すべきかなどです。まだ歩行可能な疾患初期に、転倒の可能性を考慮し拘束するかどうかの判断をするなど、似たようなジレンマに直面したことがあるかもしれません。

　判断をするとき、「専門家」の意見をむやみに受け入れないようにしてください。感情的になりやすい状況では、専門家も一般人と同じように、個人的な価値観と事実を混同してしまうことがあります。

　経管栄養や人工呼吸器の使用、肺炎などの疾患に対する抗生物質の投与、急性疾患に対する手術など、末期疾患の方への延命治療に関する判断に正解はありません。急激な衰えが認知症の一部なのか、治療をすればしばらくは快適に生活できるのか、判断が難しいこともあります。認知症の方がいつ「終末期」になるのかを判断したり、重度認知症の方がいつ亡くなるのかを予測したりすることも困難です。こうした不確実性が、家族の負担を大きくしています。終末期の方にとって、延命治療が役に立つのか、苦痛になるのかは家族にも医師にも判断できないことがあるのです。

　重度の認知症の方が治療をどのように受け止めているかを確実に知る方法はありません。経管栄養や入浴、寝返り、拘束などに怯えているのか、または食事や水分がとれないことが苦痛なのかなど、わからないことは多いです。認知症の方が経管栄養用チューブを抜こうとするとき、それが恐怖からなのか、不快感からなのかは人によって違うでしょう。ほかの疾患による終末期の方に関する情報をもとに、認知症の方の状況を一般化するのは危険です。ただし、認知症の方の多くは、痛みを認識する機能は正常であり、重度の認知症の方でも不快感や痛みを経験してい

とがわかっています。言葉で直接表現できなくても、不快感や痛みがあることを行動で示します。苦しそうな顔をしたり、体を動かしたり、触られたりすると顔をしかめたり、泣いたりします。一方で、優しく触れたり、優しい言葉をかけたりすることで、気持ちを落ち着かせることができることもわかっています。

　認知症を引き起こす疾患は徐々に進行するため、途中で何度も難しい判断を迫られることがあります。その都度、個別に判断する必要があるでしょう。たとえば、歩行可能でまだ多くの機能が正常であった時期に肺炎になり食事をしなくなったときは、しばらくの間、経管栄養や点滴栄養を行う判断を下すかもしれません。しかし、疾患がさらに進行した時期にまた食事をしなくなったら、経管栄養を行わない判断を下すかもしれません。

　抗生物質や経管栄養、その他の物理的治療を行わないことを判断した場合でも、鎮痛剤を投与することはできます。これらの薬物には呼吸機能を低下させるなどのリスクがありますが、適切に使用すれば問題はほとんど起こりません。投与による痛みや苦痛の緩和は、終末期にできる確かな介入のひとつです。この判断については、主治医や看護師ときちんと話し合ってください。入手可能な最新の医療情報を得たあとに、倫理的な問題を検討すれば意思決定がより容易になるでしょう。私たちの研究では、重度認知症の方が適切な鎮痛剤を投与されている場合、生活の質が向上することがわかっています。

　アレンは経管栄養による延命治療を受けていたが、定期的にチューブを引き抜こうとしたり、怯えたりしているようだった。彼女の子供たちの中では延命治療を止めるべきだという意見も出たが、延命治療を止めることは宗教の教

えに反するのではないかとの意見もあり、口論になった。しかし、医者に「経管栄養が延命につながる科学的な根拠はない」と言われたことで、経管栄養を止めた。氷片をスプーンで少量ずつ与えて口を潤す方法に移行する判断を、楽に下せるようになった。

　認知症の方が以前の状態（たとえば、1週間前や1カ月前の状態）に戻る可能性がどのくらいあるのか、医師に尋ねてみてください。また、提案された延命治療によって寿命が数時間、数日、または数カ月も延びる可能性はあるのか、代替案はあるのか、より苦痛の少ない治療方法はあるのかなども尋ねるとよいでしょう。

　決定権が誰にあるのかも重要です。認知症の方が延命治療に関する希望を書面で残していることもあります。書面に残さずとも、家族に自分の希望を伝えたり、延命治療によって苦しんだ知人のようにはなりたくないと言ったりする方もいます。疾患の初期段階で機能不全に陥ったときに、代理人となる方と希望を話し合っておくことが最も有効です。突発的に、または徐々に認知症の方が自身が望む医療判断ができなくなった場合に備えて、代理人（あるいは複数の代理人）を決めておくことをお勧めします。

　可能であれば、できるだけ早い段階でどのようなケアを行うかについて認知症の方と家族で合意を得ておくべきです。医療機関は通常、患者や代理人の希望を尊重します。家族内の意見が一致しない場合は、緩和ケアを行うことに消極的になる医療従事者も多くいます。

　延命治療のようなデリケートな問題について、議論することを躊躇する家庭もあります。議論自体を拒否する人もいれば、話題に上がると怒り出す人もいるでしょう。「死んだときの予定」を立

てるのは非常識だと感じる人もいるのです。しかし、話し合うことで、死期が近づくにつれて強くなる不安や恐怖感を和らげ、医療チームとの明確なコミュニケーションを図ることができるのです。緊急事態が発生したときに判断が固まっていないと、患者の生命に悪影響を及ぼしかねません。家族内で意見の食い違いがある場合は、この本を家族に共有し、医師、ソーシャルワーカー、または聖職者に家族での話し合いの機会を設けてもらうように依頼しましょう。参加者全員が、過去にあった意見の相違などは持ち出さず、今ある問題に集中することが大切です。

　認知症の方の死は、たとえ長い闘病期間で心の準備をする時間があったとしても、残される側にとってはつらいものです。また、死にまつわる実務作業を嫌と感じるかもしれません。しかし、平穏で尊厳のある死の機会を提供することは、一種の愛情とケアであり、他人から邪魔されずに自分たちに合った形で悼むことができるひとつの方法なのです。

第

# 7

章

# 認知症の行動・
# 心理症状の管理

認知症の方の行動や感情への対応は、介護生活の中で最もストレスになると感じている家庭が多くあります。行動や感情に影響が現れる症状は、行動症状、心理症状、周辺症状、または非認知症状などさまざまな用語で呼ばれています。第3章では、苛立ち、怒り、焦燥感などの一般的な行動症状・感情面の症状は、認知症に伴う脳への損傷によるものだと説明しました。脳の損傷が原因で見聞きしたことを理解することができず混乱してしまい、その混乱がさらに認知症の方を怯えさせ、不安にさせます。何も問題がないような状況でも、「家に帰りたい」と言い張ったり、家族に怒りをぶつけたり、介護に抵抗したり、「お金を盗まれた」や「毒を盛られた」と考えたりするのです。このような行動のほとんどは、認知症の方が努力をしていても、コントロールすることはできません。また、誇大妄想や幻覚、突発的な行動などの症状は、認知症に関わらず脳に損傷を受けると発症する可能性があります。

　この章では、さまざまな行動症状への一般的な対処法を紹介します。まずは、行動症状が認知症の方自身や家族などの他者に危害を加える可能性があるかどうかを見極めましょう。危険性が高い場合は行動を制限する方法を模索する必要があります。行動・心理症状を抑える薬を投与することもありますが、これらの薬の多くは重篤または死に至る副作用を引き起こす可能性があるため、可能な限り避けなければなりません。

　行動症状が危害を加える可能性が低くても、周囲の人（家族、ほかの入居者、スタッフなど）の生活上の負担が大きいこともあります。しかし、危険ではない場合は、無理に止めないほうがよいでしょう。時折、介護から離れる時間を作ることで、認知症の方の行動を大目に見ることができるかもしれません。

# 行動症状管理の6つのR

　家族によっては、認知症の方の行動が深刻な問題につながる
ケースも少なからずあるようです。本書に記す対処法や提案は認
知症ケアをした家族の実体験に基づいています。しかし、各家庭
により状況は異なるため、本章で挙げるすべての症状に直面する
ことはないでしょう。ひとつでも問題に直面した場合は、地域の
米国アルツハイマー病協会支部に相談してみてください（日本で
受けられる主な認知症支援に関しての情報は付録を参照してくだ
さい）。ほとんどの米国アルツハイマー病協会支部は、電話の相
談窓口やホームページ、広報誌で情報を発信しているので役立て
てください。また、正しい情報や専門家のアドバイスは米国アル
ツハイマー病協会のホームページやパンフレットにも記載されて
います。

　妻を介護するある夫は、行動症状を「問題」とは呼ばず、「挑
戦」と呼び前向きな姿勢でさまざまな困難に挑んでいました。そ
うすることで、心に余裕が生まれますし、課題解決につながるこ
とが多いのです。また、ときには介護から離れる時間を作ること
も重要です。

　行動症状は人によって原因が異なり、家庭の状況によって解決
策が異なります。対策を考えるときは次に紹介する「行動症状管
理の6つのR」を参考にしてみてください。


　**行動を制限する（Restrict）**　まずは行動自体をやめさせるこ
とを試みましょう。これは、認知症の方自身や周囲に危害が及び
そうな場合には特に重要です。しかし、やめさせようとすると、

認知症の方がさらに感情を爆発させてしまうこともあります。

**状況を見直す（Reassess）** 身体疾患や薬物反応、目や耳の機能の低下、周囲の動揺させるものや人など、行動症状の原因を探ってみましょう。動揺させるものや人を移動させたり、動揺が少ない別の方法を試したりできないか検討してみてください。

**視点を変える（Reconsider）** 認知症の方の立場になり、物事がどのように見え、感じるかを想像してみましょう。行動症状は記憶障害、言語の理解力や表現力の低下、幼い頃から身に付いているスキルの消失、自分自身の疾患の進行具合が把握できないなど、認知症の症状によって直接的にまたは間接的に引き起こされています。介助の必要性を理解することができない方の入浴や着替えを手伝おうとすると、気分を害することがあります。プライバシーが侵害されていると感じたり、介助行為を自身に危害を加える行為と認識したりするかもしれません。認知症の方が現状を正しく理解できていないことを考慮すると、さまざまな状況に不安を感じることが当たり前だと気づくでしょう。

**注意をほかのものに向けさせる（Rechannel）** 行動症状を安全な方法で継続できないか検討しましょう。家族には理解できないような行動でも、認知症の方にとっては重要なものかもしれません。整備士だった方のケースを見てみましょう。

夫は家中のものを分解したが、もとには戻せなかった。そこで妻は、いらない自動車の部品（清潔なもの）を彼に渡した。数カ月間はその部品を分解することに夢中で、ほかの家電製品を分解することがなくなった。

**精神を安定させる（Reassure）** 認知症の方が動揺したり、恐

怖を感じたり、怒ったりしたときは、時間をかけて「大丈夫だよ」「安全だよ」「あなたを今も大切に思っているよ」など声をかけて安心させてあげてください。認知症の方はこのときの言葉は覚えていないかもしれませんが、安心させてもらった、大切にしてもらっていたという気持ちは残っているはずです。肩を組んだり、抱きしめたりすることも、安心させる方法です。「大騒ぎしたけど、もう終わったんだよ」などと言ってあげましょう。

また、介護をする家族も精神的に安定する時間を作ってください。介護は厳しく、責任重大な日々の連続なので、課題を克服したら自信を持って自分を褒めることも重要です。可能であれば介護の責任から離れて、エネルギーを回復するための時間を作ってください。

**振り返る（Review）** 行動症状が治まったあと、状況や対処法を振り返る必要があります。行動症状のきっかけや対処方法の改善点など、経験から学ぶことで、また同じような症状に直面したときにスムーズに対処することができるでしょう。

# 記憶力低下の隠蔽

認知症が進行している方の中には、能力や記憶力の低下を巧みに隠せるようになることがあります。多くの方は「アルツハイマー病になった」ということを認めたくないと思うため、隠そうとするのは当然のことです。また、認知症の方の多くは、自身の機能低下を疾患の一部として認識する能力そのものが低下しているのです。

認知機能の低下を隠そうとする傾向は、家族を苦しめることに

なります。認知症の方が他人の前で機能低下を隠してしまうことで、周囲の人からのサポートや理解を得られないことがあります。認知症の方の友人は「あの人は普段の様子やしゃべり方はまったく問題ないのです。何の問題もないはずなのに、なぜ私に電話する約束は覚えていないのかわからない」と思ってしまうかもしれません。家族でさえも、疾患によるもの忘れなのか、それともただ単に強情になっているのか区別することができないかもしれません。

　認知症の方が一人暮らしをしている場合、家族や隣人、友人などは問題が起きていることに長期間気づかないかもしれません。認知症の方が自身の記憶障害を認識していない場合、重大な事故が起こるまでは問題に気がつかないでしょう。家族がようやく問題を把握したとき、症状の進行具合にショックを受け、悩まれるケースが多くあるようです。

　認知症の方がまだ自分でできる作業と、介助が必要な作業を見極める必要があります。認知症の方がまだ働いていて、お金の管理や運転をしている場合、記憶力や認知機能が低下していることを認識できる方もいますが、多くの方は気づかなかったり、能力の低下を認めたくなかったりします。能力の低下に気づいたときの受け止め方は、人それぞれです。頑なに認めない方もいれば、現状を他者に話すことで安心感を得る方もいます。認知症の方の考えや感情、不安に感じることに耳を傾けてください。家族から気にかけてもらっていることは心の支えとなり、さまざまな誤解を正す機会にもなります。

　認知症の方はさまざまな方法で問題を隠そうとします。リストを作成して自身の記憶力を補う方もいれば、「もちろん知っていますよ」というような常套句を用いる方、これまで楽しんでいた

活動をやめて記憶力の低下を悟らせないようにする方などがいます。もの忘れをしたとき、逆上し他人のせいにするケースも多々あります。また、次のようなケースもあります。

> ある認知症の女性は、自身のもの忘れがひどくなっていたことを認識していた。ある日、彼女が国税庁に誤った小切手を送ったことが発覚し、家族が問い詰めた。しかし、彼女は頑なにミスを認めようとはしなかった。家族は、彼女が記憶力の低下を認識しているにも関わらず、事件を認めようとしないことを理解できなかった。

　このような状況に直面すると、覚えていることと忘れていることに一貫性がないことを疑問に思う家族も多くいるでしょう。記憶の仕組みを完全に解明することは難しいかもしれませんが、おそらくこの女性は真摯に、できる限りの努力をしていたのでしょう。しかし記憶は複雑で、このような矛盾はよくあります。認知症の方からすると、自身ではどうしようもないのです。

　認知症は記憶力や新しい情報を学ぶ能力には強く影響を及ぼしますが、性格や社会性に及ぼす変化についてはわかりにくいことがあります。そのため、長い間、認知症であることを隠せる方が多く、会話をしている相手ですら能力の低下に気づかないことがあるのです。現在の状況や今後の進行具合などについては、心理検査や作業療法評価が役に立つでしょう。専門的な評価は認知症の方や家族が今後に向けた計画を立てるうえで重要です。また、専門家は認知症の方と検査結果について話し合い、可能な限り自立した生活を送るための方法を提案してくれることもあります。

# 徘徊

　徘徊はよく見られる症状で、深刻な状況になり得る行動です。徘徊は在宅でのケアを困難にし、そのうえ、デイサービスや介護施設などの利用ができなくなる場合もあります。人通りの多い道や見知らぬ地域に迷い込んでしまうと、危険にさらされる可能性もあるでしょう。混乱して道に迷うと、さらに恐怖心を感じてしまいます。徘徊先には、認知症を理解していない人も多く、助けに入った方が、認知症の方の行動を泥酔や注目を集めたい欲求によるものだと勘違いし、介助を止めてしまうケースもあります。また、夜間に徘徊してしまう方もいます。これは認知症の方にとっては危険ですし、家族にとっても必要な休息時間を奪われ疲労につながります。屋外の徘徊や外出中の迷子が多くなった場合は、一人暮らしが困難であること、そしてより安全な生活環境が必要なことを示す合図です。

　徘徊には種類があり、徘徊する原因も異なります。原因を特定することで、対処方法を立てることができるかもしれません。多くの場合、徘徊行動を止めたり、少なくとも減らしたりすることは可能です。

## 徘徊する原因

　方向感覚を失ったり、道に迷ったりすることが徘徊のきっかけになることがあります。たとえば、買い物に行く途中に道を間違えて、混乱状態で帰り道がわからなくなることや、外出中に家族を見失い、迷ってしまうことがあるかもしれません。引っ越したときやデイサービスに通い始めたときなど、新しい環境に移った

際に徘徊が始まることもよくあります。ほかには、明らかな理由もなく断続的に徘徊する方や、何時間も徘徊し続ける方もいます。これらは多くの場合、道に迷ったり、新しい環境に移ったりした際に起こる徘徊でもなく、不安によるものでもありません。

　我を忘れて無我夢中で歩く方もいます。この状態が続くと、周囲の人が苛立ちを感じることになります。また、認知症の方が「逃げたい」と思うようになると、危険な事態に陥る可能性もあります。落ち着きのない歩き方は、脳の損傷を示しているのかもしれません。

　多くの人は、駐車場で車を見失ったことや、見知らぬ場所で来た道を何度も戻ったことなど、方向感覚を失った経験があるでしょう。そのとき、自分自身の居場所を論理的に落ち着いて把握できるようになるまで、しばらくの間は動揺していたかと思います。認知症の方が同じ状況に遭遇すると、パニックに陥りやすいだけでなく、方向感覚を失ったことを隠そうとするかもしれません。

　引っ越しなどの環境の変化に伴って徘徊が増える原因として、新しい環境を覚えられないことが挙げられます。引っ越したことを理解できず、無我夢中に「家に帰ろう」とする方がいます。環境の変化のストレスが残存能力を低下させ、環境に慣れることをさらに困難にしている可能性があるのです。

　目的のない徘徊は、「自分は迷っている。失ったと感じる何かを探している」という意思表示かもしれません。徘徊行動は、気持ちを伝えようとする手段であることもあります。

　60歳のグリフィスは、認知症を患っていても活発で、何度もデイサービスセンターを抜け出していた。毎回、数マ

イル離れた高速道路付近を歩いているところを警察に保護
されていた。その都度彼は、「フロリダに向かっている」と
説明していた。グリフィスにとってフロリダは、故郷、友
人、安全、家族などの象徴だったのだ。

　徘徊は認知症の方の不安、退屈さ、運動の必要性を示している
のかもしれません。活発な方の場合、活動したい欲求を満たせば
徘徊は止まる可能性があります。あるいは、トイレに行きたいと
いう意思表示の場合もあるでしょう。

　継続的な興奮状態で歩き回ったり、逃げ出そうとしたりすると、
対応しきれなくなることがあります。この行動自体が、破局反応
の場合もあります。何かが認知症の方を動揺させたり、怯えさせ
たりしているかもしれません。周囲の状況が理解できなかったり、
見聞きしたものを誤解していたり、幻覚に怯えていたりすること
もあります。このような興奮した状態での徘徊は、脳の損傷が直
接的な原因かもしれません。脳に何が起こっているのかを正確に
知ることは困難ですが、脳の機能が深刻に、また広範囲に低下し
ている可能性があることはわかります。これらの行動は、認知症
の方自身がコントロールできないということを忘れないでくださ
い。

　夜間徘徊の原因はさまざまです。単なる失見当識障害から、一
見すると関係性が不明な脳機能の損傷による場合もあります（本
章「睡眠障害と夜間徘徊」参照）。

### 徘徊行動への対応

　徘徊行動への対応は、徘徊の原因によって異なります。目的が
なく不安や危険を伴わない徘徊の場合、無理に止めなくてよいで

しょう。まだ指示を理解できる方には、簡単な指示を書いたカードをポケットに入れ、迷子になったときに見るよう伝えておきましょう。たとえば、「落ち着いて、その場を離れないでね。家に電話してください」のメッセージとともに電話番号を記載したり、「店員さんに紳士服売り場まで案内してもらってください。迎えに行くのでそこにいてね」と書いたりするとよいでしょう。目的地ごとに違うカードが必要になることもあります。カードを使うことで、軽度の認知症の方が自身で安全に行動ができるようになります。

認知症の方の名前と電話番号、「記憶障害」と書かれたブレスレットを用意することもよいでしょう。この情報があれば、迷子になったときに役立ちます。マグカップやキーホルダーなどに刻印してくれるお店で、ブレスレットに情報を刻印してもらいましょう。ネックレスを利用する方もいますが、ずれにくい小さなブレスレットのほうが外れにくくしっかりと留まるため、安全です。徘徊したり迷子になったりする可能性がある場合は、なるべく早く作っておくようにします。このような身分証明書を持たせることは非常に重要で、医療機関によっては患者に義務付けているところもあります。

迷子になっている方は、混乱による恐怖や不安のせいで助けを拒むことがあります。また、周囲からは無視されたり、正気ではないと思われたりすることもあるでしょう。ストレスがかかると、通常よりも認知機能が低下することもあります。

米国では、医療情報が記載されたブレスレットを薬局で購入することができます。特に、心臓病などの深刻な健康問題を抱えている方は身に付けることをお勧めします。ほかには、「アルツハイマー、認知症、記憶障害」などの医療情報や身に付けている方

についての情報を得るための電話番号が記載されているメディック・アラート（医療用ブレスレット）を注文することもできます。低所得者にはブレスレット購入支援制度もあります。また、メディック・アラートに似たような製品もいくつかあります。軽度の認知症の方ならポケットに入れるカードでも十分でしょう。しかし、症状が進行するとカードを紛失したり、捨てたりすることがあるので、ブレスレットの代わりにはなりません。

　徘徊をしている方の居場所を特定するための手段は、スマートフォンのアプリや、靴底に埋め込むチップ、位置情報特定用の腕時計やブレスレットなどさまざまです。

　認知症の夫と暮らす妻は、追跡アプリが入ったスマートフォンを夫に持たせた。そうすることで、夫が帰宅する能力を失ったあとも、安心して自宅周辺を散歩させることができた。夫が散歩に行けば、彼の居場所を知ることができたし、遠くに行けないこともわかっていたので徘徊をやめさせなかった。

　新しい環境での徘徊を抑えるためには、認知症の方が容易に馴染めるように、事前に計画を立てておきましょう。認知症の方が周囲の状況を理解し、話し合いに参加することができるようであれば、少しずつ環境に慣らしていくとよいでしょう。引っ越す場合は（第4章「一人暮らしができなくなったとき」内の「引っ越し」参照）、計画の段階から認知症の方に参加してもらい、移動する前に新しい環境を頻繁に訪問するようにしましょう。状況の理解が困難な場合は、新しい環境に徐々に慣らしていくのではなく、変化を最小限にして不必要な混乱を避けて引っ越しをするほ

うが簡単な場合もあります。人それぞれ願っていることは違うので、認知症の方が計画に参加したいという気持ちと、理解力や記憶力などの認知能力を考慮してバランスをとるようにしてください。可能であれば、認知症が初期の段階で環境を変えたほうが順応しやすくなります。

　デイサービスの利用を検討している方も、認知症の初期段階でサービスを開始することをお勧めします（第10章参照）。デイサービスの統計によると、次のような場合に認知症の方が最もよく順応できることがわかっています。

1．　最初の数回は長時間滞在しない
2．　最初の数回は家族が付き添う
3．　サービス利用開始前にデイサービスの担当者が自宅を訪問する

　認知症の方を一人にさせたり、初回の家族の訪問を断ったりする施設では、認知症の方のパニックを助長することになりかねません。

　認知症の方は新しい環境にいると、「自分は道に迷っている」「自分を見つけてもらえない」「自分がいるはずの場所ではない」などと感じることがあります。たとえば、「お父さんは私と一緒に暮らすために引っ越して来たのよ。ここがお父さんの部屋で、お父さんのものが入っているよ」「ここはデイサービスセンターで、3時には家に帰れますよ」など、現在いる場所やなぜそこにいるかの理由を伝えて、安心させてあげてください。このようなアドバイスを送ると、実行しても効果がないと言われることがあります。安心させようとしても、認知症の方は自分の家ではない

と言い張りその場を離れようとするので、効果がないと思ってしまう家族が多いのです。しかし、これらの事象は記憶障害により家族が話したことを覚えていないために起こります。認知症の方が新しい環境を受け入れて、徐々に安心感を得られるようになるまでには、時間と忍耐が必要です。優しく何度も居場所を伝え、安心させてあげることが重要です。また、認知症の方は家族が自分の現在地を知っているという確証を得ることで安心します。混乱を理解してあげることで、恐怖心を和らげ破局反応を起こす回数を減らすことができるでしょう。入院中の認知症患者が病院で快適に過ごす（同時に、スタッフもケアしやすくなる）ためには、常日頃から安心させる言葉をかけたり、現在地を思い出させたりすることが重要だとわかっています。新しい生活環境に移ったときには、数週間にわたってこのような行為を行う必要があるのです。

　変化によって認知症の方の行動症状や徘徊が悪化する可能性があるため、変化がもたらす影響を慎重に検討することが重要です。旅行は家族にとってはリラックスできて、ワクワクするかもしれません。しかし、認知症の方にとっては慣れ親しんだ場所にいるときに感じる安心感を失い、動揺してしまう可能性があるのです。

　目的がないような徘徊に対して、落ち着きのなさを軽減するために、運動や習慣的な活動を提案する専門家もいます。たとえば、毎日散歩に行ってみましょう。活動は数週間続けてみてから効果があるかどうかを判断してみてください。認知症の方が活動的な場合は、十分な食事（必要なエネルギーの補給）をしているかどうかも確認しましょう。十分に食べていないと、混乱に拍車をかけることがあります。

　徘徊が「迷い」や「喪失感」を示しているように見える場合は、

見慣れたもの（たとえば、家族の写真など）を身の回りに置いてあげるとよいでしょう。認知症の方は会話やお茶をすることで、受け入れられていると感じることができるでしょう。

　興奮状態で歩き回ったり、無我夢中でどこかへ行こうとしたりする行動は、破局反応が毎日、または継続的に起こっていることが原因かもしれません。破局反応を引き起こしている原因を考えてみてください（第3章「過剰反応と破局反応」参照）。毎日同じ時間に起こったり、特定の作業（入浴など）を指示したときに起こったりしていないか思い返してみましょう。周りの人が徘徊行動に対しどのように反応しているか、その反応に伴い認知症の方の落ち着きのなさや行動症状はひどくなっているかも観察しましょう。危害を加える危険性があると、拘束したり、追いかけたりしようと考える方も多いでしょう。その場合は、直接対峙をせずに、相手の気をそらすようにしてください。たとえば、一緒に歩こうと伝え、誘導して大きな弧を描くように歩いてみてください。その間に落ち着いて、問題なく家の中に戻ることがほとんどです。落ちついて話しかけることで安心するでしょう。目的のない徘徊が、逃げ出そうとする破局反応に変わることを防ぎます。徘徊は落ち着く環境を作ることで軽減できることが多いのです。

　ドリンガーは常に逃げ出そうと必死だった。ナーシングホームや病院にいる間、彼女は戸惑っていた。そこが自宅ではないことは理解していたため、帰りたい気持ちが強かった。見知らぬ環境は孤独を感じさせ、ぼんやりした頭で自分の居場所や友人がいる職場へ戻りたいと願っていた。その気持ちが彼女を出口に向かわせた。

　ナーシングホームでは、ドリンガーが出口に近づくとス

タッフが大声で「ここに戻ってきてください」と怒鳴り、彼女の行動を抑制した。数日後には、ほかの入居者も「ドリンガーさんが、また脱走した！」と叫びスタッフを手伝うようになった。その叫び声にドリンガーは戸惑い、外に出ようとさらに懸命になった。スタッフが急いで駆け寄るが、彼女はパニックに陥り全力で逃げ出し、そのまま人通りの多い通りに出てしまった。警備員が彼女の腕を掴むと、彼女は警備員に噛みついた。このようなことが何度も起こり、スタッフを疲弊させ、彼女はほぼ毎回破局反応を起こすようになった。ドリンガーの家族は、彼女が手に負えない状態だということを知らされた。

　ある日、ドリンガーは病院に入院した。病院でも同じく一目散に出口に向かっていったが、看護師に負担をかけることはなかった。看護師がそっと近づき、一緒にお茶を飲もうと提案したことで事態はすぐに収まった（「対峙」による解決ではなく「気を散らして」解決）。ドリンガーは出口に向かうことをやめなかったが、精力的に逃げたり、暴力的になったりはしなくなった。

　落ち着きのなさが原因で徘徊している場合は、簡単な掃除をしたり、服をたたんだり、本棚を整頓したりと活動的な作業をさせてみましょう。デイサービスでは、仲間との交流と作業する機会の両方を提供しているので、徘徊の頻度を減らすことに役立つでしょう。

　薬の投与が徘徊行動の改善につながることは少なく、かえって混乱や転倒の危険性を高める可能性があるため、なるべく避けたほうがよいでしょう。実際、抗精神病薬は徘徊を悪化させるという

研究結果が出ています。抗精神病薬は、薬物以外の対処法をすべて試したあと、なおかつ認知症の方に危害が及ぶ可能性や深刻な苦痛がある場合にのみ使用すべきです。

　認知症の方を守るために環境を見直すことは、徘徊対処の重要な要素です。ある家庭では、認知症の方が靴を履かなければ外に出ようとしないことに気づきました。そこで靴ではなくスリッパを履かせることで、外への徘徊を防ぐことができました。

　現在、徘徊管理に役立つ商品は簡単に手に入ります。しかし、値段が高いわりに機能が限られているものもあるため注意が必要です。その他の手段として、米国アルツハイマー病協会の「セーフ・リターン・プログラム（徘徊してしまう認知症の方を対象とした帰宅支援プログラム）」に登録しておくと、万が一、迷子になってしまった場合のリスクを最小限に抑えることができます。

　徘徊に対処する仕組みにお金をかける前に、いくつか検討すべきことがあります（ここでは個人宅のみを対象としており、デイサービスや介護施設は対象外）。

　**認知症の方の行動**　徘徊の頻度や危険性を確認しましょう。

　**家族の負担**　認知症の方を常に見守ることがどの程度のストレスになっているのか判断しましょう。徘徊防止・徘徊通知機器の一番のメリットは、常に監視するという負担から解放されることです。

　**コストと代替手段**　手づくりの安価な仕組みの有効性や、徘徊を管理する製品が状況に合っているかどうか、導入した仕組みを実際に使用するかなどを判断しましょう。個人の行動に基づいて安全を守るために機能している仕組みでなければ、かえって危険が増します。適切に機能していない仕組みに頼ることに慣れてしまい、それが機能しなかった場合、見守っておけばよかったと

後悔することになるでしょう。

　徘徊管理の仕組みを構築する際、次のようなカテゴリに分けて考えてみましょう。「外への徘徊を防止する鍵」「室内徘徊を安全にするもの」「動きや外出を感知・通知する仕組み」「コミュニケーション機器」「徘徊したときに役立つもの」などです。これらのカテゴリの装置を組み合わせて、安全な環境にしましょう。利用可能な商品の多くは安価で手に入り、手先の器用な方であれば自分で取り付けることができます。最新鋭の高価なシステムに投資する必要はありません。

### 「外への徘徊を防止する鍵」

　まずは家の中で安全にしたい部分を見て回りましょう。寝室にのみ鍵を取り付ければ安全な場合もあれば、居間やキッチンにも取り付けるほうがよい場合もあります。状況によっては、家のあらゆる場所に鍵を取り付けることが最も賢明でしょう。窓やドアの鍵はフリップドアラッチやピンタンブラー錠などのシンプルなもので構いませんが、認知症の方が見つけにくい場所に複数の鍵を取り付けることをお勧めします。窓の鍵は換気ができるように、少しだけ開けることができるものを選ぶとよいかもしれません。ベランダやガレージに通じるドアや窓にも鍵をかけられるようにしてください。テラスや地下室を使用していないときはドアの施錠を忘れないようにしてください。また、ホームセンターなどでは、安価で購入できるドアノブ用のチャイルドロックなどが販売されています。既存のドアノブに取り付けるだけで扉を開けにくくするため、認知症の方は開け方を理解できないかもしれません。入室してほしくない部屋のドアなどに設置すると便利です。

　鍵は完全に安全を保障するものではありません。どれほど複雑

な鍵を取り付けても、何としてでも出ていこうとする方や、鍵の仕組みを見破ってしまう方を止めることはできません。また、家族も取り付けた鍵を施錠することを忘れないようにしなければなりません。

### 「室内徘徊を安全にするもの」

家族が寝ている間の徘徊など、認知症の方を常時監視することは不可能です。電気業者にコンロの点火ロックを取り付けてもらいましょう。また、危険性が高いものが入っているクローゼットや引き出しを施錠したり、特定の部屋には入れないようにしたりする必要があります（第5章「注意すべき危険な状況・場所」内の「家の中で」参照）。

### 「動きや外出を感知・通知する仕組み」

これらは鍵の予備の仕組みです。認知症の方を常に監視することなく、家族はその場を離れたり、眠りについたりすることができるでしょう。最も簡易的なものはドアに取り付ける鈴ですが、やや信頼性に欠けます。その他、ドアや窓に取り付けるアラームや部屋に設置できる人感センサーは、認知症の方の動きを感知し、寝室にいる家族にアラームやライトの点灯で通知します。人の動きにのみ反応し、ペットには反応しないセンサーもあります。これらは、ホームセンターなどで安価に購入でき、簡単に設置できます。

チャイムにつながったセンサーマットも販売されており、これをベッドや椅子のそばに置いておき、認知症の方が起き上がってマットを踏むと、音で家族に知らせてくれます。椅子と認知症の方の着ている服をコードでつなぐ安全装置は、接続が切れると警報音が鳴る仕組みです。認知症の方がこのような商品が発する音に怯えるようであれば、ほかの解決策を模索する必要があります。

人感センサーライトは動きを感知すると自動的に点灯するため、夜間でも安全に歩くことができます。ベビーモニターや介護用見守りカメラがあれば、庭やほかの部屋にいても、認知症の方の声を聞くことができます。

「コミュニケーション機器」

　安価で簡単に設置できる内線電話は、別の部屋にいても、話しかけて、安心させることができます。

「徘徊したときに役立つもの」

　最善の努力をしても、認知症の方が徘徊してしまうことはあるので、準備をしておきましょう。米国のメディック・アラート財団が提供する、徘徊してしまう認知症の方の見守りサービス「メディック・アラート・プログラム」と帰宅支援プログラム「セーフ・リターン・プログラム」に登録してください。認知症の方の現在の写真を用意し、警察やほかの人が探すときに渡せるようにしておきます。また、GPSアプリをスマートフォンにダウンロードしてください。GPS搭載のブレスレットや腕時計、ランニングシューズ、スマートフォンなどを身に付けていると、居場所を素早く特定できます。

　認知症の方が外で徘徊している場合、人通りの多い道路、プール、犬などは危険です。認知機能の低下により、これらのものから自分の身を守るために必要な判断力を失っていることがあります。身の回りのことを適切に判断できなくなっている場合に備えて、住んでいる地域を散歩して、周囲に危険なものがないか観察してみるとよいでしょう。加えて、近所の人々に認知症の方の症状について説明し、頭がおかしくなったわけでも危険な状態にあるわけでもなく、ただ混乱しているだけなのだということを周知させておくとよいでしょう。

認知症のほかの症状による事故も想定しておきましょう。合理的な行動をとり、問題がなさそうに見える認知症の方と一緒にいると、プールサイドや車の前に飛び出してしまう可能性があるということを忘れてしまいがちです。

　徘徊中は他者も危険な環境を作る要因となります。認知症を理解していない人に加え、高齢者や虚弱者に対する嫌がらせや強盗をする残酷で悪質な人もいます。残念なことに、このような人々は治安のよいとされる地域にもたくさんいますので、危険性を認識し認知症の方を守る必要があります。

　椅子やベッドに人を物理的に拘束する装置はありますが、これらは最後の手段としてのみ使用してください。「ずれ落ち防止クッション」（第5章「歩行・バランス障害による転倒」内の「座りきりや寝たきり状態」参照）を使用すると、椅子から立ち上がる回数が減少するようです。その他の器具としては、拘束ベストやジェリーチェア（第9章「家族（介護者）が亡くなった場合」参照）があります。拘束具を使用するかどうかの判断は、医療専門家と家族とで決断すべきです。拘束具は体を傷つける危険性が高いので、ほかのすべての対策を試した場合にのみ使用するようにしましょう。さまざまなケースを検証すると、徘徊によって負傷する危険性は誇張されていることが多く、拘束することによってかえって落ち着きのなさや苦痛を増長させることがあります（自宅での拘束具の使用に限ったものであり、老人ホームでの拘束具の使用には別の問題があります。第16章参照）。

　認知症の方の徘徊行動が手に負えなくなり、自宅で安全に介護することができなくなることがあります。この段階になると、家族ができることは限られてくるので、施設への入居を計画する必要があるでしょう。しかし、施設によっては動揺している方や攻

第　7　章　認知症の行動・心理症状の管理

撃的な方、徘徊癖のある方は受け入れてくれない場合があります。詳しくは第16章を参照してください。

# 睡眠障害と夜間徘徊

　認知症の方の多くは、夜になると落ち着きがなくなります。トイレに行くために起きて暗闇の中で混乱し、方向感覚を失うことがあるのです。家の中を徘徊したり、着替えたり、料理をしようとしたり、外に出たりすることもあります。また、幻覚や幻聴に悩まされる方もいます。家族にとって、睡眠が毎晩妨げられることほど、苦痛なことはありません。しかし、さまざまな方法で夜間の行動を減らすことができます。

　一般的な高齢者でも、睡眠時間は若いときよりも短くなります。加えて、日中の活動不足で体が疲れていなかったり、昼寝をしたりすることで、さらに眠りが浅いのです。認知症の方の場合、脳の損傷が「体内時計」にも影響を与えていることがあるようです。また、夜間の行動症状は、夢と現実の区別がつかないときに起こることもあります。

　昼寝をしてしまうと、夜になっても疲れを感じなくなります。日中は認知症の方が夢中になるような活動をしてもらい、昼寝をしないようにしましょう。認知症の方の多くはあまり活動的ではなく運動不足であるため、夜になっても疲れていないことがあります。そのようなときは、夕方に長い散歩をするなど、定期的な活動を計画すると、夜はぐっすり眠れるようになるかもしれません。逆に、朝に新鮮な空気や日光を浴びさせることが効果的だという家族もいます。車に乗ると眠くなる認知症の方もいるようで

す。認知症の方を日中に活動させるための最良の方法のひとつは
デイサービスに通うことです。

　高齢者は暗いところでは目がよく見えないため、混乱の原因に
なる可能性があります。目の老化が進むと、暗い場所ではさまざ
まなものがぼやけて見えるため、ものを見分けることが難しくな
ります。認知症の方は見たものを誤解し、人がいると思い込んだ
り、別の場所にいると思い込んだりすることがあります。これが
原因で破局反応を引き起こすこともあります。寝室と廊下には常
夜灯をつけておきましょう。ほかの部屋にも常夜灯を置いておく
と、夜間の方向感覚の手助けとなるでしょう。また、認知症の方
が寝る前には、トイレを済ませたか確認してください。または、
ベッドのそばに簡易式トイレを用意しておきましょう。

　多くの人は熟睡から目覚めたときに一瞬、自分がどこにいるの
かわからなくなる経験をしたことがあるはずです。認知症の方に
とって、この経験が一瞬では終わらないのです。そのようなとき
は、認知症の方を優しく安心させましょう。

　快適な睡眠環境を整えましょう。部屋は暖か過ぎず、寒過ぎな
いよう温度設定を行い、寝具が快適であることを確認しましょう。
掛け布団は体に絡まりにくいものを使いましょう。ベッドサイド
レールは落下防止に役立ちますが、閉塞感に襲われレールを乗り
越えようとするため、危険な場合もあります。

　認知症の方が夜中に起きて混乱している場合は、優しく話しか
けてあげましょう。夜中に急に起こされると、ついイライラした
反応や不機嫌な態度を示してしまいがちです。しかし、そのよう
な対応は破局反応を引き起こし、家中の人を起こす事態になりか
ねません。「まだ夜だからベッドに戻ろうか」などと優しく声をか
けるだけで解決することも多くあります。トイレに行ったり、温

かいミルクを飲んだりすると、眠りにつく方もいます。認知症の方がミルクを飲んでいる間は落ち着いて一緒に座り、ベッドに戻るように促してください。ラジオの音量を低くしてかけると、穏やかになる方もいます。遮光カーテンなどを使用し、カーテンが閉まっていて部屋が暗いときはベッドに入る時間だということをゆっくりと思い出させてあげましょう。

　ベッドで寝ようとしない方が、ラウンジチェアやソファなら寝ることもあります。ベッドで寝かしつけても、夜中に起きてソファなどに移動し、そのまま座ってまた寝てしまうかもしれません。　夜中に言い争うよりは、その状況を受け入れたほうがよいでしょう。

　夜間に徘徊してしまう場合は、家の中に危険がないかを調べる必要があります。認知症の方が安全に動き回れるように寝室の家具を配置し、家中の窓に鍵をかけましょう。家族が寝ている間にコンロに点火したり、玄関の鍵を開けて外出したりできないかを確認しましょう。トイレ付近に階段がある場合、誤って落ちる可能性があるので、乗り越えられない高さのゲートを設置する必要があるでしょう。

　さまざまな対策をしても睡眠が著しく妨げられる場合は、睡眠薬を慎重に投与し始めてもよいかもしれません。しかし、単に睡眠薬を飲ませれば問題が解決するというわけではありません。睡眠薬は複雑で繊細な脳に影響を与えます。医師は睡眠薬の処方を決定する前に、薬同士の相互作用を考慮する必要があります。高齢者は若い人より薬の副作用を受けやすい傾向にあり、認知症の方はさらに敏感に反応します。睡眠薬にはめまいなど多くの副作用があり、中には深刻なものもあります。また、高齢者は睡眠薬と相互作用してしまう薬を服用していたり、睡眠薬によって悪化

する危険性のある疾患にかかっていたりする可能性も高いのです。

　睡眠薬を使用すると、夜間ではなく昼間に眠るようになったり、副作用により日中の認知機能が悪化したりすることがあります。また、さらに混乱を招いたり、転倒しやすくなったり、失禁したりする可能性もあります。不思議なことに、睡眠薬が睡眠を妨害することもあります。効果は人によりそれぞれ違いますので、薬が全員に同じように効くとは限りません。

　睡眠薬をしばらく服用していると、さまざまな理由で効果が変化することがあります。そのような場合は、医師に慎重に投与量と投与時間を調整してもらい、違う薬を試すとよいでしょう。睡眠薬を投与しても一晩中眠るとは限りません。できる限りほかの方法で、認知症の方が眠れるようにすることが大切です。睡眠薬の積極的な使用はお勧めしませんが、在宅介護で家族が夜間に十分な休息を得られないときなどは、必要な場合もあるでしょう。しかし、認知症ケアを行ってくれる介護士がいる老人ホームなどでは、睡眠薬を使用すべきではありません。たいていの睡眠薬は、新しいものであっても認知症の方に効果がないことが多く、かえって記憶力の低下や行動症状の増長につながる場合もあります。

　ホアンは一晩中起きていることが多かった。長年食料品店を経営していた癖が抜けず、午前3時には新鮮な野菜を仕入れなければならないと錯覚していた。一方で、同居している娘は一日中食料品店で働いていて、疲れ切っていた。医師に母の睡眠障害について相談しても、長年にわたる習慣を変えることは難しいと言われた。

　特定の対策を導入することで問題が急速に解決することはなかったが、小さな対策をいくつも積み重ねることで、

ホアンの行動を管理することができた。彼女が起きている時間を延ばし、誰かに見守られている状態で赤ちゃんの世話をしてもらうなど、日常生活への関与を増やすようにしたのだ。短時間で効果が現れる睡眠薬も使用した。また、戦時中に寝るきっかけとして使っていた黒い遮光カーテンが強く記憶に残っていたようなので、寝室に掛けた。このような小さな工夫の積み重ねとチームワークのおかげで、ホアンは野菜の仕入れを忘れ、長く寝るようになり、家族は困難な時期を乗り越えられた。

　認知症の方が認知症とは無関係な睡眠時無呼吸症候群などの睡眠障害を抱えていることがあります。しかし、治療に使うCPAP（持続陽圧呼吸療法）マスクを一晩中正しく装着しているケースはほとんどありません。睡眠中の大きないびきや息切れは、睡眠時無呼吸症候群の兆候です。

# 夕方の症状悪化（夕暮れ症候群）

　認知症の方の中には、夕方になると行動症状が出やすくなる方がいます。原因は人によって異なりますが、本人の疲労、家族の疲労、24時間周期のホルモン分泌のパターン喪失、日没後の刺激低下、そして稀に、夜間の光量の減少などが挙げられます。認知症の方は混乱を与える環境に対処しようと疲れているため、1日の終わりにはストレス耐性が低下しています。また、家族にも疲れが溜まっており、その疲れが認知症の方に伝わることで、破局反応を起こすことがあるのです。

夕方に症状が悪化する場合は、午後に昼寝をする、午後の刺激や活動を増やす、日光を多く浴びるなど、いくつかの方法を試してみましょう。また、午後の活動の中で認知症の方の負担になっている作業がないか見直し、頻繁に現在地や現状を説明してもよいでしょう。

　夕方にやるべきことが少なくなるように、認知症の方の日常生活を計画しましょう。たとえば、負担がかかりやすい入浴は、午前中または午後の早めの時間に予定しておくとよいかもしれません。

　日が暮れ夜になり始めると、家の中には混乱させる要因が増え、すでに混乱し疲労している方にとっては刺激が強過ぎるかもしれません。たとえば、夕方になると帰宅して人が増えたり、子供が走り回ったり、家族が夕食の準備に追われていたり、食事中にテレビがついていたりすると混乱する要因となります。認知症の方が疲れていると、何が起こっているのか理解できず、破局反応を起こしてしまうかもしれません。

　最も行動症状が悪化する時間帯は、周辺環境の刺激を可能な限り減らしてみてください。家族の活動は認知症の方から離れた場所で行うようにしてください。また、症状が悪化する時間帯は、介護する家族にも十分な体力が残っているようにし、時間に追われることのないように1日の計画を立てることが重要です。たとえば、夕食の準備をしている時間帯に行動症状が出やすい場合は、短時間で簡単に調理できる食事、昼食の残りもの、または事前に準備できる食事などを検討してみてください。昼食の量を増やし、夕食時にお腹が減らないようにする手段もあります。

**エドナの義父のジョンソンが最も症状の悪くなる時間帯**

は、子供たちと夫が学校や仕事から帰ってくる時間だった。レスパイトケア（家族の休養を目的とした短期入院や介護サービス）を利用する余裕はなく、家族全員が家にいるときに使うのはもったいないように思っていた。しかし、最終的には家族が穏やかに過ごせる時間が大切だと判断し、レスパイトケアの利用を開始した。家族が帰宅する直前にケアワーカーが自宅を訪れ、ジョンソンを公園に連れて行き、食事の準備が終わるまで一緒に公園で過ごしてもらった。そして、夕食ができ上がったタイミングで連れて帰ってきてもらうようにした。

　行動症状が悪化する原因のひとつとして、認知症の方が常に家族の注意を引きたがっていることが挙げられます。夕方になり、家族がほかのことで忙しくしていると、さらに要求が厳しくなることがあります。家族が忙しいときは、近くで簡単な作業をしてもらったり、ほかの家族と一緒に過ごしてもらったりするとよいでしょう。さまざまな対処法を試しても行動パターンを変えることができない場合は、医師に相談して薬を飲ませるスケジュールを変更してみてはいかがでしょうか。

　落ち着かない時間や眠れない時間がある場合は、脳損傷が原因かもしれません。「夕暮れ症候群」という言葉が広く使われていますが、行動症状が悪化する時間は夜間とは限らず、午前中や昼時に症状が悪化する方もいます。たとえ家族が疲れる時間帯に行動症状が起きても、認知症の方が意図的に行動しているわけではないということを思い出してください。

# ものを紛失する、ため込む、隠す

　認知症の方の多くは、ものをどこに置いたのか忘れてしまいます。ものを収集したり隠したりして、隠し場所を忘れてしまう方もいます。記憶障害により、必要なときに入れ歯や車の鍵が見つからないケースはよくあります。

　記憶障害が起こったとき、認知症の方に置き場所を尋ねないほうがよいでしょう。覚えていないでしょうし、尋ねることで破局反応を引き起こす可能性があります。ものの紛失を完全になくすことはできませんが、頻度を軽減する方法はいくつかあります。家の中が整理されていると、置き忘れたものが見つけやすくなります。散らかったクローゼットや引き出しの中からでは、隠したものを見つけることはほとんど不可能です。クローゼットや部屋の一部に鍵をかけるなどして、隠せる場所を減らしましょう。

　指輪や銀食器などの貴重品は、隠されないように保管しましょう。また、多額の現金を家の中に置かないようにしてください。車の鍵などの小さくて紛失しやすいものは、大きめのキーホルダーを付けるなどして、目立つようにしましょう。鍵や眼鏡、補聴器の電池など、生活必需品はなるべく予備を用意しておきましょう。

　貴重品などを誤って捨ててしまわないように、ゴミを出す前にゴミ箱の中身を確認する習慣をつけましょう。隠されやすい一般的な場所は、マットレスの下、ソファのクッションの下、ゴミ箱の中、靴の中、引き出しの中などです。認知症の方がクリスマスプレゼントをもらったときやお金などを安全に保管するときに利用していた場所を思い出してみましょう。入れ歯などは、昔の習

慣からそのような場所に置いていることがあります。

　忘れ物防止タグはテレビのリモコンや鍵、眼鏡などの紛失しやすいものに取り付けることができる安価なアイテムです。端末の「探す」ボタンを押すと、受信機のベルが鳴ったり、ライトが点滅したりします。

　食べ残しや汚れた服などを、ため込んでしまう認知症の方もいます（第5章「栄養と食事」内の「食事に関する問題行動」参照）。この習性は昔からの収集癖や、持ち物を肌身離さず持ちたい気持ち、安全に保管したい気持ちなどさまざまな理由からきています。生活の妨げになっていない場合は気にしなくてもよいでしょう。認知症の方の「隠し場所」を片づけるときは、隠してあるものをすべて片づけるのではなく、少しだけ残しておくとよいかもしれません。そうすることで、新たにコレクションを増やす必要性を感じなくなるかもしれません。

　　認知症の親を介護する娘は、「食器が洗濯カゴの中に置いてあってもいいと割り切って考えるようになってから、ストレスは減りました。1日に数回食器を洗面所からダイニングルームに戻していましたが、今では食事の用意をするときは洗濯カゴから直接食器を取り出すようになりました」と語った。

# 引き出しやクローゼットの物色

　認知症の方の中には、引き出しを物色したり、クローゼットか

ら服をすべて取り出したりしてしまう方がいます。たとえ家族でも、他人にものを物色されると腹が立つものです。10代の子供がいる家庭では、特にプライバシーを守らなくてはなりません。引き出しやクローゼットに鍵やストッパーをつけなければならないこともあるでしょう。ドアや引き出しを固定するキャビネットロックは役に立つでしょう。危険なものや貴重品は施錠された引き出しより、安全な場所に移動させる必要があるかもしれません。タンスの一番上の引き出し、またはタンスの上に置いた箱に興味をそそるものを詰めておくとよいケースもあります。そうすることで認知症の方の目的意識を満たしつつ、残りの引き出しは物色されずに済むかもしれません。小物や機械の部品が好きな方がいれば、裁縫道具が好きな方もいるでしょうから、中に入れるものは個人の趣味嗜好に合わせて選んでください。

## 不適切な性行動

認知症の方が不適切な場面で服を脱いだり、服を着ないままリビングや町中を徘徊したりすることがあります。

> 息子が学校から帰宅すると、父が裏庭に座って新聞を読んでいた。しかし、父は帽子以外何も身に付けていなかった。

この父親は単純に暑かったので服を脱いでいましたが、自分が外にいること、裏庭が人の目に触れる場所であることを認識できなかったのです。

公共の場で裸体をさらすことは認知症の行動症状のひとつです。ときには自分の性器をなでたり、性行為を連想させるような動きをしたりすることもあります。

何度もベルトを外してズボンのファスナーを開ける男性や、ブラウスのボタンをいじり続ける女性がいた。

脳に損傷を受けている方は、その影響で不適切な性行動を起こすようになることがあります。そのため、高齢者はよくいやらしいことをすると思われがちですが、実際には思い込みや偏見の場合が多く、世間が思っているほど日常的なことではありません。

認知症の夫を病院に連れてきた妻は、「夫の症状には十分対処できています」と語った。ところが、「症状がこのまま悪化すると『子供返り』に突入し、小さな女の子に裸体を露出するようになると病院関係者に言われたので、懸念しています」とも語った。

高齢者に対する偏見には何の根拠もなく、認知症の方の不適切な性行動は稀です。本書に関わる医療従事者の研究でも、そのような行動は非常に珍しいものでした。

誤って裸体を露出してしまうことや、唐突な自慰行為をしてしまうことはときどき起こり得ます。失見当識障害のある方は、自分の現在地や服の着方、または服の重要性を忘れてしまうため、公共の場で裸や半裸になったりして徘徊してしまうのです。尿意をもよおしても、トイレの場所を忘れているため、その場で服を脱いだり、スカートをめくったりすることがあるのです。眠気や

不快感も服を脱ぐ原因となります。陰部を触る場合は、尿路感染症やかゆみ、不快感などが原因として考えられるので、まずは主治医に確認しましょう。

　性的問題行動に対応するときは過剰に反応しないでください。落ち着いて認知症の方を部屋やトイレに誘導しましょう。服を着ていない状態で見つけたら羽織るものを持ってきて、淡々と着替えを手伝ってあげましょう。肌の露出を控えめにするよう教えられてきた方であれば、服を脱ぐような行動を起こすことは稀です。

　衣服を脱いだり、ボタンをいじり続けたりする行為は、服の種類を変えることで止められるかもしれません。たとえば、ファスナー付きのズボンではなく、ウエストがゴムのズボンを使用してください。ブラウスはボタンがないものや後ろがファスナーになっているものを使用しましょう。

　宗教的な理由から自慰行為に対する負の感情を持ってる方もおり、認知症の方が不適切な自慰行為をしてしまった場合、家族は動揺するでしょう。人前での性的問題行動は脳の損傷が原因であり、その他の不適切な性的行為の予兆ではないことを忘れないでください。認知症の方は社会的マナーを忘れてしまった結果、欲に忠実に快楽を求めてしまうのです。家族が動揺した態度をとると破局反応を引き起こす可能性があります。認知症の方を人目につかない場所に移動させたり、ほかのことで気をそらしたりしてください。性行動を連想させる動きや恥ずかしい動きをしている場合も気をそらしてみたり、触ってもよいものを渡したりしてみましょう。

　本書を作成する中で、認知症の方が子供に裸体を露出したケースはひとつもありませんでした。また、本書の中でそのような行動に焦点を当てて「老人は不適切なわいせつ行為をする」という

偏見を助長することは本意ではありません。しかしながら、そのようなケースが起きてしまう可能性はあります。万が一不適切な性的行為があった場合は、必要以上に騒ぎ立てず、淡々と対応してください。子供は実際の出来事以上に、周囲の大人の反応に敏感になっていることがあります。静かに認知症の方を違う場所へ誘導し、「おじいちゃんはね、自分が今どこにいるか忘れちゃうんだよ」などと説明してあげてください。

　認知症により性欲が増減することがあります。認知症の方の性欲の増加は、見ていてつらいかもしれませんが、脳損傷が要因にあることを覚えておいてください。性格の変化や、家族に対する思いや以前の関係性を反映したものでもありません（第１章「認知症による変化」、第12章「夫婦生活」参照）。

　時折、父親が娘に不適切な誘いをかけることがあります。これは近親相姦ではありません。誰でもひどく動揺すると思いますが、通常それは認知症の方が見慣れた人を認識できないということを意味しています。認知症の方は、過去のことを現在のことよりもずっと鮮明に覚えている傾向にあるため、若い頃の妻に似ている娘を妻と勘違いしてしまったのかもしれません。同時にそのような行動は、妻や結婚生活のことを覚えている証拠です。そっと妻のほうに誘導し、あまり悩まないようにしましょう。

　不適切な性行動については、医師やカウンセラー、または同じような経験をした家庭に相談してみましょう。認知症の知識があり、性的な話題にも寛容な人を選ぶとよいでしょう。認知症の方の性行動を理解し、対処する手助けになってくれるはずです。性行動を減らすための具体的な提案もしてくれるはずです。第12章「夫婦生活」と第16章「介護施設における性的な問題」もご参照ください。

# 質問の繰り返し

　認知症の方は同じことを何度も質問してくるので、イライラするという方は多くいます。周囲の状況を把握できなくなった方によく見られる行動で、恐怖や不安からくる症状である可能性があります。短期記憶障害により、以前に質問したことや答えを忘れてしまうのです。

　質問を繰り返す場合は、回答の代わりに「大丈夫だよ」「私がなんとかしておくよ」などと伝えて安心させることが有効です。質問の繰り返しは、表現することができない別の心配事を伝えようとしている意思の表れかもしれません。その心配事を正しく推測することで、心身ともにリラックスすることができるでしょう。

　ロックウェルの母は、「お母さんは、いつ私を迎えにくるの？」と何度も聞いた。もう何年も前に祖母は亡くなっていると伝えると、母は気分を害したり、数分後にまた同じ質問をしてきたりした。同じ質問を繰り返す行為は、彼女の喪失感からくるものだと気づいたロックウェルは、「僕がいるから大丈夫だよ」と伝えるようにした。それから母は明らかに落ち着いた。

　ロックウェルは、「おばあちゃんのことを教えて」「おばあちゃんが僕たちを劇に連れて行ってくれたのを覚えている？」などと話を続けた。

# 反復行動

　脳の疾患を持っている方にときどき見られる悩ましい行動は、同じ行動を何度も繰り返してしまうことです。

> 　ウェーバーの義母は、同じ洗濯物を繰り返したたむことを止めなかった。ウェーバーは義母が忙しく作業していることを喜んでいたが、ウェーバーの夫はいら立っていた。彼は「お母さん、そのタオルはもう5回もたたんでいるよ！」と叫び、やめさせようとした。

> 　アンドリュースの反復行動は入浴時に現れた。彼女は顔の片側だけを洗っていた。「反対側も洗って」と娘が促しても、同じ場所を洗い続けていた。

> 　バーンズは、まるで檻の中の熊のように、キッチンの周りをぐるぐると歩き回っていた。

　認知機能が低下するとひとつの行動に「固執」し、新しい行動に「シフト」することが難しくなってきます。反復行動をしている方には、新しい作業をするように優しく提案しましょう。プレッシャーをかけたり、動揺させたりしないようにしてください。破局反応を起こしやすくなります。
　ウェーバーの場合は、義母の行動を無視することが最善の策でした。ウェーバーの夫も、母の疾患を受け入れたあとは、その行動が気にならなくなったそうです。

アンドリュースの娘は、母が顔の片側を洗い続けているときに反対側の頬をそっと撫でると、反復行動から抜け出せることを発見しました。言葉では伝わらないときに、触感で脳にメッセージを伝えることはとても重要です。袖を通そうとしている腕を触ったり、洗ってほしい箇所に触れたり、持ってほしいスプーンを手に当てたりしてみてください。

　バーンズの妻は、彼に「手伝い」を頼むことで彼の気をそらすようにしました。「ねぇ、これを持って」と言ってスプーンを渡し、「今度はこれを持って」と言ってスプーンと引き換えに鍋つかみを渡すのです。「手伝い」をしている間は、歩き回るのをやめました。単純な作業ですが、彼が集中するには十分であり、必要とされていると感じることができたのかもしれません。

# 注意散漫

　認知症の方は注意力が散漫していることがよくあります。着替えを介助してもらっているときにほかのものを見たり、何かを手に取ろうとしたりするかもしれません。あるいは、食事中に他人の皿の料理を食べたり、会話中に立ち去ったりすることもあるでしょう。人間の脳は、必要と感じない音などの刺激を無意識に除外する機能を持っています。この能力が認知症により損なわれると、余計な刺激を無視することができなくなります。周囲の刺激の優先順位がわからなくなり、すべて同じように反応してしまいます。

　特定の人物や動物、突然の音など、気を散らしているものを特定できれば、それらを最小限に抑えることができるでしょう。着

替えなどのひとつの行動に集中するようになるかもしれません。認知症の方のお皿をほかのお皿から少し離れた場所に置いたり、一度に訪問してくる人数を少なくしたり、外出は静かで落ち着いた場所にしたりしましょう。テレビやラジオに気を取られているようであれば、消してください。食事などの行動は、ほかの人が動き回ったり、話したりしていない場所で行うようにしましょう。

# 精神的依存、つきまとい（シャドーイング）

　家族が移動するたびに認知症の方がついてくる、家族がトイレや地下室に行って見えなくなると不安になるというケースが多く報告されています。家族が介護中にひと息ついたり、仕事をしようとしたりするときに、しきりに邪魔をしにくることもあります。常につきまとわれると、イライラしてしまいます。

　親しい人についていきたい感情は、記憶障害の方の世界がどのように見ているかを想像してみれば、理解できるかもしれません。混沌とした見慣れぬ環境の中、信頼できる家族は唯一の安心材料なのです。生活に必要なものを思い出せない場合、家族のそばにいることが安心につながるのです。

　認知症の方は、家族がトイレから戻ってくるまでの時間を推測できないことがあります。時間感覚が薄れている方には、家族がトイレに入ったまま消えてしまったかのように感じるのでしょう。トイレの鍵を閉めると、数分間のプライバシーを確保できるかもしれません。タイマーをセットして、「タイマーが鳴ったら戻ってくるよ」と伝えることも効果的です。ある夫は、認知症の妻が

トイレの外で話し続けている間に、自分が音楽を聴けるよう、ヘッドフォンを用意したそうです。その後、妻も音楽を聴くのが好きなのを知り、彼女にもヘッドフォンをプレゼントしてあげたようです。

認知症の方がつきまとってくる場合、家族に非常に負担がかかります。親戚や知人に協力を求めて、旅行や買い物、昼寝、入浴などでリラックスしてください。

つきまといを薬で止めることは難しく、副作用で身体がさらに不自由になることもあります。認知症の方の行動が自身や他者を危険にさらすものでない限り、ほかの試みがすべて失敗したときに限り、薬物療法を行うべきです。

認知症の方ができる簡単な作業を見つけましょう。毛糸を巻いたり、軽く掃除をしたり、雑誌を積み上げたりすることで、自分が役に立っていると感じることができます。家族がほかの作業をしている間も退屈しないでしょう。

> 義母はハンターの後ろを常につけまわし、いつも批判ばかりしていた。そこでハンターは、彼女に洗濯物をたたんでもらうことを思いついた。あまりうまくはないが、洗濯物をたたんだり、広げたり、たたみ直したりすることで、義母は家庭の役に立っていると感じるようになった。

認知症の方に生産性のない仕事を与えて退屈させないようにすることは、騙しているようで気が引けるかもしれません。しかし、ハンターや本書の制作に関わった医師を含む専門家の多くはそう思いません。ハンターの義母のように、自分が家庭に貢献しているという実感が必要であり、活動しているという事実が大切なの

です。

# 不平不満と侮辱

　認知症の方は家族がどんなに優しく接しても、愚痴を繰り返すことがあります。「あなたは私に対して残酷だ」「家に帰りたい」「私のものをあなたは盗んだ」「あなたのことが嫌いだ」などきつい言葉を発することがあります。精一杯の努力をしているときにそのようなことを言われると、傷ついたり、怒りを覚えたりするかもしれません。その感情を持ったまま反論すると、無意味な口論になり、認知症の方は破局反応を起こしてしまいます。叫んだり、泣いたり、ものを投げたりされると、家族も疲労や不快感に包まれるかもしれません。

　認知症の方がきつい言葉を発するときは、まずは落ち着いて現状を把握してみましょう。認知症の方は身体機能に問題がないように見えても、脳に傷を負っているのです。他人に世話をしてもらわなくてはいけない事実や喪失感、私物や自立性が消えていく現状に、自分の人生が残酷だと悲観しているかもしれません。家族にとって当たり前のように理解している病の進行具合、経済状況、家族関係などを理解し、記憶することが難しいのです。これらのことを踏まえると、言動の裏に隠された意思を感じ取ることができるかもしれません。「あなたは私に対して残酷だ」という発言は、「人生は私に対して残酷だ」と伝えたいのかもしれません。現実を正確に把握できないので、介助を別の行為として捉えている場合もあります。たとえば、私物を見失い、家族が近くにいることしか認識できない場合、損傷した脳は情報を誤って解釈し、

「家族が私物を盗んだ」と思い込んでしまうのです。

　ある妻は認知症の夫の発言を独自に解釈していました。もちろん、認知症の方が思ったり感じたりしていることを完璧に把握することはできませんが、彼女は愛情を持って夫の発言を解釈し、受け入れることに成功しました。ぜひ、参考にしてみてください。

### 夫の発言：「家に帰りたい」

　妻の解釈：「あの頃の生活に戻りたいです（人生に目的があり、自分が必要とされ、自分の手で作り上げた成果物があり、些細なことには恐怖を感じなかった頃）」

### 夫の発言：「死にたくない」

　妻の解釈：「痛みはないですが、私は病気です。周りは私がどれほど苦しんでいるか気づいていないようです。この苦しさを常に感じているということは、死期が近づいているに違いない。死ぬのが怖いな」

### 夫の発言：「お金がない」

　妻の解釈：「今までは財布を持ち歩いていました。でも今は、いつも入れていたズボンの後ろポケットに入っていないのです。見つからないので苛立ちを感じます。買いたいものがあるので、もう少し探さないといけないようです」

### 夫の発言：「みんなどこにいるの？」

　妻の解釈：「私の周りに人はいるのに、知り合いは一人も見当たりません。見慣れない人たちだし、私の家族ではないようです。母はどこにいるのだろう？　なぜ母は私のもとを去ったのだろう？」

　認知症の方の発言に対して否定をしたり、言い争ったりすると

破局反応を引き起こしてしまいます。事実を論理的に説明しても伝わらないことが多いのです。認知症の方が母親を探している場合、「あなたのお母さんは30年前に亡くなったよ」と言っても、相手をさらに混乱させ、動揺させるだけです。

　不満に対しては無視し、気をそらすことが有効だという意見があります。「そうだね、あなたの喪失感は理解できるよ」「人生は残酷だよね」「家に帰りたいよね」など、認知症の方の気持ちを汲んだ返答をすると有効な場合があります。

　同じような不当な愚痴を何度も聞かされていると、腹が立つこともあるでしょう。それが人間です。しかし、怒ったところで、認知症の方はおそらくすぐにその出来事を忘れてしまうでしょう。

　ときどき、気配りができなくなる認知症の方がいます。相手に対する心配りができなくなっているので、思ったことをストレートに伝えてしまいます。たとえば、苦手だった人に対して「ジョンのことは好きじゃない」と直接言うかもしれません。傷つけるためにわざと言っているわけではないので、周囲の方たちの理解が必要です。

　他人に対して不適切または侮辱的な発言をすることもあります。たとえば、女性に「下着が見えていますよ」と言ったり、夕食を持ってきた隣人に「うちから出ていけ。私たちを毒殺しようとしているな」と怒鳴ったりします。知人や見知らぬ人に「娘に部屋に閉じ込められている」などと誤解されるような発言をすることもあれば、知人宅に連れていくと、いきなりコートを着て「もう帰ろう。ここは臭い」などと言ってしまうこともあります。

　認知症の方は一人ひとり違います。社会性を維持できる方もいれば、無愛想な性格が露骨で無礼な発言に発展してしまう方もいます。さらには、恐怖心や疑心暗鬼から他者を非難する方もいる

のです。これらの行動は、破局反応が原因である場合もあります。また、認知症の方が話し相手や状況を見誤り、不適切な発言をしてしまうことも少なくありません。

> 医師が患者の妻と話をしている間に、認知症の夫は医師の秘書と会話をしていた。彼は世間話をしようとしていたのは明確だが、気配りができなくなっていた。「あなたは何歳ですか？」と質問をし、その後「かなり老けて見えますね」と付け加えた。また、秘書が別の質問に対して、「いいえ、結婚していません」と答えると、彼は「モテないんですね」と言った。

　幼児が失礼な言動をしても、まだマナーを学んでいないだけだと思い、人々は笑い飛ばすでしょう。同じように、認知症によってマナーやデリカシーを忘れてしまっていることを周囲に理解してもらえれば、不適切な言動に対して寛容になるかもしれません。今では認知症の知識は広く周知されているので、不適切な言動が特定の疾患の結果であり、決して故意ではないことは理解されやすくなっています。

　隣人、友人、教会やお寺の信者、または馴染みの店員など、認知症の方と頻繁に交流のある方には疾患について簡単な説明をしたほうがいいでしょう。説明をする際には、他者に危害を加えることはないこと、気が狂ったわけではないということを伝え、安心させてあげましょう。「認知症を患っていますので、不適切な言動がある場合はご容赦ください。見た目は元気ですが、この疾患で記憶が失われています」というようなことを書いたカードを認知症の方に持たせている家庭もあります。疾患の詳しい説明や

第**7**章　認知症の行動・心理症状の管理

認知症についての情報を得る方法を記載しておいてもよいでしょう。

　認知症の方が公共の場で騒ぎを起こした場合、破局反応を起こしている可能性もあるので、そっとほかの場所に誘導しましょう。その際、恥ずかしさから周囲に説明したい気持ちがあるかもしれませんが、さらに状況が悪化する可能性もあるので何も言わないほうが賢明です。

　不適切な言動により恥ずかしい状況になりそうなときは、認知症の方の気を紛らわせるとよいでしょう。会話相手のプライバシーに関する質問をしている場合は、話題を変えてみましょう。「家族に監禁されている」「食事を与えられていない」などと誤解を招く発言をしているときも、気をそらしてみてください。直接的に否定すると、口論になる可能性があるので避けましょう。会話の相手が知り合いであれば、後ほど状況を説明するとよいでしょう。見知らぬ人であれば、その相手にどう思われるかを気にする必要はないでしょう。

　ときには、認知症の方の不適切な発言をもとにうわさ話をする方や、無神経に話を広める方がいます。うわさ話には動揺しないことが大切です。うわさ話を完全に信じる人は多くありません。

## 窃盗行為

　認知症の方は支払いをせずに店を出ようとしたり、店員にお金を盗まれたと訴えたりすることがあります。

> 　ある認知症の男性は近所の鶏を捕まえて、屠殺していた

（家畜を食肉にするため殺していた）。彼は自分の鶏ではないことに気づかず、夕食の手伝いをしていることを誇りに思っていた。妻は聖職者を通して近所の人に説明してもらい、誤って殺した鶏はすべて弁償することを約束した。

店での万引き行為は、支払いをしなければいけない事実を忘れていることや、そもそも店の中にいることに気づいていないことなどによって引き起こされます。ものを持たせたり、ショッピングカートを押してもらったりして両手がふさがるようにすると、問題が収まるケースも報告されています。お店を出る前に、認知症の方のポケットに支払い前の商品がないか確認するようにしてください。買い物に行くときは、ポケットのない服を着せてあげるとよいでしょう。

窃盗行為が続くようであれば、主治医に「認知症のため、支払いを忘れてポケットにものを入れることがあります」というような説明を記載した短い手紙を書いてもらうとよいでしょう。万が一、万引きしてしまった場合や店員に捕まってしまった場合には、その手紙を使って説明することができます。

# 電話に関わる問題行動

はっきりとした会話ができる認知症の方は、電話に応答することがよくあります。しかし、会話の内容を覚えたり、伝言を書き留めたりすることはできないかもしれません。そのため友人を怒らせたり、人々を混乱させたり、家族に不便と恥をかかせたりすることがあります。

自宅の固定電話は解約し、認知症の方には携帯電話を主な電話として使ってもらったほうがよいかもしれません。固定電話に電話がかかってくることが多い場合は、携帯電話に通話を転送してくれるサービスを利用するのもよいでしょう。しかし、認知症の方の中には、慣れている固定電話は使えても携帯電話は使えないという方がいるので、その点は考慮してください。固定電話を維持する場合は、通話録音機能があるかどうかを確認しましょう。

　認知症の方が携帯電話を持っている場合、着信履歴を見て重要な番号からの着信がないか確認するようにしましょう。

> 「妻の携帯電話の通話履歴を確認すると、次回の予約を確認するために歯医者に5回も電話をしていたことを知りました。私は歯医者に電話をして、対処の仕方を伝えました」と妻を介護する夫は語った。

## 過度な要求

> 　クーパーがもう一人暮らしができないことは明らかだったが、本人は頑なに引っ越しを拒否した。それどころか、少なくとも1日に1回は娘に電話をかけ、緊急事態が発生したかのように話し、娘に町中を駆けずり回らせ助けに来させていた。娘は振り回されていると思い、腹を立てていた。そして、自分の家族を蔑ろにしている状況に、疲れ果てていた。父はもともと厚かましくて要求の多い人間だったの

で、今回の行動もわざとやっているのではないかと娘は感じていた。

ディーツは娘と二人暮らしだった。二人の仲は昔から悪く、ディーツが認知症になってからはさらに関係は悪化した。彼女は娘にいつも「タバコを買ってこい」「コーヒーをいれろ」などと要求し続け、娘を疲れさせていた。娘は、母が火事を起こす可能性があるので、自分でやるように言うことができなかった。

　認知症の方は要求が多く、自己中心的に見えることがあります。ほかの症状がまだ現れていないような段階では、要求は受け入れがたく、感情的に反応してしまうこともあるでしょう。要求が多くなったと感じたら、この行動は意図的なものなのか、または疾患による症状なのかと、一歩下がって状況を客観的に見てみてください。認知症を発症する前から支配欲が強かった方の場合は特に、意図的な行動かどうかわかりにくいことがあります。しかし、多くの場合、このような行動は自身でコントロールできるものではありません。他人を巧みに操るには計画を立てる能力が必要ですが、認知症の方の多くはその能力を時間とともに失っていきます。もしかすると、認知症の方は意図せず、現代では受け入れられない他人への接し方をしてしまうかもしれません。さまざまな要因を考慮することで、要求をする行動が意図的なものかどうかを客観的に判断することができます。

　過度な要求は認知症の方の孤独感や恐怖感、喪失感を反映していることがあります。たとえば、時間の経過を理解したり、物事を覚えたりする能力が失われている場合、短時間でも一人にされ

ると、見捨てられたと感じてしまうことがあります。その結果、戻ってきた家族に「二度と私を置いて行かないで！」などと怒鳴ってしまいます。このような言動は見捨てられたという孤独感、恐怖感、喪失感を反映しているということに気づけば、それほど腹を立てずに済みます。また、自分勝手な行動や人に指図しているように見える行動に反応するのではなく、その行動の裏にある本質（見捨てられたと感じていること）に対応することができます。

　認知症の方自身で人生をコントロールし、支配欲が満たされているという感覚を持ち続けられるような環境を整備しましょう。そうすることで、家族にそれほど要求をしてこないケースもあります。

　　クーパーの娘は、父に一人暮らしできる新しい物件を紹介し、承諾を得て引っ越してもらった。実際にはこの物件は介護用のアパートで、食事や介護サービス、家事代行などが提供される施設だった。これにより、父からの緊急事態の連絡は減り、彼は自立した生活を続けることができた。

　　診断の結果、ディーツは物事を5分も覚えていられないことが判明した。娘はさまざまな努力をしたが、母との関係性によるストレスがあまりにも負担であることに気づき、老人ホームに入居させた。ディーツの攻撃的な性格を知らない施設のスタッフは、彼女の世話をそこまで難しいとは感じなかった。

　家族からよく、認知症の方を「甘やかして」要求にすべて応じ

るべきか、それとも別の行動をとるように「教育」すべきか尋ねられます。最良の方法はどちらでもありません。認知症の方は自分の行動をコントロールできないので、「甘えている」わけではありません。しかし、終わりのない要求にいつまでも応えることは不可能です。また、学習能力が限られているため教えることはできず、叱ってしまうと破局反応を引き起こす可能性があります。

ときには、具体的に伝えることも効果的です。「なんでもっと頻繁に訪問してくれないの？」と聞かれたとき、頻繁に来ている事実を伝えようとするよりも、「水曜日にまたくるね」と言ったほうが過剰な反応が起きにくいようです。「タイマーが鳴ったら、タバコを買ってくるね。それまでタバコをほしがらないでね」と言って、鳴るまでは要求を無視してみるのもよいかもしれません。

自分でできそうなことを家族に要求してくる場合は、本当にその作業ができないのかを確認してみましょう。手順の多さに圧倒されているだけかもしれません。作業を簡単なステップに分けることで、できるようになることもあるでしょう。

家族ができることは限られてくるかもしれません。何かを制限をする前に、認知症の進行具合や外部の介護サービスなどを知っておく必要があります。認知症のことを理解している看護師やソーシャルワーカーなど、外部の助けを借りましょう。認知症の方をしっかりとケアしつつ、家族が疲労困憊になったり追い詰められたりしない計画を立てる必要があるでしょう（第10章参照）。

認知症の方の要求に怒りや不満を感じたときは、怒りのはけ口を見つけるようにしましょう。家族の怒りが破局反応を引き起こし、さらに反抗的になることもあります。

# 協調性の欠如と頑固さ

「私が何かしてほしいと思っても、父は何もしてくれません」と娘は言った。別の娘は、「お父さんに服を着せようとすると毎回、もう着替えたと言い張ります。医者にも行かないし、夕食を出しても、何も食べてくれません」

　認知症の方が頑固で協調性のない態度をとると、周囲を困らせるためにわざとしているのではないかと疑ってしまうことがよくあります。もともと頑固な方の場合、元来の性格による行動なのか、または認知症のせいで頑固になったのかがわかりにくいこともあります。もとから協調性のない方もいます。しかし、このような行動は、少なからず疾患が原因であることがほとんどです。「この食べ物が嫌いだ」と発言すると、一見頑固な態度をとっているように見えるかもしれません。しかし、自分の意思を表現できない場合、その発言に「私は惨めだ」という意味を含めていることもあります。

　最後にいつ入浴したか覚えていない方は、入浴するように言われると侮辱されたように感じるかもしれません。これは理解できるでしょう。

　認知症の方は自身に要求されている作業（病院に行く、食事の準備を手伝うなど）が理解できずに、断ってしまうことがあります。認知症の方にとって、理解できない作業をして恥ずかしい思いをするよりも、非協力的な態度をとったほうが安全策と思うのかもしれません。「夕飯の匂いがしてきたね。あの焼き加減を見

てごらん、きっとおいしいよ。ここに座って、もうすぐ食事だよ」など具体的なことを言って、要求が正しく伝わっているか確認しましょう。

楽しい体験に注目することは、ときには有効です。「病院を出たら、ご褒美に大きなアイスクリームを食べましょう」と言ってみましょう。しかし、どのような対策を講じても状況は改善しないかもしれません。その場合は、否定的な態度は疾患の一部である可能性が高いことを思い出しましょう。たとえば用意した食事を拒否する場合、認知症の方は手づくり料理を侮辱しているわけではなく、とても混乱しているだけなのかもしれません。一番楽な道を検討し、口論を避け、妥協点を見つけて状況を受け入れましょう。

# シルバーシッターを侮辱した場合

家族がシルバーシッターやハウスキーパーを手配しても、認知症の方が勝手に解雇してしまうことがあります。シッターなどに対して怒ったり、疑ったり、侮辱したり、家に入れなかったり、盗みを働いていると非難したりすることがあるでしょう。支援サービスの利用ができなくなると、家族が介護から離れる時間を作れなくなります。結果、自宅でのケアができない状況になることもあります。しかし、多くの場合、問題解決の方法は見つけることができます。

シッターなどに対する問題行動は、ほかの行動症状と同様に、認知症の方が周囲の状況を理解したり、説明を覚えたりすることができないために生じます。認識していることは、家の中に見知

らぬ人がいるということだけかもしれません。ときには、「ベビーシッター」という存在が自立心を喪失させ、拒否反応を見せることもあります。

　シルバーシッターは十分に信用できる人を探し、雇用と解雇の権限は認知症の方ではなく家族にあることを伝えましょう。できれば、認知症の方がすでに顔見知りの方にするか、徐々にシッターに慣らしていく形をとりましょう。そのうちに認知症の方は、シッターがいることに慣れるはずです。最初の1〜2回は、家族が在宅中にシッターに来てもらいましょう。その際、シッターには特定の状況への対処法を教え、さらにシッターが認知症の方とどのように関わっているかを評価するようにしてください。

　シッターは認知症を理解し、破局反応などの対処法を熟知していることが重要です（シッターの雇用については、第10章参照）。認知症の方の信頼を得ることに長けていて、破局反応を起こさせないように、上手に対処できるシッターを探すようにしましょう。子供の扱いが上手な人とそうでない人がいるように、認知症の方の扱いが直感的に上手な人がいます。とはいえ、そのような方はなかなか見つけられません。認知症の方がシッターを受け入れてくれない場合は、別のシッターを試してみましょう。シッターを利用することに家族自身が消極的になっていないかどうかも、自問してみてください。

　緊急時にシッターが雇用主やほかの家族、医師と連絡が取れるようにしておきましょう。緊急連絡先リストを渡しておくとよいでしょう。

　認知症の方がシッターに慣れるまで、家族とシッターは大変な思いをするかもしれません。その時期を乗り切ることができれば、認知症の方は新しい環境に順応していくでしょう。シッターを紹

介する際は、シッターではなく、「あなたを訪問したい友人」として紹介しましょう。あるいは、新しい「ハウスキーパー」として紹介しましょう。認知症の方がシッターを不審がっている場合は、信頼できる方（主治医など）に頼み、「訪問してきた方と一緒に過ごしてくださいね」といった旨を記載した署名入りのメモを書いてもらうと、役立つかもしれません。ほかに方法がない場合は、抗不安薬を慎重に試してみるのもよいでしょう。

いずれにしても、家族の健康も考慮するようにしてください。シルバーシッターの存在が認知症の方を動揺させたとしても、自宅でのケアを続けていくためには、家族がときどき介護から離れられる時間を作ることが必要不可欠です（第10章参照）。

# 行動症状を管理するための薬物療法の利用

本章では行動症状に対処するための多くの方法を提案してきました。行動症状をコントロールするために、できる限り薬物療法は避けるべきです。過去には、行動や感情の症状の治療として薬物が過剰に処方されていましたが、抗精神病薬や鎮静剤にはさまざまな副作用があります。抗精神病薬は認知症の方の死亡リスクを著しく高めるため、使用が懸念されています。抗精神病薬はほかのできる限りの対策を試みても効果がなく、行動症状によって危害や重度の苦痛が生じる可能性が十分にある場合にのみ使用されます。抗精神病薬や鎮静剤を使用しなければならない場合は、特定の症状に的を絞って投与しないと、状況は改善しません。

行動症状が認知症の方や他者に危険を及ぼす可能性がある場合

や、うつ病のような特定の薬物療法がある場合には、早めに薬物療法を試みることがあります。その場合、一定期間（通常は数週間から長くても数カ月間）試してみて、問題が改善されない場合は使用を中止してください。

第

# 8

章

# 気分の変化や
# 不信感に伴う症状

# うつ病

　認知症の方は悲観的になったり、落ち込んだり、憂うつになったりすることがあります。このような状態のときはうつ病の疑いがあるため、正しい診断のもと、適切な治療を受けることが大切です。うつ病の原因が認知症であるかどうかに関わらず、うつ病を治療することで記憶障害が改善されることがあります。

　難病の方は自分の状態に悲観的になり、うつ病になるなど、うつ状態を疾患に関連付けることは自然な考えなのかもしれません。しかし、アルツハイマー病などの慢性疾患を抱えているすべての方がうつ病になるわけではなく、実際は稀なことであり、自身の問題を認識していない患者も多くいます。病状にある程度落胆することは自然なことですが、継続的な落胆状態やうつ状態はうつ病の疑いがあるでしょう。この種のうつ病は認知症によるものではないので治療が可能であり、たとえ不可逆的な認知症であろうと、気分を楽にすることができます。

　サンチェスは常にイライラしていて、自身の健康状態について愚痴をこぼしていた。「もう死にたい」と周囲にこぼし、体重も減っていた。気分がよいときはないようだった。記憶力も急激に低下したので、医師はアルツハイマー病を疑った。しかし、精神科医の診察によりうつ病であることが判明した。うつ病の薬による治療の結果、彼女の気分と記憶力は改善され、体重も増えていった。その後も薬を定期的に変更しつつ、彼女はうつ病を管理しながら生活を続けた。数年後、次第にもの忘れが激しくなり、最終的には

アルツハイマー病も発症していることが明らかになったが、うつ病の治療を続けることで、できる限り充実した生活を送ることができた。家族にとってもケアがずっと楽になった。

　うつ状態の受診で重要なことは、それが状況に対する反応なのか、薬の副作用で一時的に落胆しているのかを判断し、適切な診断と治療が行えることです。うつ病の徴候は、涙もろさ、体重の減少、疲労感、睡眠パターンの変化、不当な罪悪感、病気不安症などがあります。患者が自ら「落ち込んでいる」とは言わない場合もあります。

　うつ病の方が、自身でうつ状態から抜け出すことは不可能かもしれません。他者の言葉は失望感や喪失感を増大させる可能性もあるでしょう。周りから励まされるとかえって「自分は理解されていない」と感じることもあります。

　うつ病は他者と交流することで改善することがあります。記憶力に問題を抱えている方は、まだ正常に行える活動や、ある程度の責任感を要するもの、満足できるような活動をするとよいでしょう。その際に小さな失敗でも落胆してしまうことがあるので、複雑過ぎる作業は避けるようにしてください。たとえば、食卓の準備を手伝ってもらいましょう。もしすべての準備が難しい場合は一人分だけの用意、もしくはお皿だけを並べるなど、その方の状態に合わせてできる範囲の作業を任せましょう。

　大人数での交流に動揺してしまう場合は、親しい友人などと個別に交流を続けるようにしましょう。完全に交流を絶ってしまわないようにしてください。親しい友人には、目を合わせて話すように伝えてください。

まだコミュニケーションをとることができ、軽度な記憶障害の方がうつ病により落胆してしまっているときは、知識のあるカウンセラーや医師、精神科医、または心理士などに相談する機会を設けてみましょう。相談相手は認知症を理解し、それに応じて治療をしてくれる専門家でなければなりません。

# 健康状態に関する訴え

　認知症の方が頻繁に病気であると訴えている場合は、その訴えを真剣に受け止めるようにしましょう。普段から「自分は病気である」と思い込んでしまう人の訴えを病気不安症と決めつけてしまいがちですが、本当に病気になっている可能性があります。まずは医師に診察してもらい、身体的な問題がないかを判断してもらうことが重要です。体の病気ではないことが判明すれば、病気不安症の根本的な原因であるうつ病の治療に進むことができます。また、医師にもただの病気不安症と見なされないようにしなくてはなりません。

# 自傷行為

　精神的に弱っている方は自傷行為に走る可能性があります。認知症の方が自殺を計画的に実行することは難しいかもしれませんが、自傷行為をする可能性は十分にあるので注意しましょう。家の中のナイフ、銃、電動工具、溶剤、薬、車の鍵などで自らを傷つける可能性があるため注意しましょう。死や自傷についての発

言はすべて真剣に受け止め、医師に連絡するようにしてください。

# アルコール・薬物乱用

うつ病の方は悲しみを忘れるためにアルコールや精神安定剤などの薬物を乱用することがあります。これらは、うつ病をさらに悪化させるだけではなく、認知症の方の機能をさらに低下させる恐れがあります。うつ病を発症していると適切な食事をしていないことも多く、アルコールと相まってさらなる身体障害につながる可能性もあります。一人暮らしをしている方や、過去にアルコールや薬物を使用したことがある方は特に注意が必要です。

定期的にアルコールを摂取していた方が認知症を発症すると、ケアはまた一段と困難を極めます。認知症により脳が以前よりアルコールに敏感に反応してしまうケースもあります。缶ビール1缶でも機能が著しく低下したり、耐性が低下したりすることもあるのです。また、酔っ払って悪態をついたり頑固になったりする方もいるでしょう。

脳機能障害により、認知症の方が自身で飲酒をコントロールできなくなると、家族が代わりにコントロールをする必要があります。まずは、鍵のかかった場所以外に酒類を置かないなど、飲酒のできない環境を作ることが重要です。地元の酒屋に協力してもらい、認知症の方への販売をやめてもらったケースもあります。ことを荒立てないで、着実にお酒をやめさせましょう。そして、認知症の方が自尊心や尊厳を保てる方法を模索してみてください。お酒を取り上げることで悪態をつく方もいますが、本心からくるものではないので、あまり気にしないようにしてください。また、

認知症の方に状況を説明するときは、責めるような発言はやめましょう。認知症の方のアルコールなどの薬物の乱用を阻止するには、カウンセラーや医師の助けが必要になるかもしれません。

# 無気力・倦怠感

認知症の方の多くは無気力や倦怠感に悩まされることがあります。じっと座っているだけで何もしようとはしないので、活動的な方よりもケアしやすいかもしれませんが、ケアをしなくてもよいというわけではありません。

無気力や倦怠感は、自発性や気力を制御する脳の部分が正常に機能していない証拠です。認知症の方はできるだけ活動的な生活を送ることが大切です。動き回り、頭と体を使うことがケアにとって重要な要素のひとつです。

閉鎖的になることは、物事が複雑になったときの対処かもしれません。活動的でいることは重要ですが、無理に活動させようとすると破局反応を示す可能性もあります。認知症の方が落ち着いてできる活動、または達成感ややりがいのある活動に参加を促しましょう。たとえば、簡単な家事、散歩中に興味のあるものを指すゲーム、楽器を弾く、ドライブに出かけるなどです。

体を動かし、作業を始めることで気力がある程度回復することもよくあります。たとえば、認知症の方にジャガイモの皮むきを頼んだとしましょう。初日は1つしか剥けなくても、翌日は2つ剥けるかもしれません。作業時間が短くても、気力を回復させるには十分なのかもしれません。数分で作業を中断したとしても、続けるように促すのではなく、成し遂げたことに注目し、褒める

ようにしましょう。無理に活動させようとすると動揺したり、興奮したりすることもあるので、活動的であることの良い面と悪い面を比較し検討しましょう。

# 感情の記憶

認知症の方は、出来事を覚えていなくても、そのときに引き起こされた感情だけは長く覚えていることがあります。

> ビショップは娘の行動に対して何日も怒り続けていた。娘は自分の行動に合理的な理由があったことを説明したが、ビショップは忘れてしまい、怒りの感情だけが残っていた。

ひとつの出来事に固執し疑心暗鬼になる方もいます。周囲からすれば、なぜ同じようにほかのことも覚えていられないのかと疑問に思うことでしょう。人間の脳についてはわからないことが多いのですが、感情の記憶と事実の記憶は異なる部位によって処理や保存されていると考えられています。まだ医学的に解明されてはいませんが、感情の記憶は認知症を引き起こす疾患の影響を受けにくいと考えられています。これはビショップのようなトラブルにつながることもありますが、事実を忘れたあともそれにまつわるポジティブな感情は長く残ることが多いので、一概に問題として捉えないようにしましょう。

> 歩行が困難なため車椅子を利用している女性は、デイサービスセンターでダンスをしたと家族に言い張った。彼

女は認知症により自分の意思を正しく伝えることができなかったが、感情の記憶は残っていた。彼女にとってダンスは楽しい感情の象徴であり、「ダンスをした」は「楽しかった」を意味したのだ。

認知症により記憶力が低下している男性は、孫が遊びに来ていた事実はすぐ忘れてしまうが、幸せな気分は何時間も続いた。

## 怒りと苛立ち

　認知症になると短気になる方がいます。介助をしようとしている人に暴言を吐いたり、もので叩いたり、殴ったり、ケアを拒否したり、食べ物を投げたり、怒鳴ったり、非難したりすることがあるかもしれません。このような行動は家族を動揺させ、別の問題に発展する可能性があります。懸命にケアをしているときにこのような反応をされるのは気分がよいものではありません。また、怒りを爆発させて認知症の方自身や周囲の人を傷つけてしまう懸念もあります。しかし、このような事例はレアケースであり、怒らせないようにコントロールすることも可能です。

　たいていの場合、怒りや暴力的な行動は破局反応であり、ほかの破局反応と同様に対処する必要があります（第3章参照）。怒りの感情に対して怒りの感情で対応してはいけません。冷静に認知症の方をその状況から遠ざけるか、動揺させている刺激を取り除いてください。破局反応を引き起こした原因を特定し、再発防

止や反応を最小限に抑える方法を模索してください。

　認知症になると、怒りの感情を正しく制御できないことがあります。怒りが誇張されていたり、見当違いだったりするだけではなく、本当はまったく怒っていないこともあるので、その感情を額面通りに受け取ってはいけません。周りの状況を誤解することで怒ってしまうケースもあります。

　　ジョーンズは幼い孫をすごく可愛がっていた。ある日、孫が転んで泣き出してしまった。すると彼はナイフを手にして孫を守ろうとした。ほかの人が孫に近づこうとすると、怒鳴って追い払った。
　　ジョーンズは孫が泣いた理由を誤解していた。誰かが孫を襲っていると勘違いし過剰に反応してしまったのだ。幸いなことに、孫の母は状況を理解していたので、冷静に「私もこの子を守る手伝いをするわ」と彼に言った。母は彼にドアを開けておくようにお願いし、その間に子供を抱き上げ、泣きやませることができた。

　皮肉なことですが、このような状況では記憶力の低下を利用することが効果的です。すぐに出来事を忘れてしまうので、認知症の方が好きな話題を振ることで、気をそらすことができるのです。

　　ウィリアムズが夕食の準備をしようとすると、義母はよく怒り出し悪態をついていた。ウィリアムズの夫はその間だけ母を別の部屋に誘導し、二人きりで親子水入らずの時間を過ごすことで気をそらした。

破局反応を起こしている方は、近づく人を殴ってしまうことがあります。このようなことが起きても、ほかの破局反応と同じように冷静に対応してください。可能な限り拘束することは避けましょう。暴力的な行動が頻繁に起こる場合は医師に相談して、動揺させている原因を特定する必要があるかもしれません。稀に薬物療法が必要な場合もあります。

　介護中に怒りや苛立ち、暴力や怒鳴り合いが頻繁に起こっている場合は、お互いにとってよくない状況であり、助けを求めなければなりません。家族にとって負担が限界を超えていることを示しており、精神的なバランスを保てるように、介護から離れる時間を作る必要があります。

# 不安、緊張感、落ち着きのなさ

　認知症の方は急に心配になったり、不安になったり、興奮したり、動揺したりすることがあります。落ち着きがなく、歩き回ったり、そわそわしたりすることもあるので、その行動を理解できない家族を苛立たせることがあります。認知症の方は自身がなぜそのような感情になっているのかを伝えられず、理不尽な説明をするかもしれません。

　ベルガーが何かに動揺していることは一目瞭然だった。妻が原因を探ろうとすると、「父が自分を迎えにくる」としか言わなかった。父は何十年も前に亡くなったと伝えても、ベルガーは泣きながら歩き回るだけだった。

不安や緊張感は脳内の変化が原因の場合もありますが、実際の喪失感やストレスからくるものもあります。認知症によって現在地や私物のありか、自身がやるべき作業がわからないことで生じる精神的苦痛が、常にある程度の不安感を生じさせていることは安易に想像できるでしょう。間違った行動をしてしまうことに敏感になり、不安を感じる人もいます。過去の慣れ親しんだ環境を求めて「家に帰りたい」と訴えたり、「子供たちはどこ？」とすでに大人になっている息子や娘を案じたりして、さらに不安に陥ることもあります。家族にできることは、安心感を与え、愛情を注ぎ、気を紛らわせてあげることです。薬物療法による治療法もありますが、ほかの方法がうまくいかない場合や、不安感が強く頻繁に起こる場合にのみ試してください。

重度の認知症の方でも、周囲の感情を敏感に感じ取ることができます。家庭内が緊張感に包まれているときは、どんなにうまく隠そうとしても認知症の方が反応してしまうことがあります。

> パウエルは息子と些細なことで口論になった。問題が解決し、口論が終わろうとしていた矢先、パウエルの母が混乱し「何か恐ろしいことが起こりそうな気がする」と言い、泣き始めた。

パウエルの母が泣き出した原因は、家庭内の緊張感に対するものでした。認知機能が低下していたため、緊張感は理解していても、実際の状況の解釈は正しくできなかったのです。

時計などの特定のものがないと心配している方に「それは安全に保管してある」と伝えても、心配を繰り返すことがあります。これは、「喪失感」という感情を正しく認識していても、その感情

を正しく説明できないことで起こります。記憶や時間などさまざまなものが失われていることは理解していても、説明ができないので、「時計」などに置き換えて感情を伝えようとしているのです。認知症の方が経験している感情を正しく解釈し、愛情と安心感を持って対応してあげましょう。「意味がわからない」などと言って、発言を否定するようなことは避けましょう。また、感情を説明させようとしたり、口論になったりすると、認知症の方がさらに動揺することがあります。

> デイサービスセンターを利用しているノバクは、毎日14時頃になると両手を揉み合わせながら歩き回った。スタッフが声をかけると、「ボルチモア行きの電車に乗り遅れる」と答えた。今はデンバーに住んでいるので、ボルチモアに行く必要はないと伝えると、彼はさらに動揺した。「ボルチモア」は重要ではなく、おそらく帰りたい気持ちを表現しようとしていることにスタッフは気づいた。それからは、無事に家に帰れることを保証してあげることで、ノバクは落ち着きを取り戻した（感情を考慮した適切な対応）。

　不安感や緊張感の中には原因不明なものもあるため、ノバクのように簡単に解消されるケースばかりではありません。安心感を与えたり、環境を改善したりして、これらの感情を和らげることしかできないかもしれません。

　うつや怒り、不安など負の感情に起因して、認知症の方が徘徊したり、ものをいじったり、ケアを拒否したり、家具を押し倒したり、家やデイサービスセンターから逃げ出したり、ストーブを勝手につけたり、水道の蛇口を開けたりすることがあります。こ

れらの行動は、落ち着きのなさや退屈さの表れ、または痛み、薬による反応、認知症の解明されていない部分によるものかもしれません。このようなことが起こると周囲の人を不安にさせてしまうと思いますが、冷静に優しく対応する必要があります。周囲の冷静さと優しさは認知症の方にも伝わります。環境を単純化し、精神的な負担を減らしてみましょう。それでも対処が困難な場合は、外部の助けを求めましょう。

　落ち着きのない方には、簡単な作業を与えるとよいかもしれません。たとえば、郵便物を取りに行くなど、体を動かすことができて日常生活で必要なことをしてもらうとよいでしょう。カフェイン入り飲料（コーヒー、コーラ、お茶など）を飲んでいる場合は、カフェインを含まない飲み物に替えましょう。

> 　ヘレンは歩き回ったり、そわそわしたり、うろうろしたり、とにかく落ち着きがなかった。夫は彼女に座るように言うのをやめ、代わりに「ほらヘレン、ソリティアしない？」と言い、トランプを渡した。彼女は正しいルールを忘れてしまっていたが、昔からそのゲームが好きだったので、トランプを触っている間は落ち着いて座っていた。

　活発過ぎる身体活動は、頻繁な、または連続的な破局反応である場合があります。周囲の環境から混乱、刺激、雑音、変化をできるだけ取り除く方法を探してみてください（第3章「過剰反応と破局反応」、第7章「徘徊」参照）。

# 誤解・疑心暗鬼・妄想・幻覚

　認知症の方は正当な理由なく疑い深くなることがあります。資産や私物、さらには盗まれるはずのない古い歯ブラシなどまで盗まれたと訴え、周囲の人に疑いをかけたり、盗まれないように隠したりします。些細なことに対して大声で助けを求めたり、警察を呼んだりすることもあります。根拠もなく配偶者の不貞行為を疑うこともあります。

　時折、認知症の方は悲観的で奇妙な思い込みに囚われてしまうことがあります。それにより、「私物を盗まれた」「周りに暴力を振るわれた」「ここは自分が住んでいる場所ではない」「あの人は死んでいない、今日私を迎えに来てくれる」などと主張したりすることがあります。あるいは、自分の配偶者を偽物だと疑うなど、同居している人を知らない、もしくは危険な人物だと疑うこともあります。このような極端な思い込みによって恐怖を感じ、ケアや介助を激しく拒否してしまう方がいるのです。

　認知症の方は幻視、幻聴をはじめとするさまざまな幻覚に悩まされることがあります。不審者の幻視を見たら恐怖し、子犬の幻視を見たら気分がよくなるなど、幻覚によって反応は違うでしょう。

　認知症の方が疑心暗鬼になったり幻覚に悩まされたりしていると、その行動が心神喪失によるものだと勘違いする人も多くいます。家族にとっては恐ろしく動揺もするでしょうし、心身ともに負担がかかるでしょう。しかし、多くの場合は認知症による脳の損傷やせん妄（第18章「その他の脳障害」内の「せん妄」参照）に起因するものであり、深刻な精神障害ではありません。必ずしも

発症する症状ではありませんが、万が一に備えて、対処法などは
知っておく必要があります。

## 解釈の誤り

　疑心暗鬼などの行動は、脳が周囲の環境を誤って解釈すること
が原因かもしれません。暗闇の中で動くカーテンを不審者だと勘
違いしたり、耳が遠いと関係ない会話を自分に対する悪口だと誤
解したりすることもあります。自分で靴をなくしても、窃盗だと
思い込んでしまうケースもあります。

　認知症の方は自身の感覚機能の低下に気づいていない場合があ
るので、それらを補える環境を作りましょう。部屋が薄暗い場合
は、照明を改善できるかどうかを確認しましょう。室内が騒がし
かったり音が小さかったりする場合は、補聴器（第6章「聴覚の
問題」参照）などの利用を検討してください。眼鏡や補聴器を使
用する場合は、正常に機能しているかどうか確認してください。
夜間に窓から人が覗いていると訴えている場合は、カーテンを閉
めておくとよいでしょう。

　認知症の方が周囲の環境を誤解している場合は、説明してあげ
るとよいかもしれません。破局反応を起こす可能性のある、「寝
室に男はいないよ」や「誰も忍び込もうとしていないから、もう
寝なよ」といった直接的な否定ではなく、「あそこで動いているの
はカーテンだよ」や「あの叩く音は窓の外の茂みから聞こえる音
だよ」などの具体的な状況の説明をしてみましょう。

　耳が遠い方は、自身に関する話題を誤解して解釈してしまうこ
とがあるので、会話に参加してもらうとよいでしょう。会話をす
るときは、認知症の方の目を見るようにしてください。聴力に問
題がある方でも、顔の表情や声のトーン、ボディランゲージなど

の非言語的コミュニケーションは理解できることもあります。認知症の方に呼びかけてから会話を始めて、参加してもらいましょう。「お母さん、ジョンが最近天気が悪いって言っているよ」「お母さん、ジョンが新しい孫はもうお座りできるって言っているよ」などと言ってみましょう。どんなに認知機能が下がっていたとしても、認知症の方の前で本人の話題を他人事のように話してはいけません。存在を無視されたと感じる方も多く、怒り出す方もいます。認知症の方を訪問する方々などにも気をつけるようお願いしましょう。

　理不尽に疑心暗鬼になる原因も、脳が環境を正しく解釈できていないためです。正確な情報を与えたり、注意事項を書いたりすると改善するかもしれません。言われたことをすぐに忘れてしまう場合は、同じ内容を繰り返し伝える必要があるでしょう。

## 人やものを認識できない（失認）

　認知症の方は身近な人やものを認識できなくなることがあります。これは忘れたり、目が悪くなったりしたからではなく、脳が受け取った情報を正しく処理することができなくなるからです。これは「失認（Agnosia）」と呼ばれ、ラテン語で「知らない、認識できない」を意味します。失認に関しては、まだ解明されていないことが多くあります。

> 　クラビッツは夫に、「あなたは誰？　私の家で何をしているの？」と尋ねた。

　これは記憶力の問題ではありません。夫を忘れたわけではなく、声を聞いた直後に彼を認識することができました。しかし、視覚

情報だけでは彼女の脳は正しく夫を認識することができなかったのです。人の声を正しく認識できる場合は、声をかけることで認識できるようになるかもしれません。

> クラークは長年住んでいる家を自宅ではないと言い張った。

彼は自分の家を忘れていたわけではありません。しかし、脳が視覚情報と家に関する記憶を正しく結びつけることができなかったため、見覚えのない場所だと思ってしまったのです。このような状態の方には、追加で情報を与えましょう。「見覚えがないと思いますが、ここはあなたの家ですよ」などと言って安心させてあげるのもよいでしょう。

## 「あなたは私の夫ではない」

認知症の方が、配偶者を自分の配偶者ではないと主張したり、自宅を本当の家ではないと主張したりすることがあります。これらは、失認の一種です。

「老けたかもしれないけど、僕は君の夫だよ」などと安心させ、口論は避けましょう。愛する人に疑われると拒絶されたと感じ、心が折れそうになるかもしれません。しかし、認知症の方は家族を忘れているわけではないことを再確認することが大切です。傷ついた脳が不可解な誤認をしているだけなのです。

## 「母が迎えにくる」

認知症の方は親しかった人が亡くなっている事実を忘れてしまうことがあります。施設のスタッフなどに「母が迎えに来てくれ

る」と言ったり、「祖父母の家に遊びに行った」と話したりすることがあります。このような発言を聞くと、不可解に思い、取り憑かれているのではと感じる方もいますが、もの忘れや徘徊、破局反応などと同じように認知症の症状の一種なのです。特定の人物が亡くなった記憶よりも、存命だった頃の記憶が強く残っていることや、脳の損傷により過去と現在の境界線が曖昧になっていることが原因だと考えられます。

　不可解な発言があるときは、反論したり、話を合わせたりするのではなく、漠然とした喪失感など、認知症の方が表現しようとしている感情を考慮しつつ対応してください。直接的な表現で母が何年も前に亡くなっていることを告げると、ひどく動揺してしまうかもしれません。認知症の方が「事実」を理解すれば、問題は解決すると考える方もいるでしょう。しかし、残念なことに、重要な情報を何度伝えても認知症の方の記憶に留まらないことのほうが多いのです。不可解な発言は認知症の方にとって重要な記憶であること、そのため固執しているということを理解する必要があります。母を求めているようでしたら、母のことを話してもらったり、アルバムに目を通したり、家族の思い出話をしてもらったりしましょう。認知症の方を傷つけることなく、気持ちに応えることが重要です。状況によっては対応しなくても問題ない場合もあります。

## 疑心暗鬼

　認知症の方の中には事実無根な不信感を抱く方がいます。疑い深かったり、被害妄想を抱いたりしている場合は、その感情が事実に基づいている可能性を考慮しなければなりません。もとから疑り深い性格の方の訴えを軽視してしまうと、実際にある問題を

見落としてしまうことがあります。すでに被害に遭ったり、強盗に入られたり、嫌がらせを受けたりしているかもしれません。

　妄想や疑心暗鬼を理解することは、難しいことではありません。人間は皆、疑り深い面があります。ある程度不信感を持つことは、生きていくうえで必要なことでしょう。誰しも、子供時代にお菓子をくれる知らない人や訪問販売員、調子の良過ぎる話を持ちかけてくる人には注意するよう教えられるでしょう。そうして幼少期に持っていた生まれながらの純粋さは、大人になるにつれて用心深さに変わっていきます。ほかの人種や自分とは違う宗教の人々を疑うように教えられる人もいます。他者に対する不信感は経験や教えに加え、個人の性格によっても異なります。認知症による脳の損傷は、この不信感を誇張することがあるのです。

　ヘンダーソンはオフィスに戻ると、自分のハンドバッグが見当たらないことに気がついた。ハンドバッグがなくなるのは今週に入って３回目だったので、彼女は新任の事務員が盗んでいるのではないかと疑った。

　スターがレストランから出ると、３人の若者が近づいてきて、バスに乗るための小銭を貸してくれないか聞いてきた。彼は若者たちに襲われるのではないかと疑い、心拍数が急上昇した。

　ベロッティは友人と昼食の約束をしていたが、３回連続で仕事を理由に断られた。友人に避けられているのではないかと心配になった。

これらのケースは日常的に誰にでも起こり得る状況で、健常者の場合は大きな問題に発展することは稀です。しかし、認知症の方は状況を理解できず不信感に押し潰されて、理性が働かなくなることがあります。

> 　ヘンダーソンはハンドバッグを探していると、カフェテリアに忘れてきたことを思い出した。カフェテリアに行くとレジのスタッフがハンドバッグを預かってくれていた。

　認知症は記憶力や複雑な問題を論理的に解決する能力を低下させます。もしハンドバックをどこに置いたか思い出せなかったとしたら、事務員を疑い続けることになっていたでしょう。

> 　スターは人通りの多い明るい場所にいると認識することで、パニックはすぐに収まった。冷静に若者たちに小銭を渡し、彼らは感謝の言葉を述べつつバス停まで急いで行った。

　認知症の方は自分の状況を正確に判断し、パニックをコントロールする能力が欠けているので、過剰反応を起こすことが多くあります。もしスターが恐怖を感じ叫んでいたら、周りの注目を浴び、警察を呼ばれていたかもしれません。

> 　ベロッティは、共通の知り合いに心配事を相談した。すると、友人は体調を崩していて仕事の業務が進まず、昼休憩もまともに取れない状況であることを知ったのだった。

ベロッティは第三者に相談することで問題が解決しました。しかし、認知症の方は通常、誰かに自分の疑念に関する相談をして、状況を別視点から検証する能力が欠けています。

　妄想性障害の方を「頭がおかしくなった」と表現してしまう方もいますが、それは間違っています。認知症の方は直前の出来事も思い出せず、常にゼロから始まるような世界で生きているのです。ものはいきなり消え、説明されたことも忘れ、会話も理解できないのです。そのような世界では、不信感が暴走してしまうということは、容易に想像がつくでしょう。たとえば、訪問介護士などを雇ったことを事前に説明しても、認知症の方は忘れてしまいます。そのため、家の中に不審者がいるときと同じような気持ちになり、介護士を泥棒だと思い込んでしまうのです。特に米国だと、介護士が認知症の方と異なる人種であることも多く、認知症の方はさらに怪しく感じてしまうのです。新しく訪問介護サービスを利用し始めるときは、最初の数回は家族も家にいるようにしましょう。そうすることで、認知症の方は新しい介護士に慣れてくれるかもしれません。認知症の方は介護士を「お手伝いさん」のように扱い、高圧的な態度をとってしまうこともあります。介護士の雇用主は家族であり、認知症の方に介護士を解雇する権限はありません。管理責任は家族にあることを介護士の方ともしっかり確認しておきましょう。

　過剰な不信感に対処するための第一歩は、認知症の方は自身で疑心暗鬼をコントロールできないと理解することです。認知症の方を非難したり、発言の真実性について議論したりすることは、やめましょう。たとえば、入れ歯が盗まれたと主張している場合は、「誰も盗んでいないよ。またなくしただけだよ」とは言わず、「探すのを手伝うよ」と言ってください。認知症の方はものの価

値を正しく認識していないこともあり、誰も盗まないような入れ歯でも盗まれたと感じてしまうのです。なくしたものが見つかっても、問題が解決しないこともあるでしょう。重要なことは、一緒に見つけようとすることで、主張が認められたと感じてもらうことです。私物がある場所を「二人掛け用のソファー：いとこのメアリーに譲渡」「杉の箱：アン宅の屋根裏部屋」のようにリスト化して渡してもよいかもしれません。

　　認知症の母を介護する息子は、屋根裏部屋の鍵をドア付近に固定し、母が勝手に持ち出して隠せないようにした。家具が盗まれたと母が訴えるたびに、息子は「母さんの荷物は全部、屋根裏部屋にしまってあるよ。この鍵ですぐ取り出せるよ」と優しく伝えた。

　疑心暗鬼になっているときは、集中力をそらしてみてください。探し物を一緒に見つけたり、ドライブに行ったり、何かの作業をお願いしたりしてみましょう。不満の裏にある喪失感や混乱を理解すれば、共感し安心させてあげることができるでしょう。

　引っ越しに伴い認知症の方の持ち物を大量に処分した場合も、私物を盗まれたと言い張ることがあります。家族が資産管理を受け継いだときは、家族を泥棒扱いしてしまうこともあるでしょう。継続的な説明やリスト作成で解決することもありますが、たいていの場合は説明を理解できなかったり、忘れてしまったりするでしょう。

　認知症の方のために最善を尽くしているときに非難されると、家族は落胆してしまうかもしれません。しかし、非難は圧倒的な喪失感や混乱、および苦悩を表現しようとしている結果であるこ

とが多いのです。家族にとっては苦痛であるかもしれませんが、実際にはほかの誰かに害があるわけではありません。脳の損傷のために起こることを理解すれば、発言に動揺することが少なくなるでしょう。

　濡れ衣を着せられることは、誰にとっても腹立たしいことです。疑いの発言を繰り返されると、シルバーシッターや親戚、隣人、友人が遠ざかってしまい、必要なときに頼れる人を失ってしまう可能性もあります。周囲の人に、これらの発言は現実を正確に判断できないことから生じるものであることを説明し、本当に疑われているわけではないことを伝えましょう。発言に関わらず、認知症の方はその人を信用している旨も伝えましょう。脳の損傷が行動に与える影響などを説明した本書のような書面を周囲と共有することが役に立つこともあります。認知症の方の様子や発言が合理的に見えると、自身の行動を制御できないことや認知症を患っていることが周囲に気づかれないこともあるかもしれません。

　記憶力や現実を正しく認識する機能の喪失だけでは説明できない不信感もあります。疾患の過程そのものによって引き起こされることもあるでしょう。誤った思い込みにより他者に危害を加える恐れがある場合や、安心感や活動、共感だけでは解消できないような深刻な苦痛に陥っている場合には、少量の薬物が必要になることもあります。治療によって、疑心暗鬼から生じる不安や恐怖を和らげることができるだけではなく、家族の負担も減らしてくれるでしょう。

## ものを隠す

　認知症の方は、ものが不可解に消えてしまうような混乱した世界にいると感じています。そのような環境では大切なものを安全

な場所に置いておきたいと思うことは当然かもしれません。しかし、認知症の方は隠し場所を忘れてしまうことが多いのです。不信感によりものを隠す行動をとることもあります。このような行動が原因で起こる問題も多くあるでしょう（第7章参照）。

## 妄想と幻覚

医学的に「妄想」とは、事実ではないことを信じ込む誤った確信のことを指します。妄想は疑心暗鬼のようなもの（「マフィアに命を狙われている」「家族にお金を盗まれた」など）であったり、自己非難のようなもの（「自分は悪い人間だ」「病気により体内が腐っていて、感染を広げている」など）であったりします。個人の妄想の性質を見極めることで、妄想の原因となっている問題をより正しく診断できるでしょう。自己非難的な妄想は、うつ病の方によく見られます。アルツハイマー病や脳血管障害などによる脳の損傷が妄想を引き起こすことがあることもわかっています。また、現実の誤った解釈や過去の経験が原因となることもあります。事実を認識できずに誤った考えに固執する姿は、家族にとってもどかしい事態かもしれません。しかし、認知症の方が言う奇妙なことすべてが妄想というわけではないので注意が必要です。

幻覚は実在していない知覚を現実として体験してしまうことです。幻聴や幻視が最も一般的ですが、時折、幻感覚、幻嗅、幻味を体験する方もいます。

シンガーはときどき、自分のベッドに寝ている犬が見えた。彼女は娘を呼んで「犬をベッドから追い出して」と頼んだ。

デイビスは床に小人がいるのを発見した。小人たちが気になり、シニアセンターでの活動に参加せずに、座って見ていることがよくあった。

　エックマンは、泥棒が窓から侵入しようとする音を聞いた。また、泥棒たちの話し声から自分に危害を加える気だということもわかっていた。彼女は同じ内容で何度も警察に通報してしまい、警察から相手にされなくなった。

　ヴォーンはすべての食べ物から毒の味を感じるようになっていた。彼は食事を拒否し、入院しなければならないほど体重が減ってしまった。

　幻覚は熱や喉の痛みのように、多くの原因から生じることがある症状です。健常者でも特定の薬物の摂取によって幻覚を誘発してしまうこともあります。さまざまな疾患の過程で幻覚が生じることもあります。発熱などのほかの症状と同じように、まずは原因を特定することが大切です。高齢者の場合、幻覚は必ずしも認知症に関連したものではありません。せん妄などさまざまな原因で起こり得ますが、多くは治療可能です。急に幻覚や妄想が現れた場合、おそらく認知症とは関係ないでしょう。まずは、医療機関で適切な治療を受けましょう。認知症による幻覚は薬物療法で回復することが多く、治療することで認知症の方と家族、お互いの負担が軽減されます。

　妄想や幻覚が問題に発展したときは、さらなる動揺に発展しないように落ち着いて対応しましょう。家族が認知症の方の不安を解消する努力をしていることを伝え、安心させてあげてください。

緊急事態ではありませんが、できるだけ早く医師に相談しましょう。

　認知症の方の妄想や幻覚を否定したり、口論になったりしないようにしましょう。認知症の方が経験していることは、本人にとっては現実そのものであることを忘れないでください。発言に賛成や反対はせず、ただ聞いてあげるか、曖昧な答えを返すだけでよいのです。「あなたが聞いている声は、私には聞こえないけど怖くてたまらないでしょう」など、同意も否定もしていない返答をしてみましょう。幻覚を忘れさせるために、気をそらすこともできます。場所を移動し、温かい飲み物を飲ませることで、寝室に戻ったときに幻覚は消えているかもしれません。気をそらすことで、不要な対立を避けることができます。また、スキンシップをとることで落ち着く方もいます。拘束されるのではないかと誤解してしまう方もいるので、「今はとても動揺しているね。手を握ろうか？」などと声をかけてから触れましょう。

> 　施設に入居している女性はベッドに蛇がいると言い張った。スタッフは彼女の寝室に袋を持っていき、蛇を捕まえたと伝えた。スタッフの嘘が安心をもたらしたことで、口論にならずにすんだ。

## やることがない

　認知症が進行すると、できることが大きく制限されます。過去のことが思い出せなくなり、未来を予測することができなくなります。予定を立てることや、シャワーなどの簡単な作業をするこ

ともできなくなります。テレビ番組を理解することができなくなる方も多くいます。家族や老人ホームのスタッフがほかの作業をしている間、認知症の方は何もすることがなくなり、何も考えずに座っているだけかもしれません。

　落ち着きのなさや徘徊、繰り返す言動、体をかきむしる行動、自慰行為などは空虚感を埋めようとして始まります。認知症の方を活動的にさせることは重要ですが、家族が日々の介護の負担に加えて、レクリエーションを計画するという重責を負うことは現実的ではありません。可能であれば、デイサービスセンターや親戚、友人、またはシルバーシッターなどの支援を受けることをお勧めします。

　活動は有意義であると同時に、過度のストレスがかからないものである必要があります。認知症の方のペースに合わせて活動させましょう。能力を試すような活動ではなく、成功体験を感じられるものにしてください。正しい手順などよりも、楽しく行えることが重要です。動揺したり苛立ったりしている場合は、活動をやめさせましょう。

# 家族の急な病気や
# 事故に備えて

人間は誰しも、病気になったり事故に遭ったりする可能性があります。介護による疲労やストレスが溜まっているときは、病気や事故のリスクが高まります。ケアをしている方が高齢の場合、その方自身も病気を発症するリスクがあります。

　認知症の方は、緊急時に自ら考えて行動することができなくなります。そのため、家族が怪我をしたり、病気になったりした場合に備えて、認知症の方の介護に関する計画を事前に立てておくことが大切です。計画を実行に移すときが来ないかもしれませんが、家族と認知症の方の双方を守るために計画は立てておきましょう。いくつかの事態を想定し、それらに合った複数の計画が必要です。たとえば、家族が心臓発作や脳卒中、骨折したときなどの重度な問題、病気で入院や手術が必要になったときなどの中度な問題、そして、インフルエンザなどにより家族が数日間寝込んでしまったときなどの軽度な問題に対する計画です。また、日頃の家族の健康状態を理解し、病気になったときにすぐ対応してくれる医師が必要です。

　ブレイディは突然、胸の痛みを感じ始め安静にしたほうがよいと思った。彼女は認知症の夫に隣人を呼びに行くように伝えたが、夫は彼女の腕を掴んで叫ぶだけだった。彼女はようやく携帯電話にたどり着き、救急車を呼ぶことができた。しかし、夫は救急隊員を拒否し、家の中に入れなかった。

　認知症の方は普段問題なく生活できているように見えていても、気が動転すると普段できることができなくなってしまうことがあります。家族が自分で助けを呼ぶことができなくなった場合、混

乱している認知症の方も助けを呼ぶことができないかもしれません。何が起こっているかがわからず、助けを求めている家族を妨害してしまうこともあるのです。このような状況になったときに備え、助けを呼ぶための計画も立てておきましょう。家中のすべての電話機に「緊急事態！ 911に電話！（日本では119番）」とメモを貼っておきましょう。電話については、第5章「自宅環境の改善」を参照してください。認知症の方が特に大きなストレスを感じている場合は、メモが書いてあっても緊急時の対応は難しいかもしれません。

**家族が身に付ける、緊急通報システムを購入しましょう。** 手首に巻くものやペンダント型などの小さなアイテムで、ボタンを押すとコールセンターにつながり、オペレーターが必要な関係機関に通報してくれます。さまざまなメーカーから販売されていますが、入浴中の事故にも対応できるよう、防水機能があるものを選びましょう。購入費用に加えて、毎月のサービス料がかかりますが、料金は決して高くありません。家族と認知症の方の命の両方を救うことができます。

**認知症の方と一緒に過ごしていることを記したヘルプカードを、家族の財布に入れておきましょう。** 認知症の方が特に必要な支援の内容を簡潔に記載しておき、緊急時の連絡先と名前も忘れずに記載します。また、家族と認知症の方の疾患名や服用している薬を記したカードも持ち歩き、このカードのコピーを冷蔵庫などに貼って、救急隊員なども参照できるようにしておきましょう。情報は常に最新のものにしておきます（時間がない場合は、手書きでもよいので更新しておきます）。

**携帯電話は常に持ち歩くようにしましょう。** 緊急連絡先のお気に入り登録を常に最新の状態にしておくことで、すぐに助けを

求めることができます。

米国の多くの地域では1日1回、電話で高齢者の安否確認をしてくれるプログラムがあります。1日1回の電話では、いつ起きているかわからない緊急事態の察知に十分な頻度ではないかも知れませんが、何もないよりはよいでしょう。

緊急時に混乱している認知症の方は、他人を家に入れることを拒否するかもしれません。非常時に駆けつけて対応してくれる方がスペアキーを持っているかどうかを確認してください。

家族が入院や自宅療養になった場合に備えた計画は、認知症の方をできる限り考慮したものにしましょう。急激な変化は認知症の方を動揺させてしまうので、できるだけ最小限にとどめることが大切です。代理で介護してくれる方は、認知症の方と面識があり、日々の介護ルーティンを理解している人にしましょう。一時的な介護支援については、第10章を参照してください。家族の主治医、認知症の方の主治医、薬剤師、弁護士、親戚の名前と電話番号などを代理の介護者が参照できる場所にメモしておきましょう。

他者に知っておいてもらいたいことを書き留めた「対処法ノート」を作っている家族もいます。このノートには、「ブラウン先生（×××-×××-××××）」のように主治医や担当介護士の電話番号の記載や、「昼食の1時間前にピンクの錠剤をジョンに飲ませる（オレンジジュースと一緒に飲ませると問題が少ない）。トースターの後ろに隠れているスイッチを入れないとコンロは点火しない。ジョンは夕食の時間になると徘徊し始めるので、その間は見守ること」のように食事から服薬、日常的な活動に至るまで、ケアの重要な情報が記されています。ほかには、「ケアシート」と呼ばれる簡易的な指示書を、緊急連絡先の親族や友人に渡している家族

もいます。

# 家族（介護者）が亡くなった場合

　認知症の方の介護を担うということは、介護者自身の死後、認知症の方がどう生活するかを考える責任も含まれています。これから立てる計画が実行に移されることはないかもしれませんが、それでも家族の死後残される認知症の方のために計画を立てておかなければなりません。

　家族が亡くなったときのために、認知症の方のケアを想定した遺言書を作っておくことが重要です。信頼できる弁護士を見つけて、遺言書やその他の必要な法的書類を作成してもらいましょう。各州には、遺言書がない、または有効でない場合に、財産を相続人の間でどのように分割するかを定めた法律があります。しかし、その法律に則ると、家族が望む遺産の分配方法ではない可能性もあります。財産分与に加えて、次のような手続きに対する適切な取り決めをしなければなりません（第15章参照）。

　葬儀の手配や喪主を確認しましょう。事前に葬儀屋を選び、葬儀の概要や費用を書面で指定しておきましょう。葬儀屋によっては前払いを受け付けている場合もあり、どのようなサービスが含まれるかを明記した証明書を発行してくれます（信頼できる親族や友人にコピーを渡しておき、いざというときに問題が生じないようにしましょう）。このようなことを考えるのは不謹慎ではなく、思いやりと責任感のある行為です。家族の希望通りに葬儀が行われることを保証し、親族が悲しみの中で手配をしなくて済むようにするためのものなのです。葬儀には高額な費用がかかるこ

ともあるので、事前に計画を立てておくことで、希望通りに費用が使われるでしょう。

　家族が亡くなった直後のケア計画や、誰がその計画を管理してくれるかを確認しましょう。急死の場合でも対応でき、親身になってケアをしてくれる方を指定しておきましょう。ケアを引き継いでくれる方には事前に、認知症の詳細や主治医、また認知症の方がどうすれば快適に過ごせるかなど、現在どれほどの情報を知っているか確認しましょう。

　認知症の方に対する経済的な準備、また、財源の管理者を確認しておきましょう。認知症の方が自身のことを管理できない場合は、成年後見人を指名する必要があります。家族が事前に成年後見人を指名していない場合は、裁判所や裁判官が指名することになります。裁判所が指名する場合、長い時間と多額の費用がかかるので、家族が事前に信頼できる方を成年後見人として指名したほうがよいでしょう。

　家族が自身の子供に負担をかけたくないと思い、介護をしていることを内緒にするケースもあります。

　ある娘は「母が認知症を患っていることを父は私たちに隠していたので、母が認知症だったとは知りませんでした。父が心臓発作で亡くなったときに、母がこのような状態だったことを初めて知り、父の死と母の認知症のショックを同時に受けました。もっと前に母のことを私たちに話してくれていれば、もっと楽に対応できたのではないかと思います。さらに、私たちには認知症の知識がまったくありませんでした。大変な時期に、父が長年かけて身に付けた知識をすべて最初から学ばなければならなかったのです」と

振り返った。

　認知症の方の家族全員が、現状と今後の計画を認識しておく必要があります。先ほどのようなケースでは、父が家族を「守る」ために行った行為がかえって迷惑になっていた一例です。このように、残された家族が混乱しないよう、事前にしっかりと準備をしましょう。家族の資産をリストアップして、資産の管理を引き継ぐ必要があります。遺言書や譲渡証書、株式、お墓の永代使用許可証、認知症の方のケアに関する情報などを記載しておいてください。この情報は信頼できる人だけに伝えておきましょう。

第

# 10

章

# 外部からの支援

本書ではこれまで、家族が認知症ケアから離れ、心身ともに回復する時間を確保することの重要性を強調してきました。日中に一人でいる認知症の方の食事の世話や入浴を手伝ってくれる人、家族の買い物や休憩の合間に見ていてくれる人、家事を手伝ってくれる人、相談できる人など、さまざまな場面で人の助けが必要になります。

　家族の代わりに認知症の方を数時間介護してくれる方や、家族の旅行中や入院中に認知症の方が数日間滞在できる場所が必要になるかもしれません。ほかにも、認知症の方が家族から離れて時間を過ごすことができる場所や、認知症の方自身が友人を作ることができる場所を探す必要もあるでしょう。外部からの支援は、ケアから一時的に解放されるという意味で「レスパイト（小休止）」と呼ばれています。本章では認知症ケアにおいて利用できるサービスについて説明していきます。後半ではサービス利用に伴う問題や疑問についても説明しています。

# 友人や隣人の協力

　認知症ケアをする家族は、周囲の方に支えられていると感じているほうが、介護のストレスを上手に制御できます。大切なことは、ケアの負担を一人で抱え込まないことです。多くの方は、まず親戚や友人、隣人に相談をしてサポートを求めます。サポートを他人に頼ることにためらいがある人もいるでしょう。しかし、自発的に手を差し伸べてくれる人ばかりではないので、臆せずに頼んでみることが重要です。ですが、家庭内や親戚間で意見が合わず、支援をしてくれないケースも少なからずあります。第11

章では家族の意見の相違に対処し、周りに助けを求める方法について説明しています。

　隣人が認知症の方の見守りをしてくれたり、薬剤師が薬の処方を気にかけてくれたり、聖職者が落胆している家族の相談に乗ってくれたり、友人が緊急時に認知症の方の世話をしてくれたりなど、手を差し伸べてくれる人はたくさんいます。周りからのサポートはケアを継続していくうえでとても重要なことですので、人に頼ることを検討してみてください。

　周囲にどの程度のサポートを求めればよいのかわからない方も多いでしょう。ある程度の手助けをしてくれる方はたくさんいるでしょうが、あまりにも多くのことを要求すると離れていってしまうこともあります。周囲に気持ちよく手助けしてもらうためには、コツを掴む必要があります。認知症の方が明らかに混乱していると、人によっては気まずく感じる方もいます。特に、近しくない人には、家族の苦悩のすべてを伝えないほうがよいでしょう。親しい友人であれば、精神的な重荷をともに分かち合ってくれるかもしれません。

「認知症」という言葉は世の中に浸透していますが、認知症の行動を理解できるほど知識がある人は多くありません。知識がない人はどうしたらよいかわからないという理由で、認知症の方のそばにいることや会うことを嫌がるかもしれません。友人や隣人に手助けを求める際は、安心してサポートができるように必要な情報を伝えておくことが重要です。さまざまな行動は脳の損傷によって起こるものであり、意図的なものでも危険なものでもないことを説明してください。また、彼らが認知症の方と一緒にできることを具体的に提案するとよいでしょう。たとえば、会話よりも散歩をしているときのほうが機嫌がよいことや、昔話をしてい

るときは楽しく過ごせることを伝えてみましょう。認知症の方が不機嫌になったり、落ち着きがなくなったりしたときの対処法も事前に伝えておくようにしましょう。

米国アルツハイマー病協会の地方支部では、認知症の方の家族や友人を対象とした教育プログラムを実施しています。認知症の方を訪問する際の、正しい接し方を教えてくれます。来客の訪問は認知症の方に喜びをもたらすとともに、家族にとっても束の間の休息となるでしょう。

周囲にサポートを依頼するときは、時間に余裕を持って事前に頼むようにしましょう。サポートを当たり前だと思わずに、感謝の気持ちを忘れないようにしてください。周囲の方々は善意でサポートをしてくれます。よほどの理由がない限り、サポートしてくれる方のやり方などを批判しないようにしましょう。また、頼みごとをする際は、相手に迷惑がかからない程度にしましょう。隣人ならば「家まで行って様子を見てきてほしい」というお願いは簡単なことかもしれませんが、遠方に住む友人に長距離の運転を頼むことは快く思わないかもしれません。

# 情報やサービスを探す

多くの家族は、認知症ケアのために情報収集、判断、計画など、外部の専門的な支援を求めることになります。ケアから離れて自分の時間を作ることは必要なのです。中には専門家の手を借りずに介護ができている家族もいますが、実際には計り知れない負担がかかっているでしょう。また、自身の状況に合ったサービスをどう見つければよいのかわからない家族も多くいるようです。

## 認知症の方が受けられるサービスの定義

| | |
|---|---|
| 医療サービス | 認知症を引き起こす疾患および、ほかの疾患に対する診断、薬の処方や疾患の治療を含む継続的な医療サービス。 |
| 会食サービス | グループでの会食サービス。栄養バランスのとれた食事、ほかの高齢者との交流、栄養教育やレクリエーションを提供している。 |
| 家事代行サービス | 料理、掃除、洗濯、買い物の家事サービス。病院やクリニックなどへの付き添いも含まれる。 |
| 虐待防止 | 身体的・精神的な虐待やネグレクトを防ぎ、救済するための社会福祉サービスおよび法執行機関。 |
| ケアアセスメント | 身体的、精神的、心理的な状態や行動、社会的支援などの評価。 |
| 口腔ケア | オーラルケア、歯科検診と治療。 |
| 個人用緊急応答システム（PERS） | 一人でいる認知症の方が、緊急時に介護者の助けをすぐに呼ぶことができるシステム。 |
| 作業療法（OT） | 作業療法士による身体機能的な能力を向上させるための治療。 |
| 食事宅配サービス | 自分で買い物や料理ができない人のために、自宅に食事を届けるサービス。 |
| スピーチセラピー（SP） | スピーチセラピスト（言語聴覚士）による発話力の改善、または回復のための治療。 |
| 生活支援サービス | 家の修繕、庭の手入れ、雑事雑用代行サービスなど。 |
| 専門的な看護サービス | 急性および不安定な病状の看護、ケアニーズの評価、投薬、経管栄養、点滴栄養、身体介護、床ずれの治療などを含む、認定看護師による看護ケア。 |
| 送迎サービス | 病院・クリニックや地域の施設などへの送迎サービス。 |
| 地域の相談窓口 | 地域の福祉サービスや給付金に関する情報の提供を行う。 |

第**10**章

外部からの支援

| | |
|---|---|
| 付き添いサービス／シルバーシッター | 家族の代わりに、認知症の方の見守り、身の回りの世話、会話の相手などを提供する訪問型の付き添いサービス。 |
| デイサービス | デイサービスセンターなどの施設に通って日帰りで介護や看護を受けるサービス。人との交流、レクリエーション、見守り介助など幅広いサービスが提供される。また、認知症の方のケアに特化したデイサービスもある。 |
| 電話による安否確認サービス | 一人暮らしをしている人や外出が難しい人に、定期的に電話をかけるサービス。 |
| 訪問介護サービス | 入浴、着替え、移動、食事、排泄などの介助を行う身体介護サービス。 |
| 訪問看護サービス | 薬の服用、運動療法、身の回りの世話などを中心に病気や障害に応じた看護を提供するサービス。 |
| 法律相談サービス | 事前指示書、後見人、委任状、資産の譲渡などの法的手続きの支援。 |
| ホスピスケア | 重度の認知症の方の症状の軽減、緩和ケア、看護、生活支援、患者と家族に対する宗教的ケアを含む精神面のサポートを行う。 |
| 見守りサービス | 個人の安全を確保するための見守りサービス。 |
| メンタルヘルスサービス | 認知症の方と家族の精神的・心理的問題を特定・解決するための心理アセスメントや個人またはグループでのカウンセリングを提供。 |
| 理学療法（PT） | 理学療法士によるリハビリテーション治療。 |
| レクリエーション | 運動、美術、音楽、パーティー、祝賀会、その他の交流を深める娯楽などの活動。 |
| レスパイトケア | 家族を一時的に休ませることを目的とした、認知症の方の短期の入居、または通所でのサービス。 |
| 高齢者専門のケアマネジャー | ケアアセスメント、生活ニーズの特定、地域での必要なサービスの調整、モニタリングなどのサービス。 |

※日本でもほぼ同様のサービスが受けられます。

# サービスの種類

　認知症の方と家族は、状況に合わせていくつかのサービスを利用することになるでしょう。多くのサービスは有料ですが、無料で利用できるものもあります。

　昨今、60歳未満の方が発症する若年性認知症が増えています。米国アルツハイマー病協会は、若年性認知症に特化した地域のサービスの情報も提供しているので、問い合わせてみてください（日本で受けられる主な認知症支援に関しての情報は付録を参照してください）。

　疾患の有無に関わらず、60歳以上の高齢者を対象としたサービスは多くあります。地域の高齢者福祉事務局やシニアセンターなどで60〜65歳以上を対象とした減免制度の情報を得ることができます。AARP（旧称：全米退職者協会）も情報を提供しています。

　60歳以上の方と配偶者、障がい者の方を対象とした歯の治療、入れ歯や眼鏡などの割引、法律相談、ソーシャルワーク支援、紹介サービス、無料税務相談などのサービスを提供しているところもあります。処方箋薬や医療機器の自己負担額を減らす制度や、送迎サービスもあります。住宅を介護向けにリフォームする費用を支援してくれる制度もあり、条件を満たす場合は、車椅子用の鍵、スロープ、手すりなどの安全装置の取り付けに利用できます。

　外出が困難な方に毎日温かい食事を届けてくれる「ミールズ・オン・ウィールズ」を実施している地域もあります。食事はボランティアによって届けられ、配達時に利用者の様子を確認してほしいという依頼に応えてくれることもあります。しかし、認知症

に関する知識を要しているわけではないので、見守りの代わりとはなりません。

追加サービスを提供している食生活改善プログラムでは、温かい昼食に加えて、平日に数時間のレクリエーションを提供しているところもあります。ただし、医療従事者が運営しているわけではないので、医療行為や服薬指導は行われません。日常的に徘徊や混乱、失禁などの行動症状のある方は受け入れてもらえないこともあるでしょう。軽度もしくは中程度の認知症の方に適したプログラムになっています。

米国高齢者法に基づく栄養改善プログラムは、60歳以上の方とその配偶者を対象としています。しかし、プログラムによっては疾患や障害のない高齢者のみを対象としていて、認知症の方は利用できない場合もあります。その場合は、疾患を持つ高齢者を対象とした似たようなプログラムもあるので、自身の状況に合ったものを探してみましょう。中には配偶者の参加が可能なものもあります。このようなプログラムは、あくまでも栄養に関するものであり、一人暮らしの方を見守るサービスではないので注意しましょう。詳細については、地域のシニアセンターや高齢者福祉事務局に問い合わせてみるとよいでしょう。

ウィリアムズは認知症により落ち着きがないことが多かった。妻は、彼が大好きなボードゲームを一緒にしてくれるボランティアを自宅に手配した。認知症によりルールを忘れてしまうことも多々あったが、ボランティアの方は理解していたので気にしなかった。ボランティアの方は、ウィリアムズの「ボードゲーム仲間」となり、交流と楽しむ機会を与えてくれたのだった。同時に、妻もひと息つける

ようになった。

　米国で介護サービスの情報をインターネットで探す場合は、「エルダー・ケア・ロケーター（高齢者ケア事業検索ツール）」や「ナショナル・アダルト・デイサービス・アソシエーション（全米デイサービス協会）」を参照してみてください。ほかにも多くのサービスがあり、本章以外でも状況に応じて利用できる介護サービスをいくつか紹介しています。現状では外部サービスの必要性を感じていなくても、念のために自分の住んでいる地域で提供されているサービスを調べておくとよいでしょう。給付金や減免措置などの介護費用に関わる支援制度の情報は第15章を参照してください。

## 訪問サービス

　多くの家庭では、認知症ケアをサポートしてくれる訪問サービスを利用しています。家事代行サービス業者は、認知症ケアで忙しい家族に代わって料理や洗濯、日用品の買い物などの家事を行ってくれます。訪問看護助手や訪問介護員は、着替えや入浴、食事、排泄などの身体介助を行います。最もよく利用されているサービスは付き添いサービスやシルバーシッターです。シルバーシッターは認知症の方の見守りや食事介助、場合によっては入浴介助もしてくれます。認知症の方との接し方や活動に関する特別な教育研修を受けているシルバーシッターもいます。

　訪問看護や在宅医療サービスの紹介業者は、看護師、ソーシャルワーカー、セラピストなどの専門職を状況に応じ派遣し、アセスメント（心身の状態や日常生活の状況といった情報収集）やケアを提供しています。看護師は患者の観察、カテーテルの交換、

注射を行うことができます。言語聴覚士は脳血管障害などによって起こった言語障害がある方のリハビリを行い、理学療法士は運動の指導をします。ホスピスケアのチームは、死期が迫る方を自宅で介助する方法を教えてくれるでしょう。しかし、訪問看護師の派遣は高額で、メディケア（高齢者と障がい者のための公的医療保険）の支給には厳格な要件を満たす必要があります。多くの家族は、認知症の方が急性疾患にかかり、疾患の管理が難しい場合にのみ訪問看護を利用しています。

　たいていの家族は自宅での認知症ケアを希望しています。そのような家族にとって、訪問サービスはケアの負担を減らしてくれる便利なサービスですが、一方で認知症の方にとっては他者との交流や有意義な活動の機会が乏しいなどのデメリットもあります。

## デイサービス

　デイサービスはグループでの昼食に加え、運動、手芸、おしゃべり会、音楽などのレクリエーション活動を提供しています。平日に運営しているところがほとんどですが、週末や夜間に運営しているところもあります。

　デイサービスの中には、肢体不自由な方と認知症の方の両方を受け入れているところもあれば、認知症ケアを専門としているところもあります。認知症対応型のデイサービスでは、重度の認知症の方でも受け入れてくれる可能性が高く、認知症の方向けのレクリエーションも多く用意されています。認知症に特化していない施設でも適切なケアを提供してくれるはずなので、スタッフの技術や事業所の理念など、サービスの質を確認することが重要です。

　デイサービスは家族にとって最も重要な介護サービスのひとつ

です。家族に休息の時間ができるだけでなく、認知症の方にも有益なサービスです。人は日常生活のストレスを和らげるために友人と会ったり、一人の時間を求めたりします。しかし、自宅では認知症の方にそのような機会はありません。常日頃から介護してくれる人と一緒にいなければなりませんが、そうであったとしても、認知症の方も自分の時間や友人が必要なことに変わりはないのです。ケアのために強制的に時間を共有しなくてはいけないということは、ケアをする家族だけではなく、認知症の方にとっても多大なストレスの原因となるのです。

　認知症の方は日常的に失敗を経験し、自分の不甲斐なさを思い知らされています。それでも、音楽やユーモア、友人との交流、簡単な活動を楽しむ能力は残っています。たとえデイサービスでの出来事を家族に話すことができなくても、施設で友人を作り、その時間を楽しむことはできるかもしれません。デイサービスのスタッフによると、利用者は日増しににこやかに笑うようになり、リラックスしてレクリエーションを楽しむようになるケースが多いようです。優れたデイサービスは、利用者が小さな成功体験を通して自信を取り戻せるように工夫しています。また、事業所によっては簡単な作業を用意して、空き時間も楽しめるようにしているようです。施設によっては刺激や交流、レクリエーションの機会が少ない場所もありますが、利用している時間は家族にとっては貴重な休息の時間となるでしょう。事業所によっては、デイサービスと訪問サービスの両方を提供しているところもあり、利用者のニーズの変化に応じて柔軟に対応できるようになっています。

　デイサービスによっては、認知症の行動・心理症状（妄想、幻覚、暴言など）が強い方は受け入れてくれない場合があります。

認知症対応型のデイサービスでは受け入れてくれますが、失禁に悩まされる方、自立歩行が困難な方は利用できない場合もあるので注意が必要です。デイサービスの中には、精神疾患を抱える方や発達障害の方に特化したところもあります。また、認知機能に問題がない要介護の方だけを受け入れているところもあります。レクリエーションなどのアクティビティが少ないところもあります。さまざまなデイサービスを比較し、認知症の方や家族のニーズを満たすことができるところを選択する必要があります。

デイサービス利用にあたっての大きな問題は交通手段です。送迎には時間と費用がかかるため、家族が送迎をする場合も少なくありません。送迎が含まれているプログラムや地域の交通機関、タクシー会社と契約をしている施設もあるでしょう。送迎中に適切な見守りがされているかも確認するようにしてください。

多くの家庭では訪問サービスやデイサービスを最後の手段として利用します。しかし、そのときにはすでに老人ホームを利用しなくてはならない状態になっていることが多いのです。訪問サービスやデイサービスなどのレスパイトケアは、症状が進行する前に始めたほうが順応しやすく効果的です。家族が余裕を持ってケアを続けるためにも、早めにレスパイトケアの利用を開始することをお勧めします。

デイサービスや訪問サービスのスタッフが、家族と同じ量の愛情を持ってケアをしてくれることを望むのは現実的ではありませんが、適切なケアを受けているのかは確認する必要があります。認知症の方が利用している時間に、事前の連絡をせずにデイサービスセンターを訪問して確認する手もあります。ケアの質に不安がある場合は、米国アルツハイマー病協会の地方支部や地域の高齢者福祉事務局などに相談してみましょう。もし、ずっと座って

テレビを見て過ごすようなケアしか受けていないとしても、他に問題がない場合は、家族自身の休息のためにも利用し続けるほうが賢明かもしれません。

## ショートステイ

ショートステイとは、認知症の方が介護施設などに短期間（週末のみや1週間、数週間など）入居し、その間に家族は旅行や休息、または通院することができるものです。馴染みがない方もいると思いますが、利用された家族からの評判はよいので、試してみる価値はあります。

ショートステイは公的保険などが適用されないことがほとんどであり、利用には経済的な余裕が必要となります（日本では介護保険制度が一部適用されます）。また、家族が一時的にでもケアの負担を放棄することで、再びケアをする重圧に耐えられないのではないかと思い、利用を躊躇する家族もいます。サービス提供者と家族の間でショートステイの滞在期間についての明確な取り決めを交わすことが重要になります。訪問サービスやデイサービスと同様に、ショートステイも家族が限界に達する前に利用を開始することが鍵となります。

利用する際は家族自身で施設などに交渉して、認知症の方を受け入れてくれる場所を探すことになります。ショートステイは行政の監視が行き届いていないことが多くあります。安心してサービスを利用するために、サービス提供者が認知症ケアに精通しているか、親切で思いやりを持って利用者に接しているかどうかを見極めることが重要です。新しい環境は認知症の方にとってストレスになります。利用者にも個々に配慮できる熟練したスタッフがいるとよいでしょう。

認知症の方と家族のために、さまざまなニーズに応えた多種多様なレスパイトプログラムがあります。認知症の方だけでなく家族を支援するものや、単なる「シルバーシッター」サービス以上の有益な体験をもたらすものもあります。まずは、米国アルツハイマー病協会に問い合わせてみましょう（日本の介護サービスについては、付録を参照してください）。

# サービス利用のための事前準備

利用したいサービスが見つかったら、スムーズに利用するためにいくつか準備をしましょう。まずは、サービス提供者が認知症の方の症状を理解し、行動症状への対処法を熟知しているか確認しましょう。入浴や食事に必要な介助の程度、好きな食べ物、苛立っているときの合図や対処法、特別な配慮など必要な情報を書き出し、家族や親戚、医師の連絡先と一緒にサービス提供者に渡しておきましょう。　認知症の方が心臓や呼吸器系の疾患、窒息や転倒の危険性、発作などの複雑な健康問題を抱えている場合は、サービス提供者がそのような状態に対応可能かを確認しましょう。また、サービス提供者に家族だけが雇用・解雇の権限を持っていることを必ず伝えるようにしましょう。

# 認知症の方がケアを拒否する場合

家族の中には、認知症の方がデイサービスに行くことや訪問サービスを受け入れることはないだろうと、最初から決めつけて

いる方が多くいます。実際体験してみると、認知症の方はサービスを楽しみ、家族を驚かせることが多々あるようです。ただし、デイサービスなどに行きたいかどうかを尋ねることは避けましょう。質問の意味を理解できず「いいえ」と答える可能性が高いでしょう。また、行く時間になると毎回拒否するにも関わらず、利用時は明らかに楽しそうにしている方もいます。これは、楽しい体験と施設の関連性を理解できないことや、楽しい時間を覚えていないことを意味します。明るく振る舞って、デイサービスまで行くことを継続しましょう。

すべての認知症の方が問題なくサービスを利用してくれることが理想的ですが、現実はそうではありません。訪問サービスを利用しても、認知症の方がサービス提供者を解雇すると言ったり、怒鳴ったり、疑ったり、侮辱したり、入室を拒否したり、泥棒扱いしたりすることがあります。認知症の方があまりにもデイサービスに行くことや外出の準備を拒否するので、家族やシルバーシッターがあきらめて音を上げてしまうこともあります。

認知症の方にとって、見知らぬ訪問者は侵入者のように感じるのかもしれません。デイサービスに行き家族が目の前から消えると、迷子になったと思ったり、見捨てられたと感じたりしてしまう方もいます。このようなときの発言は、実際の状況よりも不安などの感情を反映している可能性があります。

認知症の方は変化への順応が遅く、新しい環境の受け入れに1カ月以上かかることがあるので、慣れるまで時間がかかることを覚悟してください。慣れるまでの期間は大変かもしれませんが、認知症の方が慣れてしまえば新しいケアの計画を受け入れてくれるでしょう。自身の休息のために親戚や友人にレスパイトケアを頼むことは罪悪感があるかもしれませんし、疲労が溜まっている

ときにレスパイトケアをめぐる口論は気が滅入るでしょう。しかし、まずは試してみることが重要です。

　認知症の方への伝え方も重要になってきます。デイサービスやショートステイなどのことを話すときは、「クラブ活動」や「文化体験」など認知症や介護と関連しない別の名称で呼びましょう。訪問サービスを利用する際は、シルバーシッターを友人として紹介し、散歩、犬の手入れ、ボードゲーム（ルール通りできなくても）、お菓子づくりなど興味のあることを一緒に行ってもらいましょう。軽度の認知症の方の場合は、「デイサービスを利用している」ではなく「デイサービスでボランティアをしている」と思ってもらうほうが問題なく利用できるでしょう。より重度な症状の方を「助ける」ことで存在意義を感じられるだけではなく、失敗をすることに関するプレッシャーが低くなります。多くのデイサービスは認知症の方のこのような心理を理解しているので、支援してくれるでしょう。

　レスパイトケアを利用する際はメモに、「認知症の方が施設にいる理由（または訪問介護士がいる理由）・家族の迎えや帰宅の時間など」を記しておきましょう。メモに署名をして、認知症の方かサービス提供者に渡してください。効果がない場合は、認知症の方が信頼している主治医などにメモを書いてもらいましょう。認知症の方の落ち着きがなくなった際に、サービス提供者がメモを音読すると落ち着くかもしれません。

　サービス提供者向けに、スマートフォンやタブレット、パソコンで、ケアに関する短い動画を作るのもよいでしょう。着替えや食事などの身の回りの介助をする場合に特に役立ちます。どちらの腕を先に袖に入れるかなど、普段の手順をわかりやすく示すことができます。書面で指示を残すこともよいでしょう。

認知症の方がデイサービスや訪問サービスに順応しやすくするために、次のことを試してみてください。

1. 慣れない環境で疲れてしまわないように、最初の利用時間は短めに設定しましょう。
2. 訪問サービスを利用する最初の数回は、家族も家にいるようにしましょう。認知症の方が訪問介護員を信用しやすくなります。デイサービスの場合、最初の1〜2回は家族の付き添いを求める施設も多くありますが、許可しないところもあるでしょう。家族のように慣れた人が付き添うほうが安心感が出るという意見の一方、家族の発する緊張感や不安感から開放されたほうが順応しやすくなるという意見もあります。
3. デイサービスへ通い始める前に、スタッフに認知症の方の住まいまで訪問してもらうようにしましょう。

　認知症の方にとってデイサービスや訪問サービスは、毎回が新しいことを初めて経験しているようなものです。多くの場合、デイサービスや訪問サービスの回数を増やすことで、新しい生活リズムを徐々に受け入れていくでしょう。
　家族の中には、デイサービスの準備の手間があまりにもかかるため、利用する価値がないと考える人もいます。可能であれば、友人や隣人に手伝いをお願いしてみましょう。また、デイサービスを利用するときは時間に余裕を持って行動しましょう。急かされると、認知症の方は余計に動揺してしまいます。
　デイサービスでの出来事を話す過程で、問題が起こる場合があります。たとえば、迎えに来た夫に対して、「デイサービスに夫

がいるのよ」と言ってしまいます。毎日、献身的なケアをしている夫にとっては、妻にほかに好きな人ができたのではないかとよい気分がしないでしょう。しかし、この場合の「夫」は文字通りの意味を伝えたくて選んだ言葉ではありません。「友人」や「話し相手」について話したくても、その言葉が思い出せないのです。一番意味が近く、まだ覚えている「夫」という言葉を使ったのかもしれません。必ずしも恋愛感情や不貞行為を示す発言ではありません。ほかには「あの人に殴られた」「何も食べさせてくれなかった」「太った人に財布を取られた」などと発言することがありますが、まずはスタッフに確認してみましょう。認知症の方は誤認や記憶違い、不正確な表現をすることがあると覚えておいてください。

　認知症の方に「今日は何をしたの?」と聞くと、「何もしてない」と答えるかもしれませんし、「楽しく過ごせた?」と聞いても「いいえ」と答えるかもしれません。このような答えは、記憶が曖昧なことを示します。ランチを食べたことすら覚えていないかもしれません。何度も質問して、困らせないようにしましょう。正確な情報はスタッフに聞くとよいでしょう。

　デイサービスや訪問サービスを利用したくないと言われても、発言を文字通りに受け取る必要はありません。家族が言ってることを十分に理解できていないだけかもしれません。また、以前利用したことがあっても、そのことをまったく覚えていないかもしれません。言い合いになることは避けましょう。難しくはないこと、家族が必ず迎えに行くこと、デイサービスの方々は親切で助けてくれることを伝えて、安心してもらいましょう。

　認知症の方の中には、訪問サービスやデイサービスに順応できない方が少なからずいます。いくつかのサービスを試すことで、

認知症の方への接し方が上手なスタッフが見つかるかもしれません。家族の態度が認知症の方に影響を与えていないかも検討する必要があるでしょう（次項参照）。順応できない場合は、数週間〜数カ月後にもう一度試してみましょう。認知症の方の状態が変われば、サービスを受け入れやすくなるかもしれません。

# レスパイトケアに対する家族の気持ち

家族が初めてデイサービスを訪れたとき、家族自身が落胆してしまうことは珍しくありません。

> ウィルソンは、「評判のよいデイサービスセンターを医者に推薦されたので見学に行きました。でも、妻のアリスを利用させる気にはなれませんでした。そこには重度の認知症のお年寄りばかりでした。ブツブツ言いながらレジ袋を引きずりまわしている人や、ヨダレを垂らしている人もいました。テーブル付きのよくわからない椅子に座らされている人もいました」と語った。

愛する家族が認知症になってしまっても、健康であった頃の思い出があるため、無意識にその人が「認知症を抱えている」と認識しないようにしている家族は多くいます。そのため、デイサービスなどで知らない高齢者や障がい者を目の当たりにすると、利用者の状態を実際よりもひどく感じてしまう方がいるのです。このような場合、家族が自宅で介護するより手が行き届かないだろうと感じたり、他人では上手に認知症の方の対応をすることがで

きないだろうと思ったりするでしょう。

　訪問サービスであっても、他人を家に入れることに抵抗がある人もいるでしょう。信用できないと感じたり、散らかっている家の中を人に見られたくないという気持ちがあったりするかもしれません。米国では家族によるケアが高齢者介護の75〜85％を占めており、「他者の施しを受けず、家庭内の問題は家族間で解決する」と思っている人も多くいます。しかし、自宅でのケアは家族にとって大きな負担になります。脳の病気により愛する人との意思疎通が図れなくなり、まるで絆が断ち切られるような悲しみに直面します。同時に、日常生活では、着替えや食事、排泄の介助、行動症状への対処などが家族にとって計り知れない負担となるのです。認知症の方は常に見守っておく必要があるうえに、ケアが長年続くこともあります。日々のケアに追われ、切羽詰まった状態で生活をしている家族も多いでしょう。

　家族が病気になってしまうと、ほかの人が認知症の方の介護をしなければなりません。よい認知症ケアとは、ケアをする家族自身の健康管理もできていることが前提です。疲れていたり、落ち込んでいたりすると、認知症の方につらく当たってしまうかもしれません。認知症の方は周囲の苦悩を感じ取って、泣いたり、徘徊したり、反論したりして反応してしまいます。この反応はコントロールすることができません。破局反応を薬で抑えることができないかと医師に尋ねる家族は多くいますが、何度も述べてきたように、薬には重大な副作用があり、確実に効果があるというわけではありません。かえって症状が悪化する可能性もあります。まずは日々のケアを振り返り、認知症の方に対して急かしたり、つらく当たったり、叩いたりしていないか確認しましょう。

　ケアをする家族にとって最良の処方箋は、似たような経験をし

た家庭に相談することと、ケアから離れる時間を作ることです。休息を取って心身ともにリフレッシュすることで、ケアを続けることができるのです。

　要介護度の高い利用者がいるデイサービスの場合、軽度の認知症の方は自身の症状が目立たず、ほかの利用者の手助けができることで、心地よく過ごしてくれることがあります。訪問サービスのスタッフは、前歴や推薦状を調べることで、信頼できる人かわかるはずです。紹介業者を通して雇った場合は人選を保証してくれるでしょう。訪問先の家の散らかり具合を気にするスタッフは、ほぼいないそうです。最初はレスパイトケアに消極的でも、利用してみるとケアの負担が減り、双方にとって有意義だったと語る家族も多くいます。また、プロの介護士であっても認知症ケアに苦労しているということを知ることで、自分たちのケアに自信が持てるようになったと話している家族もいます。

　シルバーシッターがテレビドラマを見ているだけの場合や、デイサービスの参加者がただ座らされている状態など、レスパイトケアとして完璧ではないかもしれませんが、ほかに選択肢がない場合は利用し続けたほうがよいでしょう。家族が定期的にどれだけ休息を取れるかによって、認知症の方のケアを続けられるかが決まっていきます。

　訪問サービスの中には、サービス利用中に家族の外出を強く勧める方もいます。ケアを手伝ったほうがよいのでは、と思う家族もいるかもしれませんが、長くケアを続けたい場合は介護を任せて外出したほうがよいでしょう。散歩やゲーム、隣人との会話など、好きなことをしてリフレッシュしてください。家にいる場合は、別の部屋で認知症の方から離れて過ごしましょう。

# サービスの情報収集

　地方自治体によっては、地域で運営されているサービスの一覧や利用方法に関する情報を発信している中央窓口、担当部署があります。しかし、情報が完全ではなかったり、最新のものではなかったりすることもあるでしょう。自身の状況に適した情報を入手するまで、根気よく個人や関連機関に問い合わせましょう。認知症ケアをしながらの情報収集は負担が大きいかもしれません。認知症の方がいる場ではこのようなデリケートな話題に関する電話をすることも難しいでしょう。情報収集する時間がない場合は、親戚や友人など周囲の手を借りましょう。もしあなたが主たる介護者ではない場合は、情報収集の手助けをしてあげてください。

　認知症の方の状態など、現状に合った支援の種類を見極める必要があります。次の質問を参考に検討してみてください。

・お金の計画やライフプランのアドバイスが必要ですか？

・認知症や診断についてさらに情報が必要ですか？

・デイサービスと訪問サービス、どちらを利用すべきでしょうか？

・デイサービスを利用する場合、送迎が必要ですか？

・入浴など、特定の動作に対する介助は必要ですか？

・レスパイトケアを利用したい時間帯は日中ですか？　夜間ですか？

・相談相手が必要ですか？

・興奮状態、徘徊、失禁など、特別な事情に対応できるスタッフが必要ですか？

・歩行支援や起き上がりの介助は必要ですか?

　施設に問い合わせる前に、聞きたいことをすべて書き出しておきましょう。電話担当者の名前や会話の内容はメモするようにしてください。後日、追加の情報を求めて電話をかける際に役立ちます。対応したスタッフでは疑問を解消できない場合は、別の人に代わってもらいましょう。

　米国アルツハイマー病協会の地方支部への相談から始めるのもよいでしょう(日本で受けられる主な認知症支援に関しての情報は付録を参照してください)。問い合わせ先は地方支部のホームページに掲載されています。たいていの支部では、認知症の方を受け入れてくれるサービスを教えてくれる専門のスタッフがいます。協会の関係者は自身も認知症の家族と過ごしていることが多く、ニーズに合った提案をしてくれます。地域サービスの査定をしている地方支部は少ないですが、ほかの利用者の感想を教えてくれることはあるでしょう。

　地域の高齢者福祉の担当部署にも連絡してみましょう。部署の名称は地域によって異なりますが、インターネットで「地域名」と「高齢者」や「お年寄り」と検索してみてください。自治体のホームページに情報が掲載されているはずです。担当部署によっては、必要なサービスを探す手助けをしてくれる担当者がいる場合もあります。認知症の方を対象とした訪問サービス、デイサービス、送迎サービス、介護費用の補助金制度など、制度の内容も地方自治体によって異なるので、問い合わせるときに確認しましょう。ほとんどの担当部署や関連機関は認知症についての知識を有しており、制度の情報やサービスを紹介してくれます。しかし、紹介してくれるサービス事業所の実態については詳しく知ら

ない可能性もあるので注意が必要です。

　デイサービスの多くのスタッフは、その地域で利用できるほかのサービスの情報を知っています。デイサービスの利用を希望していなくても、問い合わせてみる価値はあるでしょう。地域に認知症専門の医療機関などがあれば、その地域で利用できる支援サービスを紹介してくれます。情報は地域の保健所、高齢者の生活機能評価を行う関連機関、シニアセンター、ナーシングホーム・オンブズマン団体（ナーシングホームについての苦情の申し立てをしてくれる代理人団体）などからも得ることができます。これらの関連機関は認知症の方を対象とした訪問サービスやデイサービスを提供していることもありますが、地域の情報は知らなかったり、認知症の方の利用は断ったりしていることもあるので、まずは電話をしてみるとよいでしょう。

　お住まいの地域では施設に空きがなかったり、特定の疾患や障害のある方を断っていたり、費用が予算を超えていたりなど条件を満たす支援サービスがないかもしれません。しかし、少しでも外部の協力を得た方がケアの負担は減るので、妥協できる条件を見つけて、利用可能なサービスを試してみるのもひとつの手です。

　認知症の方をケアしているほかの家庭と協力して、交代制でお互いのケアを助け合う方法もあります。たとえば、相手の認知症の方を自宅に呼び、その日の午後はあなたが二人の見守りをします。次の週は相手の家で二人の見守りをしてもらっている間に、あなたは外出することができます。認知症の方は互いに交流を楽しむことができるというメリットがありますが、動揺しやすかったり、徘徊したりする場合はお勧めしません。このようなケアの交代の取り決めは、誤解がないようにルールを明確にしなくてはなりません。

交代制でケアをしている家族によっては、介護研修を受けたいと思うかもしれません。しかしそうすると、研修を受けた人物が複数の家庭のために常勤の介護職に就くようなものなので、負担が偏らないように考慮が必要です。

　個人でレスパイトケアサービスを提供している方を広告や口コミで見つけられる場合もあります。どうしても必要な支援サービスが見つからない場合は、親戚や友人、知人に助けを求めてみましょう。定年退職した方や、祖父母の世話をした経験のある大学生などさまざまな人を検討してみてください。米国アルツハイマー病協会の地方支部では支援する意思のある方たちに向けて、安心してサポートできるように介護研修プログラムを実施しています。

# サービスの費用

　介護保険に加入している場合は、適用範囲を確認しましょう。訪問サービス、デイサービス、ホスピスなどに適用される保険もあれば、介護施設など基本的なケアにしか使えない保険もあります。

　デイサービスや訪問サービスの料金は、補助金・助成金の有無や保険制度が適用されるかどうかなど、さまざまな要因によって異なります。現在、米国の中流階級以上の家庭にはデイサービスや訪問サービスにかかる費用を助成する連邦政府主導の支援制度はありません。メディケアはリハビリにより回復が見込める患者の入院には適用されますが、介護施設やデイサービスなどでの介護サービスは適用対象外となっています。訪問サービスも患者が

家から出られない場合を除き適用されません。しかし、メディケアの適用条件は連邦政府の政策転換に伴って変更されることがあります。ソーシャルワーカーや施設の担当者に、サービスにメディケアが適用されるか確認してもらいましょう。メディケアのサービスセンターに個々のケースを審査し判断をしてもらうよう請求することもできます。一般的に特例措置を除き、レスパイトケアにメディケアは適用されません。

メディケイド（低所得者向けの公的医療保険）は、医療行為を伴うデイサービスには適用されるかもしれませんが、レクリエーション中心のデイサービスでは適用されません。経験豊富な訪問看護事業所などを見つけて、メディケイドが適用されるサービスがないか相談してみてください。

訪問看護事業所を通して、訪問看護師や看護助手を雇うことができます。利用する前に、正式な契約に基づいたサービスを提供してくれるのか、予定時間を過ぎても来ない場合は代わりの人を派遣してくれるのかなどを確認しましょう。認知症の方とコミュニケーションをとれる方が必要であると強調し、認知症ケアの研修や経験がどのくらいあるのかを尋ねるようにしましょう。

訪問看護助手やシルバーシッターは、個人と直接契約するほうが事業所を通して派遣されるスタッフよりも安価でしょう。地域新聞の求人広告から見つける方法や、掲示板に載っている方に連絡する方法がありますが、探す作業にかなりの時間を費やすことになります。また、個人だとサービスの質が保証されません。友人や知人が利用している看護助手がいれば、その方に信頼できる同業者を紹介してもらえないか聞いてみましょう。

人を雇う場合は、家事と見守りの両方を同時に依頼することは無理があると認識しておいてください。家族であっても認知症の

方のケアをしながら家事を行うことは困難でしょう。そのため、慣れない環境でハウスキーパーなどが両方を適切に行うことは不可能でしょう。人を雇う前に、料金や利用時間、具体的な仕事内容などを話し合っておきましょう。都市部では料金が想像以上に高い場合があります。経済的に余裕がない場合は、自身の状況を考慮しつつ、本当に必要なサービスを利用するようにしましょう。

　いくつかの州では、一部の低所得者向けに訪問サービスやデイサービス費用に対してメディケイドが適用されますが、要件が厳しく、住んでいる州によっては利用できないことがあります。高齢者福祉機構を通して助成制度を実施している州もあります。連邦政府や州政府、民間財団などがレスパイトケアの実証研究に資金を提供しているところもありますが、募集人数が少なく、適用期間も限定されています。

　一部の訪問サービスやデイサービスでは、ボランティアが認知症の方の見守りをしています。ボランティアによるサービスですが、研修費、交通費、保険料などの人件費がかかり、場合によっては利用料金が発生することがあります。

　低所得の障がい者は、家事や身の回りの世話を手伝う支援サービスを受けることができる州もあります。メディケイドや補足的保障所得（SSI）の受給資格を持つ方は、自動的に要件を満たします。州によっては、基準額以上の所得がある家庭でも、費用の一部を負担すれば同様のサービスを受けることができるでしょう。最近では、家族や親戚に訪問サービスの給付金を支給してくれる州も増えています。一人暮らしの認知症の方によっては、着替えなどの介助が必要なくても、見守りが必要なため、訪問サービスなどの支援サービスを受ける資格があるようです。

　米国アルツハイマー病協会の地方支部の中には、訪問サービス

やデイサービスを必要とする家族に助成制度などを設けています。収入に応じてサービス料金の変動や、給付金の支給などがあります。しかし、このような制度に利用できる連邦や州の予算は限られているため、多くの家族はレスパイトケアを利用する際は少なくとも費用の一部は負担することになります。

　多くの家族は、ナーシングホームなど介護施設の莫大な入居費用を恐れています。認知症の方が将来的に入居する必要がないことを願いつつ、レスパイトケアにはお金を使わないようにして、入居費用のための資金を貯めています。低所得者のための公的医療保険であるメディケイドは、認知症の方が自己資産を使い果たしたあとでなければナーシングホームの費用が保険適用されません。そのため、家族によっては認知症の方の資金の一部をデイサービスや訪問サービスなどのレスパイトケアに充てているようです。その際に、認知症の方の資金がレスパイトケアに使われたことを証明する必要があれば、詳細な記録を残しておかなければなりません。ナーシングホームへの入居が必要になったときにすぐに利用開始できるよう、初期費用はあらかじめ用意しておきましょう。この資金を使い切ったら、メディケイドを申請することができます。メディケイドの制度は頻繁に改正され、そして州ごとに異なるため、非常に複雑です。まずは、認知症の方の資産などを慎重に把握し、州のメディケイド法に詳しい専門家に相談する必要があるでしょう（日本の介護保険については、ケアマネジャーや地域包括支援センターにご相談ください）。

# レスパイトプログラムの専門性と質

　さまざまな病状の人を対象にしたレスパイトプログラムより、認知症に特化したもののほうがよいと思われている方がいるもしれません。病弱な認知症の高齢者が、頭部外傷を負った力の強い若者と同じレスパイトプログラムに参加することを心配する方もいると思います。ニーズや機能レベルが同程度の方を対象としたプログラムのほうが、より専門的なプログラムを提供しやすいことは確かです。しかし、認知症の方、病弱な方、頭部外傷や身体障害がある方などさまざまな利用者を混ぜて成功しているプログラムも多くあります。病名だけでは個人のニーズや機能レベルを正確に把握することはできません。ひと言に認知症と言っても、高齢で病弱な方もいれば、若くて活発的な方もいます。後者の場合は、頭部外傷患者と同じケアのほうが適している可能性があり、それを考慮すると利用者を混ぜてもプログラムが成功するのは不思議ではありません。最終的にはプログラムの専門性より、スタッフの技量のほうが大切と言えるでしょう。

　デイサービスを選択する際は、ニーズに沿ったケアを提供しているか確認することが重要です。たとえば、討論会、読書、映画観賞など、認知症の方が楽しめない活動を中心としたデイサービスは好ましくありません。また、認知症の方がほかの利用者と馴染めるかどうかを考慮することも必要です。認知症の方の中には、体の不自由な方のために車椅子を押したり、おやつを配膳したりすることで大きな満足感を得る方もいます。そのような方は体が不自由な利用者が多いデイサービスに馴染むでしょう。認知症の方がデイサービスを利用するには病弱過ぎるのではないか、ちゃ

んと馴染めるのだろうかなど不安がある場合は、事業所の責任者に相談してみましょう。認知症の方の現在の能力に合わせて柔軟に活動を調整してくれることもあります。まずは期間を設けてデイサービスを試してみましょう。家族の想像以上にうまく順応する方も多くいます。

## サービスの質

認知症の方は自身の受けているケアについて適切に説明することができない可能性があるため、家族がケアの質を把握しておく必要があります。支援サービスを紹介してくれる担当部署の多くは、たとえ連邦政府の機関であってもサービス内容の確認や評価を行っていないため、サービスの質に関する詳細な情報を持っていません。公平を期すために、サービスの品質に関わらず、すべてのサービス事業所を紹介する機関もあります。また、医療ソーシャルワーカーは患者を早く退院させ、ほかの施設に入居させるように病院から圧力をかけられている場合があります。

デイサービスや訪問サービスなどの事業は、連邦政府の機関が責任を持ってサービスの質の管理や監督をしていると思っている方が多くいます。実際には、連邦政府はこうした事業にほとんど関与していません。中には、事業の認可や基準の制定・施行を担う機関を設けている州もあります。しかし、その他の州では、そもそも基準がなかったり、最小限の基準しか設けていなかったり、設けた基準を正しく施行していなかったりする州もあります。現行法では、認知症の方の特別な事情（特別な監視体制が必要であることや、火災報知器に反応できないなど）を考慮していないか

もしれません。連邦政府の機関に紹介されたからといって、サービスの質が保証されているとは限らないので注意してください。

ほとんどのサービス事業所では、責任感のあるスタッフが適切なケアを施しています。しかし、質の悪い事業所も確かに存在するので、家族がきちんとサービスの質を確認する責任があります。事業がどの機関から認可を受けているのか、事業所が公表している独自の基準は満たしているのかなどを必ず確認し、最後の監査がいつ行われたのかを尋ね、その結果を見せてもらいましょう。

デイサービスセンターは、最低限のサービスの質が保証されていることを確認しましょう。スタッフは看護師やソーシャルワーカーなどの専門家によって監督され、安全な介護や認知症ケアについての教育研修を受けていなければなりません。人材紹介サービスにこのような医療・介護従事者を対象とする州の認定制度の有無を確認し、利用を検討中のサービスのスタッフが認定されているかどうか尋ねましょう。サービスの質を見極めるには、さまざまな質問をして、利用者の評判を確認しましょう。特に利用し始めは、提供されているケアを注意深く観察しましょう。デイサービスセンターの場合は、食事の準備、徘徊の見守り、火災対策、レクリエーションの内容などについても聞いてみましょう。

認知症の方は物事を勘違いしたり、誤認したりすることがよくあります。その結果、実際には起こっていないネグレクトや粗末なケアを報告してしまうことがあります。「お弁当をくれなかった」「あの人は私たちを密かに監視している」などの訴えは、慎重に調べましょう。

メアリーは病気の母の世話をしてくれるシルバーシッターを雇った。ある日、メアリーがいつもより早く仕事か

ら帰宅すると、シルバーシッターは母とは一緒に過ごさず、ずっとドラマを見ていた。

　スタッフが認知症の方に適切なケアを行っているかを正確に把握することは難しいものです。しかし、介護業界で働く方は誠実で思いやりのある方が多いことも事実です。家族の休息は非常に重要ですので、心配だからといってレスパイトケアの利用を躊躇してはいけません。同時に、外部からの支援を受ける際に起こり得る問題にも注意を払う必要があります。ケアの質に対して懸念がある場合は米国アルツハイマー病協会の地方支部や高齢者福祉事務局に相談してみてください。苦情や懸念に対応してくれるでしょう（日本で受けられる主な認知症支援に関しての情報は付録を参照してください）。

# 実証研究

　地域によっては連邦政府や州政府、または大学病院などが運営する認知症研究センターや認知症専門のクリニックがあります。これらの施設の規模や予算は異なり、事業内容もさまざまです。連邦政府運営の施設では、主に新しい治療法や予防などの研究を行っています。また、研究だけではなく認知症の診断や治療、家族への教育や支援に重点を置いている施設や、米国アルツハイマー病協会の地方支部と密接に連携している施設もあります。このような施設は、近隣の住民にとっては大きな情報源となりますが、施設の利用者にしか情報を提供していないこともあります。まずは米国アルツハイマー病協会に問い合わせてみましょう。

第

# 11

章

# 認知症の方との
# 関係性

認知症は家族全員に大きな負担をかけることになります。愛する人が二度と同じ状態に戻らないという現実に加え、経済的にも大きな負担となるケアが終わりなく続きます。家族が介護に圧倒され、落胆し、孤立状態となり、怒り、落ち込んでしまうこともあります。家庭内の責任や関係性に変化が生じたり、意見が対立したりすることもあるでしょう。認知症の方と家族や友人・知人などの近しい人は、相互に影響し合っていますが、認知症になるとその関係性に大きなストレスがかかります。認知症の方に起こり得る変化を考慮し、介護をする家族が経験するかもしれない感情を想定することは大切です。現状を理解することで、状況を改善する方法を見出すことができるでしょう。また、同じ経験をしている人がいると認識するだけで気分が楽になることもあります。

　米国では、高齢の親を老人ホームに入居させて、親を捨てて世話を放棄している家族が多くいるという偏見があります。実際には、数多くの家族が自宅で自ら高齢の親の介護を行っています。調査によると、成人した子供のほとんどは親と同居していないにも関わらず、親のことを気にかけていたり、直接介護をしていたりします。高齢者の介護をしている多くの家族は、友人や事業者などに助けを求める前に、さまざまな犠牲を払ってでもできる限りのことを自分たちでやろうとします。もちろん、家族の介護に関わらない方もいます。疾患などが理由で介護することができない方もいれば、自らの意思で介護をしない方もいますし、家族がいない高齢者もいるでしょう。しかし、ほとんどの場合、家族はできる限りのことをしようと努力しているのです。

　多くの家庭では、家族全員で介護することで親密さや連帯感が増すようです。その一方で、介護のプレッシャーから家族間で対

立が生じたり、昔の確執が蒸し返されたりすることもあります。

> ヒギンズは、「家族の中でも意見が分かれています。私は母を家で介護したいけど、姉は老人ホームに入れたがっています。母の何が問題なのかさえも、意見が合わないのです」と言った。

> テイトは、「兄は電話もしてこないし、母について話すことも拒否します。私一人で母の面倒を見なければならないのです」と嘆息した。

認知症ケアは膨大な体力を要し、家族を苦悩させます。

> フリードは、「私自身、ずっと気分が落ち込んでいて、ふとしたときに自然と涙が流れてきます。夜も眠れずに頭が悩みでいっぱいになってしまいます。常に自分が無力だと感じてしまいます」と嘆く。

愛する人が衰えていく姿を見ることはつらい経験です。本章では家族の中で起こり得る問題について、第12章では個人で経験する感情について取り上げます。

家族や友人が認知症の方の障害の重さを正しく認識せず、安全ではないにも関わらず、一人暮らしや運転を続けさせてしまうことが多くあります。専門家による評価を受けることで、認知症ケアの課題が明確になり、より適切に対処することができるでしょう。

認知症ケアは不幸な経験ばかりではないということを忘れない

でください。困難な介護を乗り越えながら、介護について学べることを誇りに感じる人も少なくありません。ともに介護をすることで家族の絆が深まるケースも多くあります。認知症の方が新しい世界に馴染む手助けをする中で、家族も猫と戯れたり、花に風情を感じたりなど、ちょっとしたことを共有する喜びを改めて感じることもあるでしょう。自信がついたり、他人を信頼することを覚えたり、信仰心が深まったりする人もいます。ほとんどの場合、認知症はゆっくりと進行しますので、認知症の方と長い年月を楽しむことができるでしょう。

> モラレスは、「夫の介護は大変ですが、よい面もたくさんありました。夫にいつも任せてきたことを、自分もできるという自信がつきました。そして、夫が病気になったことで、子供たちとの距離が縮まっていった感じもあります」と振り返る。

　本書は課題解決を手助けするために作られたものですので、ネガティブな感情や問題に関する情報を多く掲載しています。しかし、これらは認知症ケアをする日常の一部でしかありません。実際には認知症の方や家族が経験する感情や問題は、互いに影響し合っています。本書ではわかりやすさを考慮し、それらを別々に説明しています。

# 立場の変化

　家族の誰かが重病を患うと、家族内での立場や役目、その人に

対する期待が変わります。

> ある妻は、「最悪なのは、公共料金などの支払いです。結婚して35年目でいきなり家計の管理を学ばなくてはならないとは思いませんでした」と話す。

> ある夫は、「コインランドリーで女性用下着を洗うのは落ち着きません」と語った。

> ある息子は、「わが家では父の意見が絶対でした。もう運転してはいけないなんて、どうやって伝えればいいのでしょうか？」と悩む。

> ある娘は、「どうして弟は順番に母の世話を手伝ってくれないのでしょう？」と不満を漏らした。

「役目」と「立場」は厳密には違います。役目とは家事などの、家族の中で各々が担っていることを指します。家族の中での立場は、関係性、周りからの評価、期待によって異なります（たとえば、世帯主、家族間の仲裁役、最終的に頼る人など）。立場は長年にわたって確立されたものであり、必ずしも簡単に説明できるものではありません。家庭内の役目は立場を象徴するもののひとつです。先ほどのケースでは、新しい役目（支出の管理や洗濯）に伴って変化した立場（資金管理者、家事の担当、一家の大黒柱）を説明しています。家族の中で各々の立場を明確にすることが大切です。

普段の生活や日々の介護の中、今までやったことのない公共料

金の支払いや洗濯などを覚えることは確かに難しいでしょう。中には、役目の変化に伴う新たなスキルの習得よりも、立場の変化を受け入れるほうがより困難だという方もいます。各々の役目と立場が変わるという事実を理解することで、お互いの気持ちを感じ取り、家族間のトラブルを防ぐことができます。進学や結婚など、人は誰しも過去を振り返ると立場の変化を経験しています。このときの経験を思い出すと、対応しやすくなるかもしれません。

　認知症が悪化するにつれ、家族の中の立場が変わります。ここでは4つの例をご紹介します。

1. 夫婦のどちらかが認知症になると、夫婦の関係が変わります。悲しみや苦しみを伴う変化もあれば、豊かな経験になる変化もあります。

　　ジョンとメアリーが結婚して41年目、メアリーが認知症を発症した。ジョンは作家で、生活費の大半はメアリーの収入で賄っていた。性格的にいつも妻に頼っていたため、大きな決断をするときには彼女の意見が多く取り入れられてきた。妻が認知症になったとき彼は、口座の残高や支出の管理、加入している保険さえ知らないことを思い知った。公共料金の支払いが遅れてしまうこともあり、メアリーに支払い方法を尋ねても、怒鳴られてしまうのだった。

　　ジョンは結婚記念日に小さな七面鳥を調理し、今まで起きた悪いことを忘れられるように静かに過ごす計画を立てた。しかし、彼がろうそくを灯した途端、メアリーは彼が家を燃やそうとしていると勘違いし、怯えながら叫び始めた。状況を改善するために、ジョンはろうそくを吹き消し

てキッチンに持って行った。その行動を見たメアリーは、「夫に見捨てられる」と思い、今度は泣き喚いた。彼女の態度に怒ったジョンは、家から飛び出してしまった。その晩は、二人とも夕食を食べる気がしなかった。

大切な記念日をいつものように祝うことができなかったことで、ジョンの中で何かが切れてしまった。メアリーが今まで通り祝い事に参加することも、家計を管理することもできないことをはっきりと理解したのだ。そのとき突然、ジョンは状況に圧倒され、何をしてよいかわからなくなった。これまでの結婚生活では、妻がさまざまな問題を解決してくれた。そんな彼女の病気を受け入れる間もなく、役目を引き継ぎ、家事などを覚える必要がある事実が、ジョンに重くのしかかったのだった。

すでにある役目と同時に新しい家事を覚えるには、体力と労力を必要とします。新しい家事を覚えたくない人もいるでしょう。洗濯をしたことがない人が新たに洗濯を覚えたいと思うことはないでしょうし、セーターを縮ませてしまったり、白いタオルを赤い服と一緒に洗ってピンクに染めてしまうかもしれません。公共料金の支払いなどの管理をしたことがない人は、間違ったやり方で重大なミスを犯すことを恐れているのかもしれません。

配偶者の担っていた役目を引き継がなければならないことに加えて、配偶者からその役目を取り上げなければならないということに対して、悲観的になってしまうかもしれません。ジョンにとって、結婚記念日を昔と同じように祝えない事実は、今までの夫婦間における夫としての立場が終わりを迎えたということを象徴していたのです。

配偶者が認知症になってしまった方は、今まで問題を共有してきたパートナーを失い、一人で問題を解決しなければならないことに徐々に気づくでしょう。ジョンはそれまでメアリーの決断力に頼っていましたが、これ以上、妻に決断を任せることはできなくなってしまいました。彼は60歳にして突然、誰の助けも借りずに生活を送らなくてはならなくなってしまったのです。いつも妻に委ねていた家事の数々に圧倒されてしまったのも無理はないでしょう。ところが、新しい技術を徐々に身に付けていくことで、ジョンは達成感を得ることができました。彼はメアリーの介護について「今まで避けていたことができるようになって、自分でも驚いています。大変な状況でしたが、新しい役目を引き継いだあとも問題なく生活できるとわかり、本当によかったです」と語っています。

　ときに、問題が乗り越えられないのではないかと思うことがあるでしょう。それは、立場が変わることと、新しい家事を覚えなければならないことの両方を含んでいるからです。心が不安定なときや、疲れているときに新しい家事を習得するのは困難です。立場の変化への対応は簡単なことではないことを認識し、新しい家事の習得に向けた実践的な情報を集めてみましょう。家事は実践しながら自力で覚えていくこともできるでしょう。しかし、友人や知人にアドバイスをもらうことで、料理を焦がしたり、洗濯で失敗したりしなくても済むかもしれません。仕事をしながら自炊をしている人の多くは、おいしい料理を作るための時短テクニックを駆使しています。インターネットや料理本にも、早く作れる簡単なレシピが載っているでしょう。

　スターンズは、「夫はもうお金の管理ができないため、通

帳を取り上げなければならないことはわかっています。しかし、彼の最後の威厳を奪ってしまうような気がして、どうしてもできないのです」と語った。

大切な人から自立の象徴であるお金の管理を取り上げることはつらいでしょう。さらに、認知症の方がもともとお金の管理をしていた場合は、代わりにお金の管理を行う配偶者にとって慣れない作業が精神的な負担となります。家計簿の管理や請求書の支払いをしたことがない方は、難しいと感じるかもしれません。しかし、家計の資金管理はそれほど難しいことではありません。銀行や退職者プログラムの中には、無料でアドバイスしてくれるスタッフがいるところもあります。予算の立て方や支出管理の方法が掲載されているウェブサイトもたくさんあります。認知症の方がインターネット上で請求書の支払いをしていた場合は、親族や友人に支払い方法を教えてもらいましょう。難しいことは作業そのものではなく、配偶者が作業できなくなったという事実を受け入れることかもしれません。

銀行や弁護士に依頼すれば、資産や負債のリストを作成する手伝いをしてくれます。認知症の方の中には、自身の経済状況に関する情報を誰にも伝えないまま、認知症により忘れてしまっている方もいるでしょう。第15章では、このようなケースに家族が求めるべきサービスを紹介しています。

今まであまり運転していなかった方や運転が苦手な方が運転をする必要がある場合は、運転講習を探してください。高齢者講習や安全運転講習については、警察やAARP（旧称：全米退職者協会）に問い合わせてみてください。安全運転ができれば、日常生活はもっと楽になるはずです。

2．認知症の親と子供の関係は、変化を余儀なくされます。

　成人した子供が、親の介護を始める際に起こる変化を「立場の逆転」と呼ぶことがあります。子供が親の責任を負うようになることは事実ですが、「親」と「子」という立場は変わらないため、「立場と役目のシフト」と表現したほうがわかりやすいかもしれません。言い方はなんであれ、この変化への適応は難しいでしょう。愛し尊敬していた親が徐々に変わっていく様は、嘆きや苦悩をもたらします。また、親の役目を「奪う」ことに罪悪感を覚えるかもしれません。

> 　ルッソは、「母に、一人暮らしはもう無理だと伝えられません」と言う。「話し合う必要があるのはわかっています。しかし、話をしようとするたびに、私を親に反抗する悪い子供のように扱おうとするのです」と語る。

　程度の差こそあれ、子供が独立し家庭を築いたあとも、親のことを以前と同じ親子関係だと感じている人も多いでしょう。逆に、成人した子供をいつまでも子供扱いする親もいます。

　誰もが親とよい関係を築いてきたわけではありません。成人したあとも親に子供扱いされた方は、不満や葛藤を抱えている場合があります。このような親が認知症を発症すると、子供に対して無理難題を要求したり、思い通りに動かそうとしたりします。子供は利用されていると感じると同時に怒りや罪悪感を覚え、親の言いなりになっているかのように感じるかもしれません。

　子供が無理難題だと感じる要求も、親は違うように認識しているのかもしれません。親は自身の状態を正しく把握できないので、少しの手助けがあれば自立した生活ができる、一人暮らしを続け

られると思っている可能性があります。自分の衰えを認識してい
るとき、失ったものに対してできる唯一の方法が「要求するこ
と」なのかもしれません。

　親の入浴介助や下着交換など、身体介護に最初は恥ずかしさを
感じる方もいるでしょう。恥ずかしがる必要はありません。親の
尊厳を保ちつつ、必要な介護をする方法を考えてみましょう。


３．認知症の方自身にも立場の変化に慣れてもらえるように、
　　家族が接し方を意識しましょう。

　立場の変化の適応とは、自立性や責任の一部、リーダーシップ
などを放棄することを意味し、誰にとっても難しいことです。認
知症の方が自身の能力の衰えに気づき、落胆したり落ち込んだり
することもあるでしょう。ときには、能力が低下していることを
認識できず、変化に対応することができないかもしれません。

　これまでの立場や人柄によって、認知症の方に対する家族の接
し方は変わるでしょう。かつての役目を担うことができなくなっ
ても、家族の大切な一員としての立場を維持し続けるためにでき
ることは多くあります。たとえば、相談をしたり、おしゃべりを
したり、話に耳を傾けたりして（たとえその内容が支離滅裂だと
しても）、認知症の方を今でも尊敬していることが伝わるように
しましょう。


４．認知症の方の役目が変化すると、ほかの家族の立場や期待
　　されることが変わることがよくあります。

　家族の関係性や各々に期待されていることは、長年にわたっ
て確立されてきた家族内の立場に基づいています。このような変
化は、しばしば家族間のトラブルや誤解を生み、互いの期待値が

一致しないこともあります。一方で、協力して変化に適応し問題を乗り越えることで、何年も疎遠であった家族の絆が深まることもあります。

## 親族内の確執を理解する

イートンは、「兄は母のお気に入りだったのに、今では母と関わろうとしません。会いにくることもありません。介護の負担はすべて私と姉にのしかかっています。しかし、姉の結婚生活は安定していないので、介護を頼むのは躊躇してしまいます。なので、介護はほとんど私の役目です」と打ち明ける。

クックは、「息子が妻を老人ホームに入れろと言ってきます。30年間連れ添った妻に、そんなことはできないということを理解してくれません」と言う。しかし息子は、「父は現実的じゃありません。あの大きな2階建ての家で母の世話をするのは無理があります。このままだと、母は転倒して怪我をしてしまいます。しかも、父は心臓が悪いのに、その現実を直視しようとはしません」と嘆く。

ベーンは、「妻の兄は、妻がもっと活動的な生活を送れば症状は改善すると言ってきます。彼は、妻が暴言を吐いたら反論すべきだと言いますが、私はそんなことをしたら事態が悪化するとわかっています。彼は妻とは一緒に住んで

いないので現状を正しく把握していません。それなのに、手伝いもせず遠くから批判するだけなのです」と漏らす。

エリックは、「ジョンは若年性認知症です。私たちは13年間パートナーとして過ごし、同性婚が法的に認められたときに結婚しました。彼のことは私自身の命より大切に思っています。たとえ病気になっても、私たちはともに乗り越えられると信じています。しかし、悩みの種はジョンの両親です。彼らは、私たちが同棲し始めたときにジョンを勘当しましたが、今では何事もなかったかのように頻繁に訪ねてきます。彼らはジョンが認知症であることを認めず、同性愛者であることも否定してきます。そういった発言はジョンをひどく動揺させ、泣き喚かせてしまいます」と語る。

## 責任の分担

認知症ケアに対する親族内での責任分担の多くは、均等ではないというのが現状です。前項目で紹介したイートンのケースのように、一人でほとんどの責任を負っている場合もあるでしょう。均等に分担できない理由にはいろいろあります。たとえば、遠方に住んでいたり、健康状態が悪かったり、経済的な援助ができなかったり、家庭に問題を抱えていたりする方は均等な責任は担えないでしょう。

家族の中には、認知症の方にとって何が最善かを考えずに、誰が介護するべきかを決めつけてしまうこともあります。たとえば、娘（または息子の嫁）が病人の世話をするのが当たり前だという昔からの固定観念があり、いまだにそうするべきだと考えている

人も多くいます。しかし、子育て中の方やフルタイムで働いている方、またはシングルマザーなどは、すでに生活上で大きな負担を抱えているため、介護に時間を割くことはできないでしょう。

　たとえ意識していなくても、すべての家族は長年担ってきた立場や役目、またはお互いに対する期待があるでしょう。これらは、誰がどのような役目を担うかを決めるうえで重要な要素となります。

> 「母は私を育ててくれました。今度は私が母の介護をする番です」

> 「妻は素晴らしい人でした。私が認知症になっていたら、きっと同じように僕の面倒を見てくれたでしょう」

> 「私は晩年に夫と再婚をしたので、前妻の子供たちとどう責任を分担すればよいかわかりません」

> 「父に優しくされた記憶はありません。私が10歳のときに彼は家族を捨てて出ていきました。しかも全財産をよくわからない団体に寄付するようにという遺言を作ってしまいました。こんな父が認知症になったと言われても、私はどこまでする義務があるのでしょうか?」

　家族が期待していることが道理にかなっておらず、現状や公正さを考慮していないことがあります。家族が認知症になるという困難な状況により、昔からの家庭内の不仲や恨み、葛藤が悪化することもあります。

認知症であるという現実を受け入れることができず、親族が十分に支援してくれないこともあります。愛する人が衰えていく姿を見るのがつらく、現実を直視できない方もいます。介護をしていない親族であれば、症状の悪化を目の当たりにすると悲しくなるという理由で、見舞いに来ないこともあります。日常的に介護をしている家族から見ると、それは認知症の方を見捨てているように見えるかもしれません。

　一人で介護の負担を負っている方の多くは、親族に現状を伝えないことがあります。負担をかけたくない、あるいは協力してもらいたくない気持ちがあるのかもしれません。

> 　ニューマンは、「息子たちに助けを求めるのをためらいます。彼らは喜んで協力してくれますが、自分たちのキャリアや家庭がありますからね」とつぶやく。

> 　キングは、「娘に助けを求めるのは好きではありません。彼女はいつも私のやり方に対して意見をしてくるからです」と不満げに話す。

　どのような認知症ケアを行っていくのか、家族間で意見が食い違うことが多々あるでしょう。これは、認知症の方の症状、症状の原因、疾患の進行による変化などを家族全員が同じように理解していないために生じます。

　認知症の方と同居していない方は現状を正しく理解していないにも関わらず、批判的であったり、同情しなかったりするかもしれません。絶え間ない介護の日々がどれほど負担になっているかは、外から見ている人にはわからないものです。介護をしている

家族がどのように感じているかも、口に出さない限り気づかないでしょう。外部支援の利用に反対することもあります。そのような場合には、介護をしている家族には休みが必要であるため、手伝ってほしいと主張しましょう。遠方に住む親族には、その地域のサポートグループへの参加や、認知症の方向けのプログラムにボランティアとして参加するなどしてもらい、認知症ケアに共感してもらえる機会を作りましょう。デイサービスや訪問サービスなどを利用するかは主に介護をしている家族が判断するべきであり、ほかの親族はその判断を受け入れる必要があります。利用できるサービスや費用などの情報を家族全員で共有すれば、誤解も少なくなるでしょう。

# 結婚生活

　親や義理の親が認知症になった場合は、介護をする家族自身の結婚生活に及ぼす影響を考えなければなりません。良好な結婚生活の維持は簡単なことではないと思いますが、認知症ケアが加わるとさらに困難になります。介護によって経済的な負担が増え、配偶者との会話や外出、夫婦生活の時間が減ることもあるでしょう。子育てが疎かになることもあります。義理の親の介護の場合、義理の家族や親戚との関わり合いが増え、意見の食い違いが生じ、疲れることもあるでしょう。気難しく、付き合いづらく、要求が多い認知症の方を自分たちの生活に抱え込むことになるでしょう。

　認知症の進行は、見ていてつらいものです。認知症の義理の親を見て、自分の配偶者も同じようになってしまうのではないか、この経験をまた繰り返すのではないかと不安になるかもしれませ

ん。

　息子や娘が介護する場合、認知症の親のニーズ、兄弟姉妹（または、もう一方の親）の期待、そして自分の配偶者や子供たちのニーズや要求に応える必要があります。このような困難な状況で不満や疲労が溜まっている場合、愛する配偶者や子供をはけ口にしてしまうケースも少なくありません。

　認知症の方の配偶者が問題となることもあります。配偶者が常に動揺していたり、批判的であったり、疾患を抱えていたり、あるいは認知症のパートナーを見捨てたりするかもしれません。このような問題を放置すると、介護を行っている子供夫婦の結婚生活に悪影響を与えるので、可能な限り家族全員で話し合うべきです。問題を起こしている親と話し合いをするときは、血縁者側から伝えた方がスムーズにいくかもしれません。

　夫婦間で良好な関係を築けていれば、ストレスやトラブルに直面しても乗り越えていけるでしょう。大切なことは、お互いのために時間とエネルギーを使い話し合い、介護から少し離れて息抜きをしながら、これまで通りの関係を楽しめるようにすることです。

# 立場の変化と家族内の確執への対処

　家族の中で意見が食い違っていたり、一人に負担が集中したりすると、問題は徐々に大きくなります。認知症の方の介護は、一人には負担が大き過ぎるのです。絶え間ない介護から解放される時間を与えてくれる人、励ましてくれる人、サポートしてくれる人、仕事を手伝ってくれる人、経済的な責任を分担してくれる人

など、協力してくれる人々がいることが大切です。

　家族から批判されたり、十分な支援を得られなかったりした場合でも、不満を募らせるのはよくありません。家族間で意見の相違が生じていたり、長年の確執が邪魔をしていたりすると、状況を変えることは難しいでしょう。状況を好転できるかどうかは、主に介護をしている家族が率先して行動できるかにかかっています。

　認知症によって引き起こされる、複雑な家族の立場の変化には、どのように対処すればよいのでしょうか。まず、立場の変化はどの家庭でも起こり得ることだと認識してください。家族の中での立場は複雑であり、具体的に決められたものではありません。特定の家事は重要な立場を象徴していることがあり、つらいのはその立場が変化することなのです。立場の変化はつらく困難だと認識するだけでも、動揺したり圧倒されたりする気持ちを抑えることができます。

　家族全員が認知症についてできる限りの情報を得ることが重要です。認知症に関する知識量によって、支援の程度や、介護についての意見の相違が生じる可能性が変わってきます。遠方に住んでいる親族は、地元の米国アルツハイマー病協会のイベントに参加して情報を収集することができます。

　認知症の方があきらめなければならない役目があっても、立場は維持できることがあります。たとえば先述のメアリーとジョンのケースでは、メアリーはさまざまな判断ができなくなったうえに、ろうそくまで怖がるようになりました。しかし、夫に愛される妻としての立場は維持できるので、ろうそくを使用しなければ、結婚記念日を祝うことができます。

　認知症の方がまだできることと、難しくなっていることを正し

く把握しましょう。できる限り自立した生活を送ってもらいたいと思うことは当然ですが、高過ぎる期待（他人からの期待や自分自身への期待）は本人を不愉快にさせ、惨めな気持ちにさせる可能性があります。認知症の方が一人で行うことができない作業は、単純化してみましょう。

立場の変更は１回限りのものではなく、継続的なプロセスです。疾患が進行するにつれ、新しい役目が増え続けるかもしれません。そのたびに、悲しみや圧倒されるような感情を体験することになるでしょう。これは、認知症ケアにおける悲しみを乗り越えるプロセスの一部なのです。

夫婦はともに助け合う方法を探しましょう。たとえば、妻が認知症の親の日常的な介護をほとんど担っている場合、夫が家事や洗濯、日曜大工、妻の外出時の親の見守りなどしなくてはいけないでしょう。慣れない家事は、妻の助けが必要になるかもしれません。だからこそ、夫婦にとってお互いの愛と励ましは不可欠なものなのです。場合によっては、親戚からの助けも必要でしょう。

認知症ケアをしているほかの家庭と、現状について意見の交換をすると役立つでしょう。これは、サポートグループの利点のひとつです。ほかの家庭も同じように立場の変化に悩んでいることを知ると、安心できるかもしれません。自分の失敗を笑い飛ばすような心の余裕が必要です。料理を焦がしたり、七面鳥を上手に切れなかったりしたときは、その状況にユーモアを見出してグループで共有してみましょう。認知症ケアをしている複数の家庭と集まることで、さまざまな経験についての涙と笑いを分かち合うことができるでしょう。

介護の量や責任によって疲労困憊してしまうこともあるでしょう。自身の疲労度を把握し、限界に達する前に別の手段を手配す

る必要があります。家族は介護者としての立場を放棄する決断をする必要があるかもしれません。

## 家族会議

　認知症ケアの対処や計画を立てるための最も効果的な方法のひとつが家族会議です。必要であればカウンセラーや医師にも参加してもらい、計画や問題点について話し合ってみましょう。家族会議をすることで、誰がどれだけの手助けや資金援助をするのかを明確に決めることができます。家族会議を開く際は、家族全員（計画によって影響を受ける子供を含む）が出席すること、各人が発言する権利があること、全員が他者の発言に耳を傾けること（たとえ同意できなくても）など、基本的なルールを決め、最初に共有しましょう。

　認知症の方の何が問題か家族の意見が一致しない場合、本書をはじめ、認知症に関する出版物やネットからダウンロードした資料を渡すとよいでしょう。医師から説明を受ける機会を設けることも有効です。正確な情報を共有することで家族間の緊張感が和らぐことは意外と多いのです。

家族会議で次の点を明確にしましょう：
・現在抱えている問題
・家族全員の現状
・今後必要な介護の内容と担当者
・各人が支援できる範囲
・介護による影響
より具体的な問題と課題：
・日常の介護の責任者

・介護による私生活への影響（友人を自宅に招待できるかや休暇を取れるかなど）
・18歳未満の子供への影響（介護が忙しいため子供に自立を強要していないか）
・認知症の方を介護施設などに入れるかどうかの意思決定者
・認知症の方の財産を管理する人

　認知症の方とその配偶者が同居のために引っ越してくる場合、家庭内での立場、子供の世話への参加、キッチンの使用などについても考える必要があります。家族が増え日常が豊かになる一方で、問題が発生する可能性もあります。意見の相違がありそうな部分を事前に話し合っておくことで、よりスムーズに物事を進めることができるでしょう。

　トラブルになる可能性のある課題について話すことも重要です。愛する家族が病気のときに、お金や遺産について考えることは不謹慎と思う方がいるかもしれませんが、金銭的な問題は明確にする必要があります。遺産分割の際に十分に話し合っていない家族も多くいます。誰がどの程度の遺産を受け取るかによって、どの程度、親の面倒を見るかが決まる場合もあります。お金の問題は関係悪化や恨みの原因となることが多いため、明確にしておく必要があります。次のようなこと話し合いましょう。

## 1. 家庭の経済状況や遺産の把握

　家族間で認識がまったく違うことは少なくありません。たとえば、遠方に住んでいる弟は「父は20年前に買った株を持っている。持ち家だし、社会保障もあるから快適に暮らせるだろう」と思い込んでいるとします。一方、父の介護をしている兄は「家の屋根

を修繕し、ボイラーを買い替える必要がある。父が持っている株は価値がないし、社会保障費では生活するのがやっとだ。薬代は自分が払う必要がある」と思っています。

## ２．遺言書の有無と内容

　家族の中の誰かが、自分が遺言で不当な扱いを受けていると疑っていたり、お金や財産、その他所有物を相続した人を欲深いと感じたりするような状況は珍しいことではありません。このような場合、包み隠さず全員で話し合うことが最善の対処方法となります。潜在的な恨みはくすぶり、日々の介護をめぐる確執として表れることがあります。

## ３．自宅での介護費用と負担者

　認知症の方を自宅で介護する場合、さまざまな費用がかかります。たとえば、症状に合わせた食べ物、薬、ドアチェーン、シルバーシッター、移動手段、家具、バスルームの手すりなどです。また、介護のために仕事を辞めた場合、収入が減少することを考慮する必要があります。

## ４．介護施設の費用と負担者の法的責任

　気軽に「母は、父を老人ホームに入れるべきだよ」と言う子供がいます。それは、経済状況に深刻な影響をもたらすことを理解していないために起こる発言です（介護施設などの費用については、第16章参照）。

## ５．過去のお金の分配に対する不満

「父は兄の大学費を出して、家の頭金まで出していました。それ

なのに、兄は父の介護をすることを断っているので、私が介護とその費用を引き受けなければなりません」と話す家族や、「家族を集めて親の介護や費用の話をすることは困難です。弟に電話をしても親の介護の話は避けられます。直接会ったとしても、大喧嘩になるだけです」という状況にいる家族も少なくありません。このような状況にいる場合、落胆してしまうのも無理はありません。家族から必要な支援が得られないと感じ、窮屈さを感じてしまうのです。家族間の問題を解決し公平な取り決めをするために、カウンセラーやソーシャルワーカーなど外部の専門家の助けが必要でしょう（第13章「必要に応じて追加の支援を求める」内の「カウンセリング」参照）。

　カウンセラーは家族の話を客観的に聞き、現在直面している問題に焦点を当てて議論を進める手助けをしてくれます。家族会議を開催することに難を示している方がいる場合、看護師、医師、ソーシャルワーカー、カウンセラー、顧問弁護士などに頼み、家族会議の必要性を説得してもらいましょう。弁護士に依頼する場合は、家族に対して訴訟を起こしたいわけではなく、確執を仲裁してほしい旨を伝えましょう。第三者に助けを求める場合、公平な立場で誰の味方もしないことに同意してもらいましょう。

　認知症ケアをするうえで親族の支援は必要不可欠です。昔の確執がある場合はこの機会に話し合いをしたうえで、一丸となって協力しましょう。最初の家族会議ですべての意見の相違を解決できなくても、ひとつでも同意できる点を見つけることができるかもしれません。そうすることで全員が励まされ、次の話し合いがしやすくなるでしょう。

# 遠方に住んでいるとき

> 「父が母の介護をしています。私は両親から約1,000マイル離れたところに住んでいて、頻繁に帰ることができません。父は私に、状況の深刻さを教えてくれません。罪悪感と無力感に苛まれ、遠く離れていることがとてもつらいです」

> 「私は遠方に住んでいるので確認できていませんが、義母は正しい診断を受けていないと感じます。昔からのかかりつけ医に通い続けていることで安心しているようですが、何かほかに問題があるのではないかと心配になります。だけど、私が提案しても聞く耳を持ってくれません」

　認知症の方から遠く離れて暮らしている場合に浮上する問題はいくつかあります。家族を思う気持ちはどこに住んでいても変わらない分、遠方に住んでいると、もどかしさや無力感を感じることが多いのです。「何が起きているのかわからない」「最適な診断を受けていないのではないか」「もっと違う介護の方法があるのではないか」などと心配になります。そのうえ、家族が助けを必要としているときに、そばにいてあげられないという罪悪感もあるのです。

　認知症の方に頻繁に会えない場合、初期の疾患の進行度の観察や、どのくらい深刻な状態かの理解は難しいことです。遠方から認知症の方を訪問する場合、嬉しさのあまり興奮や刺激が前面に出てしまうことがあります。そのため、認知症初期のわずかな症

状が気づきにくく、問題の存在を認識しづらいのです。認知症が進行し衰えを目の当たりにしたとき、認知症の方の変化に心を痛めてしまう方も多いようです。

　遠方に住んでいる方は、主に介護をしている方を支援することが最も重要な貢献と言えるでしょう。認知症介護は通常何年も続くため、親族の協力が不可欠です。最初は支援を拒否されても、あとで受け入れてくれるかもしれません。主に介護をしている方が休めるように支援しましょう。たとえば、介護をしている方が休暇をとれるように、認知症の方を数週間預かったり、家に泊まりに行ったりすることを検討しましょう。認知症の方を別の環境に移すことは不安かもしれませんが、認知症初期であれば楽しめるでしょう。

　直接的な介護ができなくても、遠方の方にもできることはあります。ビデオメッセージを送ったり、シルバーシッターの費用を負担したり、毎日カードを送ったり、毎日同じ時間に電話したりしてみましょう。電話をする場合は、長く会話をできないこともあるので、通話は1分程度にしましょう。

# 介護をしていない親族にできること

　米国に住む大半の家族は、高齢者を見捨てるということはないでしょう。家族内で意見の相違があっても、解決して長期的な協力関係を築くことができるのです。

　認知症の方の状況によって必要な支援は違いますが、介護をしていない親族ができることはたくさんあります。介護に疲れた家族が、毎日電話で話を聞いてくれる人を必要としているかもしれ

ません。誰かが週に1回でも代わりに家にいてくれれば、外出して息抜きをすることもできるでしょう。悲しいときにただ一緒にいるだけでも十分かもしれません。

**家族と連絡を密に取りましょう。** 主に介護をしている家族とのコミュニケーションを維持してください。そうすることで、些細な会話から助けを必要としていることを読み解くことができるはずです。親族に支えられていると感じることでストレスが減り、よりうまく介護ができるでしょう。実際に受ける援助の程度ではなく、支えられていると感じることが重要な要素なのです。

**批判は避けましょう。** 批判をしても建設的な変化をもたらすことは稀です。批判されることが好きな人はいないでしょうし、多くの人は批判を無視する傾向があります。どうしても言いたいことがある場合は、まずその批判が妥当なものであるかどうかを確認してください。特に遠方に住んでいる場合、問題を完全に理解しているか今一度考えてみましょう。

**最終的な意思決定者は、主に介護をしている家族であることを認識しましょう。** 介護をしていない親族が支援やアドバイスを行うことは問題ありません。しかし、外部支援の利用や施設などへの入居を決めるのは日々介護をしている家族です。

**外部支援を探す手伝いをしましょう。** 介護に追われていると、シルバーシッターやデイサービス、医療情報、補助器具、自身が必要な支援などを探せないほど圧倒されていることがよくあります。レスパイトケアの情報を集めるだけでも、さまざまな機関への連絡や長時間のリサーチが必要になります。忙しい家族に代わって情報収集をしましょう。もし家族がレスパイトケアの使用を躊躇している場合は、優しく献身的に話をするようにしましょう。

**認知症について勉強しましょう。**認知症という疾患と、家族が経験しているケアの状況を理解することができれば、より適切な支援ができるでしょう。認知症に関する素晴らしい本はたくさんありますし、認知症ケアに焦点を当てたウェブサイトやブログもたくさんあります。地域の家族支援グループの会合に参加してもよいでしょう。同じような境遇の方に会えるかもしれませんし、遠方の家族がしてくれた支援について教えてくれる方もいるかもしれません。問題を避けて通らないようにしましょう。認知症を引き起こす疾患は深刻なので、親族全員が協力しなければなりません。

可能であれば、認知症の方の主治医や診断を行った医療従事者に電話をして、質問をしてみてください（第2章参照）。診断、評価の妥当性、疾患の経過について懸念がある場合は、認知症の専門家に聞いてください。

**認知症の方がしていた作業を引き受けましょう。**家計簿をつけたり、車を修理に出したり、家庭料理を持っていったりしてみましょう。

**介護をしている家族に休暇を与えましょう。**週末や1週間など、家族が休暇を取れるよう、ときどき代わりに介護を引き受けるようにしましょう。家族が休めるだけでなく、お互いの距離を縮めることにもなります。散歩、外食、ペットとの交流、ウィンドウショッピングなど、認知症の方にとって癒やしや楽しみになるようなことをしてみましょう。米国アルツハイマー病協会の地方支部の多くは介護の基本を教えてくれるので、介護をする前に連絡してみましょう。

**支援できない場合は、外部支援を求めましょう。**多くの地域では、シルバーシッターやデイサービスを利用できます。また、

買い物や車の修理、情報収集などを依頼できるサービスもあります。

# 介護と仕事

　介護をしている人の多くは認知症の方の介護と、フルタイムまたはパートタイムの仕事を両立させています。介護と仕事を両立させることは、非常に困難なことです。問題が起こるたびに仕事を休まなければならないこともあります。安全でないことをわかっていても、認知症の方を一人にしなければならないこともあるでしょう。よいデイサービスや信頼できるシルバーシッターを利用している場合でも、家族に負担がかかることはあります。たとえば、認知症の方が夜に起きて徘徊すると、家族は睡眠不足になるでしょう。

　介護に専念するために仕事を辞めようと考えている場合は、よく検討してからにしてください。たいていの方は仕事を辞めたあとのほうが、ストレスを感じ落ち込むことが多くなると語っています。1日中介護をするということは、さまざまな問題に常に対応しなければならないということです。定期的に家を出て仕事に行っていたときよりも、孤立して追い詰められることになるかもしれません。そして当然のことですが、仕事を辞めるということは収入が大幅に減ることを意味します。キャリアを中断することで、専門職のスキルを維持できなくなるでしょう。何年も介護をしたあとに、仕事に復帰することは大変です。復帰しようとしても募集がなかったり、以前と同じ地位や福利厚生を得られなかったりするかもしれません。退職を決断する前に、現在の雇用主と

384

選択肢について話し合いましょう。フレックスタイム制の利用や仕事の分担ができないか相談してみましょう。米国の家族医療休暇法は、一定の条件を満たす人に休暇を付与するよう企業に義務付けているので、介護休暇を取得できるか確認することをお勧めします。有給または無給の休職制度がある会社も多くあります。仕事と介護の両立の難しさから、最終的に老人ホームなどの介護施設に入居したほうが家族全員にとっては賢明な選択であると考える人もいるでしょう。

# 子供への影響

　子供がいる家庭の場合、特有の問題が生じます。表に出さない子供も多いですが、子供でも認知症や家族内の立場について、複雑な感情を持っています。子供が認知症の方のそばにいると、子供に影響が出るのではないかと心配する親もいます。認知症の方の「おかしな」行動について、子供にどこまで説明していいのかわからないこともあるでしょう。また、好ましくない行動を真似するのではないかと不安になる親もいます。

　基本的に子供は、大人が思っている以上に現状を理解しています。観察力が優れているため、いくら隠そうとしても何かがおかしいと感じることが多いのです。幸いなことに、大人とよい関係性を築いている幼い子供は適応能力が高く、立ち直りが早いです。幼い子供にも理解できる言葉で、認知症の方に何が起こっているのかを正直に説明することは重要です。正直に話すことで子供の恐怖心を和らげることができるでしょう。認知症はインフルエンザのように「うつる」ものではないので、ほかの人も同じように

なることはないと伝えてください。また、子供は家庭内で起こった問題を自分のせいだと密かに思ってしまう傾向があるので、子供の言動と認知症に相互関係がないことをはっきりと説明しましょう。

　　ある父は、テーブルの上に乾燥した豆を山積みにし、幼い息子に「おじいちゃんは病気のせいで、あんな風になっているんだよ。骨折と同じで、人にうつるものじゃないからね。おじいちゃんの脳は少し傷付いていて、もうよくならないんだ。脳が傷付いているから、この豆がひとつずつなくなっていくように、今言ったことを忘れてしまうんだ。この部分がなくなるから、食器の使い方を忘れてしまう。こっちもなくなるから感情をコントロールできなくなってしまう。でもね、この部分が残っているから、僕たちをかわいいと思ってくれているんだよ」とその山から少しずつ豆を取り除きながら説明した。

　子供にも家の中で起こっていることを共有し、手伝ってもらえそうなことを見つけるとよいでしょう。幼い子供は認知症の方と上手に付き合えることが多く、愛情のある関係を築くことができます。子供が気軽に質問をしたり、気持ちを率直に表現したりできる雰囲気を作ってあげましょう。認知症になってしまった方を見て悲しくなる子供はいますが、子供っぽい行動をする認知症の方と一緒に楽しく過ごすこともできるかもしれません。親が認知症についての理解を深めることで、子供への説明がしやすくなるでしょう。

　幼い子供は親の気を引くために認知症の方の行動を真似ること

があります。好ましくない行動を真似していても、しっかり構ってあげて、十分な愛情を感じてもらうことで、このような真似をいつまでも続けることはないでしょう。認知症の方は自身の行動のコントロールができませんが、子供には自分でコントールできるということをよく言い聞かせてください。1回説明するだけでは理解できないことも多いので、数回説明しましょう。また、からかってくる友人に何を言えばよいのかわからない子供もいるでしょう。友人にどう説明すればよいのか助言してあげましょう。

　幼い子供は他人の奇妙な行動に怯えることがあります。自分がしたこと、またはするかもしれないことが、その行動を悪化させるのではないかと心配になるのです。心配している場合は話し合いをして、子供を安心させてあげることが大切です。

　10〜16歳までの子供を育てている家族が、自身の認知症ケアの経験をもとに次のようなことを語ってくれました。

・たとえ親であっても、子供が考えていることをすべて理解していると思ってはいけません。

・年齢に関係なく、子供も哀れみや悲しみ、同情などを感じます。

・何が起こっているのか、子供と頻繁に共有し合ってください。

・認知症の方を老人ホームなどに入居させてからも、子供への影響はずっと続きます。引き続き子供たちと一緒に話し合いを続けましょう。

・子供は頼られるのが苦手だったり、仲間外れにされていると感じたりすることがあります。子供たち全員がケアに平等に関わるようにしてください。ケアに参加することで、責任感も芽生えます。

・家族が認知症になると悲嘆的になったり、苦悩したりするのは

無理もありません。その感情が子供にどのような影響を与えているのかを把握しておく必要があります。親は介護のことで精一杯になり、子供のことを蔑ろにしてしまうことがあります。

　子供がいる場合の最大の問題点は、親の時間と労力が認知症の方と子供の間で割かれ、どちらにも十分に対応できなくなることです。認知症ケアと子供のどちらを優先するかで悩むかもしれません。この二重の負担に対処するためには、親族や友人の助け、地域の介護・生活支援サービスなど、親自身が心身ともにリフレッシュする時間が必要になります。

　認知症が進行すればするほど、介護と子育てのジレンマに陥ることになります。認知症の方はますますケアが必要になるうえに、行動症状がひどいと子供が家では落ち着けなくなるかもしれません。認知症の方と子供の双方のニーズを満たそうと、体力的にも精神的にも余裕がなくなるときもあるでしょう。そのような状況で育つ子供たちは、少なからず影響を受けるでしょう。

　子供にとってよい家庭環境を作るために、認知症の方を介護施設に入居させるという苦渋の決断をすることもあるでしょう。決断の際には、今後の予定とその変化が家族にとってどのような意味があるのかを、子供と話し合う必要があります。「映画を見に行くお金はなくなっちゃうけど、お父さんがひと晩中叫ぶことはなくなるよ」「おじいちゃんは老人ホームに入るから、僕たちは小さな家に引っ越さなければならないし、転校しなくちゃいけないよ。でもこれからは、家に友人を呼ぶことができるからね」など具体的なメリットとデメリットを伝えましょう。認知症の方が施設に入る原因が自分にあったと勘違いしてしまわないように、

家族全員にとって最善の方法だから決めたのだということを伝えましょう。

施設に入居させる決断をするときは、医師や聖職者、カウンセラーなどに相談してもよいでしょう。サポートがあると決断しやすくなるものです。

## 思春期の子供

思春期の子供は、認知症の方がおかしな行動をすることで恥ずかしい思いをしたり、友人を家に連れてくるのを躊躇したり、認知症の方の過度な要求に腹を立てたり、自分のことを覚えていてくれないことに傷付いたりするかもしれません。しかし、彼らは非常に思いやりがあり、協力的で責任感があり、利他的な面も持ち合わせています。純粋な人間愛と優しさは家族を元気づけ、救いになることもあります。確かに、思春期の子供は複雑な感情を抱くでしょう。大人と同じように、大切な人が大きく変わってしまったという悲しみを感じると同時に、憤りや恥ずかしさを感じることもあります。複雑な感情は、親の理解を超えた行動をとることもあるでしょう。思春期は家庭に問題があってもなくても、子供にとっては大変な時期です。思春期に家庭内の問題を共有したことで成熟した大人になれたと振り返る人も少なくありません。

思春期の子供にも、疾患の性質や現状について理解できるように正直に説明しましょう。過保護になり現実から子供を遠ざけようとしても、よい成長につながることはないでしょう。家族会議や医療専門家との話し合いに子供も参加してもらうことで、家庭で起こっていることが理解できるようになります。

時間に余裕があるときは、認知症の方のケアから離れましょう。子供との良好な関係を維持するために、彼らの関心事に耳を傾け

る時間を取るとよいでしょう。認知症ケアをしている現状とは別に、子供には子供の人生があることを忘れてはいけません。子供が認知症の方から離れ、友人と過ごす時間も確保できるよう配慮しましょう。

　認知症ケアにより、親の忍耐力が低下していたり、感情的になっていたりすると、子供の言動に苛立ってしまうことがあるでしょう。親が十分な休息を取ることで、子供たちに対してももっと寛容でいられるかもしれません。

　認知症の祖父母が同居のために引っ越してきたら、誰がルールを決め、誰が子供をしつけるのかなどを明確にしておく必要があります。しかし、祖父母の記憶力が低下していると、取り決めを忘れてしまうでしょう。子供にデートすることを禁止したり、テレビを消すように言ったりするかもしれません。このような場合は、親が子供に何を期待しているかを伝えることで問題を避けることもできます。親がどのように対応するかをあらかじめ伝えておけば、親も子供も楽に対処できます。

　認知症になった方に思春期の子供がいる場合、子供は人生の重要な時期に片親を失ったような気分になるかもしれません。そして、認知症とその終わりのない問題に対処しなければなりません。このような状況では、もう一方の親は自分の力だけでは乗り越えられない負担を強いられます。外部からの支援を受けないと、悲しみや介護で頭がいっぱいになってしまうでしょう。介護する親がそのような状態だと、子供は両親を一気に失ったように感じてしまうかもしれません。介護をしつつ、心身ともに健康を維持し子育てを続けるためには、支援が必要です。反抗期の子供は、親よりも外部の人間といるほうが居心地がよいと感じることが多いので、親戚、先生、教会員などに「頼れる大人」の役割を引き受

けてもらいましょう。米国アルツハイマー病協会の地方支部では、若者向けのサポートグループを設けているところもあります。また、第14章では子供や若者向けの情報を記載していますので、親の次に子供にも読むように促してみてください。子供や青年向けの認知症に関する本やウェブサイトもあります。子供に見せる前に親が内容を確認してから読ませるようにしましょう。

第

# 12

章

# 認知症ケアが
# 家族に与える影響

認知症の方へのケアはさまざまな複雑な感情が伴います。悲しみ、落胆、孤独感、怒り、罪悪感、絶望感を経験する一方で、希望や満足感、親密さの増加を感じる方も多くいます。慢性疾患によって認知症の方がもとに戻ることはないという現実に直面し、家族が精神的な苦痛を感じることは当然の反応です。この負の感情が爆発してしまい、心が折れてしまう方も多くいます。

人間の感情は複雑で個人差も大きいため、感情を単純化したり画一化したりすることを避け、安易な解決策を提示しないようにしなければなりません。本章の目的は、家族が複雑な感情を抱くことは普通のことだということを伝えることです。

## 感情的な反応

感情との向き合い方は人によって異なります。感情的な人もいれば、感情がそこまで揺れない人もいます。文化や宗教的にタブーとされている感情もあり、そのような感情は持つべきではないと考える人や、他者に理解されない感情について悩む人もいるでしょう。自分の感情を一人で抱えこんでしまう人も少なくありません。

同じ人に対して「好き」と「嫌い」の2つの感情を同時に持ち合わせるように、人間の感情は複雑に絡み合い、常に一定であるわけではありません。そのため、認知症の方を在宅で介護したい気持ちと、介護施設に入れたい気持ちを同時に持つことは矛盾しているようで普通のことなのです。自分の中でさまざまな感情が入り混じっていることに気づいていない人も多くいるでしょう。

感情的になり過ぎると、不快になったり、突発的な行動を取っ

てしまったり、他人に軽蔑されたりするのではないかと恐れたりする人もいます。このような反応は珍しくなく、誰もが一度や二度は経験したことがあるでしょう。

　感情との向き合い方に正解はありませんが、感情は物事の判断に影響を与えます。自分の気持ちを認識し、なぜその気持ちになるのか、ある程度理解することは重要です。認識できていない感情はさまざまな判断に予期せぬ影響を与えます。自分の気持ちについて考えたり、他者に相談したりすることで感情を認識することができるでしょう。重要なことは、いつ、どこで、どのようにその感情を表現し、感情に基づいて行動するかです。

　認知症の方の行動に腹が立っても、怒りという感情を抑えている方が多くいると思います。その中には、感情を抑えることで片頭痛や高血圧、肌荒れ、不安症などを発症するのではないかと心配している方もいるかもしれません。これらの症状はさまざまな原因によって引き起こされますが、感情を抑えることがストレス性疾患の原因となると結論付ける科学的証拠はありません。運動やリラクゼーション、ヨガなど、感情の制御に効果のあるものがないかを主治医に相談してみてください。認知症ケアの経験がある家庭の意見をまとめると、認知症の方の行動は疾患の一部であることを理解することで、苛立ちや怒りを感じにくくなり、よりよいケアにつながる傾向があるようです。

　感情は個人や状況によって異なるので、これから紹介する感情を経験しないこともあるでしょう。本章では多くの家族のサポートをするために、怒りや落胆、疲れや悲しみなどさまざまな感情について取り上げています。すべてを読むのではなく、特定の感情に悩まされたときにその項目を参照するとよいでしょう。

## 怒り

　ケアをする中で不満や怒りを感じることは当たり前です。なぜ私が介護をしなければならないのか、なぜ周囲の人は理解や支援をしてくれないのか、どうして認知症の方の行動症状に私はイライラするのかなど、逃れることのできない状況に憤りを感じてしまうでしょう。

　認知症の方の中には、非常に癪に障る言動を繰り返す方がいるため、とても一緒に暮らすことはできないと考える家族もいます。このような行動に怒ることは理解できます。ときには怒鳴ったり、強く反論したりしてしまうこともあるでしょう。

　パロンボは、夫であるジョーに対し、怒りを覚えることは間違っていると思っていた。認知症になった夫が自身で行動をコントロールできないことは理解しているはずだった。しかし、感情が制御できなくなったときのことについて、彼女はこう語った。「息子夫婦に夕食に呼ばれました。しかし、義理の娘とはもともと気が合わないし、彼女はジョーの病気のことを理解しているとは思えません。息子の家に着き、玄関に入った途端、ジョーは周りを見回して『家に帰ろう』と言い出しました。夕食のために来ていることを説明しましたが、彼は『こんなところ、昔から嫌いだ。家に帰ろう』と言い続けました。

　やっと食卓に着かせることに成功しましたが、緊張感が漂っていました。ジョーは誰とも話そうとせず、帽子も脱ぎませんでした。食べ終わったらすぐに帰ろうとするのです。義理の娘は後片づけのためにキッチンに行きましたが、

ドアを強く閉めたり、音を出しながら皿を洗ったりと、明らかに不機嫌でした。ジョーはずっと『彼女に毒を盛られる前に、ここから出よう！』と叫んでいました。息子は父を無視し、私を書斎まで連れて行きました。

書斎に着くと、息子は『父に人生を台無しにされている。父があのような行動を取る理由はないはずだし、病気ではなく年をとって意地悪になっただけだ』と強く言いました。今のままではだめだとも言いました。

帰りの車の中、ジョーはいつものように私の運転について大声で文句を言っていました。家に着くと、今は何時かと何度も聞いてくるのです。疲れていた私は『ジョー、お願いだから静かにしてよ。テレビでも見にいって』とあしらいました。すると彼は、『なんでいつも俺と話をしてくれないんだ！』と言うのです。それを聞いた私は感情が溢れてしまい、ジョーに怒鳴りました。何度も何度も怒鳴りました」

このような出来事があると、どんなに忍耐強い人でも我慢の限界が来てしまいます。特に疲労が溜まっているときは小さなことでも気になるでしょう。些細なことに苛立つかもしれませんが、これは日々の小さな積み重ねの影響なのです。

ジャクソンは母との同居について、次のように語った。「私は昔から母とそれほど仲良くなかったのですが、同居を始めてからは最悪です。母は夜中に起きて、荷造りを始めるのです。

母が起きると、私も起きなければなりません。『お母さん、まだ夜中だよ』と言って、母が今ここに住んでいることを説

明するのです。しかし、母は家に帰ると言い張り、私がまた説明するという流れが何度か続きます。私も寝ないと明日の仕事に支障をきたすので、だんだん苛立ってきます。毎晩夜中の２時に喧嘩が始まるのです」

　認知症の方は特定の作業は問題なくできるのに、似たような作業はやりたがらないことがあります。頼まれた人によっても、作業をやったりやらなかったりするのです。認知症の方が頑張っていないように見えたり、周囲を苛立たせるためにわざと行動したりしていると感じると、腹立たしくなってしまうこともあるでしょう。

　グラハムは、「母は妹の家では、食卓の準備や食洗機のセットができるのに、私の家では頼んでも拒否をするか、やろうとしても大惨事になります。私が働いていて疲れて帰ってくるのをわかっていて、わざとやっているのだと思います」と言った。

　認知症の方の介護を主にしている方は、親族が十分に手伝ってくれない、批判的である、見舞いに来ないなどと感じていることがよくあります。このような考えには多くの怒りが伴い、それが蓄積されていきます。

　医師などの専門家に対して苛立ちを覚えることがあるかもしれません。その怒りが正当なものである場合もあれば、医師が最善を尽くしているとわかっていても、感情が制御できないこともあるでしょう。

　普段宗教に救われている人は、どうして自分の家族が認知症に

なるのかと神に対する信仰心が揺らいでしまうかもしれません。神に対する怒りを罪だと感じたり、信仰を失ってしまったと恐れたりして、宗教から離れてしまうこともあります。しかし、このようなときこそ信仰心からくる精神力や安心感が必要なのかもしれません。信仰している方であれば、次のようなケースは誰しもが通る道です。

> ある牧師は、「神様はどうして、私にこんなことをなさるのでしょう。確かに私は完璧ではありませんでしたが、精一杯生きてきたつもりです。それなのに愛する妻が認知症になるなんて。しかし、私たち人間に神様を疑う権利がないことも理解しています。私にとってはそれが一番つらいことです。神様を疑うなんて、私はなんて弱い人間なのでしょうか」と打ち明けた。

　神への怒りを感じたからといって、罪悪感を抱くようなことがあってはいけません。神への怒りや神に疑問を持つことは許されるべきものだと書かれた書籍はたくさんあります。自身の信仰に対して疑問を抱いてしまった人は多くいますので、気を落とさないでください。牧師、神主、イマーム（イスラム教寺院の司式僧）、ラビ（ユダヤ教指導者）などに正直に話すことで、安心できることもあるでしょう。

　認知症という疾患に伴う負担や損失を前にして、怒りを覚えるのは人間として当然のことです。認知症の方は自身に対する怒りに理性的に対応することができないこともあるので、周囲が怒りを表すとかえって行動症状が悪化することがあります。不満を制御する方法や怒らずに問題を解決する方法を見つけることで、認

知症の方の行動症状が改善されるかもしれません。

　苛立ちを抑えるための最初のステップは、認知症の方がどこまで理解しているのかを把握し、脳の損傷でどういった行動症状を引き起こしているのかを知ることです。行動症状を緩和できるかどうかわからない場合は、医師などの医療専門家に相談してください。

　　作業療法士による評価を通して、グラハムの母の行動が明らかになった。妹の家では、病気になる前の母が使ったことのある古い食洗機を使っていた。しかし、グラハムの家は最新の食器洗浄機を使っていたのだ。母は脳障害のため、新しい技術を習得することができず、最新の食洗機は使いこなすことができなかったのだ。

　環境や日々の生活を変えることで、行動症状を止めさせることができるかもしれません。家族が不快に思う行動は認知症の結果であり、認知症の方が自身でコントロールできないことを理解するだけでも気が楽になります。認知症の方に腹を立てることと認知症の方の「行動」に腹を立てることは違うということを理解する必要があります。認知症の方は行動症状を自分で止められない場合がほとんどであり、個人的に誰かを傷つけたいと思って行動しているわけではありません。目的を持って行動することができなくなるため、意図的に他人を怒らせるような行動はできないのです。パロンボの夫は意図的に家族を侮辱したかったわけではありません。彼の行動は認知症によるものだったのです。

　ほかの家庭やプロの介護士でも同じ問題を抱えていると知ることで、気が楽になるかもしれません。

カーツは、「夫をデイサービスに入れる気はありませんでしたが、最終的には入ってもらいました。すると、夫の絶え間ない質問は教育研修を受けているプロたちをも怒らせていたことを知り、とても安心したのです。私だけの問題ではなかったのです」と言った。

自分の経験をほかの家庭と話し合うことで、不満や不快感が軽減されると語る人も多くいます。これはサポートグループの一番のメリットでしょう。

誰かに相談をしたり、部屋を整理整頓したり、薪を割ったりするなど、今まで不満を解消するために行ってきたことを試してみるのもよいでしょう。激しい運動をしたり、長い散歩に行ったり、友人に電話したり、数分間完全にリラックスしたりするのも有効かもしれません。

## 恥ずかしさ

家族は認知症の方の行動症状を恥ずかしく感じることや、周りの人には理解されずに悩むことがあるかもしれません。

「スーパーに行くと、妻は棚からものを勝手に降ろし続けます。赤ちゃんのような行動は、周りの視線を集めます」と夫は言った。

「母をお風呂に入れようとすると、いつも窓を開けて大声で助けを求めてしまいます。近所の人になんて言えばよいのでしょうか」と娘は語った。

このような経験は恥ずかしいものですが、同じ悩みを持つほかの家庭と経験を共有することで、その恥ずかしさは薄れていくこともあります。サポートグループの中では、経験談が笑い話になっていることがよくあります。

　近所の人には事情を説明すれば、理解してもらえることが多いでしょう。同じような状態の知り合いがいる人もいるかもしれません。認知症は広く知られてきてはいるものの、まだ多くの誤解が残っていることも事実です。近所の人に疾患や行動症状を説明することで、認知症について知ってもらうきっかけになるでしょう。

　無神経な人が「あんな行動をして恥ずかしくないの？」や「彼女は何がおかしいの？」など失礼な質問をしてくることがあります。そんなときには、「なぜそんなこと聞くのですか？」といったシンプルな返答が最適です。

　ある夫は「私は今でも妻と外食をしています。私は料理が好きではないし、妻は出かけるのが好きです。他人の視線は気になりません。一緒に外食をすることが私たちの楽しみなので、今さら変える気はありません」と堂々と話す。

　認知症の方の問題を家庭内に留めておきたいと考える家族も多くいるでしょう。場合によっては隠しておくことができますが、たいていはいくら隠そうとしても、友人や隣人は何か問題があることに気づくでしょう。状況を説明したほうが、親切にサポートしてくれることもあります。認知症のケアは、一人で対処することが不可能なほど負担がかかります。認知症に対する差別や偏見

があってはならないのです。

## 無力感

　認知症のように長くケアが続く慢性疾患に直面すると、家族は無力感や弱さに苛まれ、意気消沈してしまうことがあるでしょう。地域に認知症を専門としている医師などがいないと、このような感情をさらに強く感じてしまうでしょう。しかし、自らの手で脱却することは可能です。確かに認知症はケアを続けても治すことはできませんが、落胆する必要はありません。認知症の方とその家族の生活を改善する方法はたくさんあるのです。ここでは、いくつかの方法をご紹介します。

・何もかも一度に考えようとすると、実際よりも状況が悪いと感じてしまいます。まずは、簡単に変えられる小さなことから始めましょう。
・その日その日にひとつのことに集中するようにしましょう。
・認知症や認知症の原因となる疾患の知識を得ましょう。ほかの家庭の対処法を読んだり、聞いたりして参考にしてみましょう。
・同じような問題に直面している方と話しましょう。インターネット上のチャットルームや掲示板では、ほかの家庭が直面した問題について学んだり、自分の問題を共有したりすることができます。また、多くの施設や社会福祉機関、米国アルツハイマー病協会の地方支部は、定期的なサポートグループ活動を実施しています。
・情報交換や研究支援、啓発活動に参加してみましょう。
・医師、ソーシャルワーカー、心理士、聖職者などに気持ちを打

ち明け、相談してみましょう。

## 罪悪感

　認知症の方のケアをしていると、さまざまな場面で罪悪感を抱くことがあるでしょう。過去にその人に対して振る舞いが悪かったこと、行動症状を恥ずかしいと思ったこと、激怒したこと、介護を放棄したいと思ったこと、老人ホームに入れようと検討していることなど、些細な場面で罪悪感が芽生えることがあるでしょう。

> 「母の病気のせいで私の結婚生活が破綻しました。許すことができません」

> 「ディックに腹が立って、手をあげてしまいました。認知症のせいで彼が自分をコントロールできないことを理解はしているのですが……」

　愛する家族が認知症で苦しんでいるときに、友人と過ごすことに罪悪感を覚えるかもしれません。特に認知症の方が配偶者で、常に一緒に行動していたのであればなおさらでしょう。

　原因不明な漠然とした罪悪感を抱いていることもあるかもしれません。また、認知症の方が「私を老人ホームに絶対入れないと約束して」や「私を愛しているなら、そんな扱いはしないはず」などと言って、家族に罪悪感を抱かせる行動をとることもあります。

　車の運転や一人暮らしをやめさせるなど、認知症の方から自立心を奪うことをしなければならないとき、罪悪感を覚えるかもし

れません。以前は認知症の方が自分で判断できていたことについても、家族が代わりに決断を迫られる場面も多くなるでしょう。しかし、罪悪感があり躊躇してしまう方もいます。

　認知症の方を老人ホームに入れる決断をするときも罪悪感が伴うでしょう。同時に、相続財産を施設費に充てる必要があることに憤りを感じる方も多くいます。このようなジレンマは多くの方が経験しており、簡単に解決できるわけではありません。

　昔から不仲だった家族が認知症になると、罪悪感が芽生えることがあります。

> 「母のことは昔から好きではありませんでした。でも今は、このような恐ろしい病気にかかる前に、もっと仲良くしておけばよかったと後悔しています」

　家族によっては自分のしたこと、またはしなかったことが認知症の原因になったのではないかと不安に思う方もいます。手術や入院がこの状態のきっかけになったと感じてしまう方もいます。ほかには、介護をする中で症状が悪化すると、責任を感じてしまう方もいます。もっと時間をかけて介護をしていれば、もっと活発な生活をさせていればなどと、自責の念に駆られてしまうのです。

　罪悪感の正体がわからないと、将来についての冷静な意思決定や、正しい判断ができなくなってしまいます。しかし、罪悪感を正しく認識することで、割と簡単に対処できるようになるのです。まずは罪悪感が問題であると認めることから始めましょう。罪悪感は決意を揺るがします。罪悪感を認めたのなら、決意を固めなければなりません。罪悪感の鎖につながれたまま自分の行動を制

限するのか、それとも「過ぎたことは仕方がない」と鎖を断ち切って先に進むかの二択です。認知症の方を叩いてしまったという事実や、母を好きではなかったことは何をしても変えることはできないため、受け入れるほかありません。しかし、変えられない過去を修正しようと行動してしまう人が多いのです。過去に捕らわれず、今は何がベストなのかを考えて、決断や計画を立てましょう。

デンプシーは昔から母と馬が合わなかった。成人してすぐに実家を出て、特別なとき以外は母と連絡を取っていなかった。それでも母が認知症になったとき、同居するために母を家に呼んだ。しかし、母の存在はほかの家族を混乱や寝不足にさせた。子供たちも不愉快な気持ちになり、デンプシー自身も介護によって疲弊していた。医師に相談すると、老人ホームへの入居を進められたが、デンプシーはその言葉に気が動転するだけだった。老人ホームへの入居は家族全員にとってよいことであるのは明らかだったが、彼女はその決断を下すことができなかった。

人間関係における罪悪感を認識していないと、悲惨な影響を及ぼすことがあります。他者に対する好きや嫌いという感情は自然と湧き出るものなので、どうすることもできません。感情に左右されず、行動をコントロールする方法はあります。それは、自分自身に正直になり、好きではないという気持ちを正直に話すことです。そうすることで、認知症の方に対する好意と切り離して、自分が介護をするという決意を固めることができます。デンプシーは母のことを好きでないという事実とそれに対する罪悪感に

向き合うことができたとき、自分の気持ちを抑え込んで、「正しい」と思うことをやり続けていたことに気づきました。その結果、失敗を受け入れ、家族全員にとって母が老人ホームに入居することが最善であるという結論に至ったのです。

　認知症の方が「私を老人ホームに絶対入れないと約束して」などと言うときは、本人が責任ある判断ができない可能性があることも念頭に入れておくとよいでしょう。最善の決断をするには、罪悪感ではなく責任感に基づいて行動すべきです。

　些細なことでも罪悪感が芽生えることもあるでしょう。認知症の方につらく当たったり、疲れているときに怒ってしまったりといった、ちょっとしたことで罪悪感を抱いてしまうことは珍しくありません。素直に謝罪をすることで誤解が解け、お互いにすっきりできるでしょう。認知症の方に記憶障害がある場合は、その出来事を忘れていることもよくあります。

　認知症の方の疾患が発症したり悪化したりしたのは、家族自身の行動に原因があるのではないかと心配している方は、できるだけ疾患の知識を蓄え、診断をした医師と相談してみましょう。一般的に、認知症を引き起こすアルツハイマー病などは進行性の疾患です。医師でさえも進行を防ぐことはできません。脳血管性認知症も同様に、進行を止めたり治療したりすることはできません。活動的な生活を続けても進行は止められませんが、残された能力を発揮していくことは可能でしょう。

　ほかの疾患や入院がきっかけで初めて認知症が発覚することもあります。しかし、この時期の発覚になると、疾患の初期段階は数カ月前または数年前にすでに始まっていたことが精密検査で明らかになることが多いでしょう。

　家族が自分のために時間を使ったり、認知症の方を置いて一人

で行動したりすることに抵抗がある方もいるでしょう。しかし、介護以外の生活が有意義で充実していることが、認知症の方の健康のためにも重要だということを思い出してください。休息や友人との交流は、介護を続けるためにも必要な要素です。

罪悪感により冷静な判断ができないときは、理解のあるカウンセラーや牧師、親友、親族などに包み隠さずに話してみると、少し前に進めるかもしれません。多くの人が同じような経験をしていることを知ると、つきまとう小さな罪悪感を客観的に捉えられるようになるでしょう。

さまざまなことを試してみても罪悪感に押し潰されてしまう場合は、うつ病の可能性があります。家族のうつ病と対処法については、本章「憂うつ感」で説明しているので参照してみてください。

## 笑い、愛、喜び

認知症になっても愛情や喜びを感じることはできますし、笑うこともももちろんできます。家族は日常が疲労や不満、悲嘆で溢れているように感じるかもしれませんが、ポジティブな感情を持つことはできるはずです。困難な状況に直面していると、幸せなど訪れるはずがないと思い込みがちですが、幸福感は思いがけず訪れます。メディカル・ミッション・シスターズ（ローマ・カトリック教会女子修道会：MMS）のシスター・ミリアム・テレーズ・ウィンターが作詞した歌が、そのことを表現しています。

窓の雨粒が語る心に
まるで雨のような喜び
些細な癒しに口元綻び

流れ落ちようがまた降るよ、再び

そう、まるで雨のような喜び

　笑いは百薬の長と言うように、困難を乗り越えるために笑うことは必要なのかもしれません。認知症の方の失敗を笑うことに罪悪感を抱く必要はありません。認知症の方がたとえ状況を理解していなくても、周囲が笑っていれば一緒に笑い、和やかな雰囲気になるかもしれません。

　愛情を感じる能力は知的能力に左右されないので、認知症が進行しても家族からの愛情は感じ続けることができます。認知症の人とどうやって愛情を分かち合えるのかということに焦点を当ててみましょう。

　責任感が満たされると喜びに変わります。認知症などの慢性疾患の方を介護している家族を対象とした調査によると、介護を通して愛情と献身を表現できたことに満足していると報告されています。

　怒り、不満、疲労感などのネガティブな感情と、愛情や満足感などのポジティブな感情は心の中に共存しています。家族が認知症のような疾患になると、介護の中で愛や喜びが混じり合う一方で、困難で絶望的な状況が混在する瞬間は多くあります。このような複雑な感情を抱くのは驚くことではないでしょう。

## 悲嘆

　認知症の方の疾患が進行し、変化していく様を目の当たりにすると、家族は大切な伴侶や人間関係が消えていく喪失感に蝕まれるかもしれません。病気になる前の記憶を思い出し悲しくなったり、介護をしている状況に落胆を感じたりすることもあるでしょ

う。些細なことで涙を流してしまったり、自分の中に悲しみが込み上げてくるのを感じたりすることもあるでしょう。悲しい感情は行き来するため、悲しみと希望を交互に感じることも珍しくありません。また、悲しみに憂うつ感や疲労感が混じることも多々あります。このような感情はすべて、悲嘆に暮れているときの正常な反応です。「悲嘆」は親しい人の死後に伴う感情だと考えている人が多いでしょう。しかし、悲嘆は喪失に対する自然な感情的反応であり、家族が慢性疾患になってしまったときに経験することは普通のことなのです。

　死別による悲嘆は、直後には圧倒的なものですが、次第に薄れていきます。一方、認知症に伴う悲嘆は、延々と続くように感じられます。よくなるのではという希望を感じる時期と、不可逆的な状態に怒りや悲しみを感じる時期が交互に訪れることもあります。状況に慣れたと思っても、症状が悪化すると同じような悲嘆を繰り返すこととなるでしょう。死や認知症ケアに関わらず、悲嘆は大切な人を失ったことに伴う一連の感情を指します。

　認知症の場合、症状が悪化し本人が苦しむ姿を目の当たりにしなければならないため、愛する人を失う悲しみがさらに重くのしかかると語る方も多くいます。

　オーエンスは、「ときどき、夫が亡くなればすべて終わるのに、と考えてしまいます。日々、一歩ずつ死に近づいているように感じています。新しい問題が起こると、耐えられないと思うのですが、徐々に慣れていきます。しかし、慣れた頃にまた次の問題が起こります。頭の中では常に、凄腕の医者が現れないか、新しい治療法が開発されないか、奇跡が起きたりしないかと祈っています。感情のメリー

ゴーランドでずっとぐるぐると回っている感じです。もう
そろそろ本当に耐えられないかもしれません」とため息をつ
いた。

　認知症のように認知機能が低下していくことは、家族にとって
特に耐え難いものがあります。会話能力や理解力が低下してしま
うと、家族は気を許せる相手が一人いなくなったことをひしひし
と感じてしまうのです。また、「決断力がある人」「優しい人」な
どの印象は、家族にとってその人を象徴する言葉だったでしょう。
それが変わってしまうと、家族は悲しい気持ちになります。しか
し、あまり親しくない人は悲しみを理解してくれないでしょう。

　配偶者が認知症になってしまった場合、今までの伴侶との関係
を失うこととなりますが、独身になったわけではありません。こ
のような状況には特別な問題が生じるので、後述の「残された配
偶者として」で説明しています。

　死別による悲嘆は多くの方が経験しており、社会に理解されて
います。しかし、認知症に伴う悲嘆は、友人や隣人などに誤解さ
れることが多いのです（特に認知症の方の問題が表面化されてい
ない場合）。家族が感じている喪失感は、誰かが逝去されたとき
のようにあからさまなものではありません。「まだご主人が生き
ていることに感謝しなさい」や「しっかりしなさい」と言われて
しまうこともあるでしょう。

　悲嘆を打ち消す魔法はありません。しかし、同じような経験を
している方たちと気持ちを分かち合うことで、悲しみが幾分和ら
ぐと多くの方は語っています。自身の悲しみで他者に負担をかけ
てはいけないと考えてしまっている方も多くいるでしょう。しか
し、友人や聖職者、サポートグループの参加者、親族と気持ちを

共有することで心が安らぎ、ケアを続けるための気力がある程度、回復するでしょう。

## 憂うつ感

認知症の方の家族は長期にわたって憂うつな気分になることがあります。憂うつとは悲しみや落胆、意気消沈などにより気分が落ち込んでいる様子です。憂うつ感は悲嘆、怒り、心配などほかの感情と区別することが難しい場合があります。憂うつであることを示す合図として、無関心さや無気力感、不安、緊張、短気さなどがあります。また、食欲の減少や不眠なども症状として現れます。憂うつはつらい経験であり、悲しみから逃れられないと感じ、惨めな気持ちになってしまいます。

認知症ケアをしていると、落ち込む原因となるものが至るところにあるため、家族は精神的に疲弊してしまいます。憂うつな気分はカウンセリングを受けることで軽減されることもありますが、あくまでも対処の手助けをするだけで、原因を取り除くわけではありません。対処法は人によってさまざまです。サポートグループでほかの方と経験や感情を共有することで気が楽になる方もいれば、介護から離れ趣味や友人との交流に時間を設けることが必要な方もいるでしょう。疲労感は落胆する気持ちを増幅させることもあるので、繰り返しにはなりますが、家族が十分に休息することが大切です。友人などに頼んで、少し休息するだけでも多少は気が楽になるでしょう。ただし、介護を続けている限り、憂うつ感はつきまとうことを理解しておきましょう。

介護に伴う通常の落胆や意気消沈を超える、またはまったく異なる憂うつ感に苦しめられる方もいます。もし、第13章「必要に応じて追加の支援を求める」内の「自身の危険なサインに気づ

く」に記載されているような事態が当てはまる場合は、すぐに医師やカウンセラーの助けを求めてください。事態を改善するために大いに役立つでしょう。

介護のストレスに対処するために飲酒や精神安定剤、睡眠薬などを使用する方も少なからずいます。しかし、このような行為は疲労感や憂うつ感を増幅させ、わずかに残っている気力を奪ってしまいます。介護をしていく中で、飲酒や服薬で気を紛らわせようとすることは珍しいことではありません。重要なことは、問題に気づき、すぐに助けを求めることです（第13章参照）。

## 孤立と孤独感

家族はときに、一人で問題に立ち向かっていると感じてしまいます。「一人で介護をする気持ち」をある女性に書いてもらうと、ただひと言「絶望です」と記しました。信用して物事を共有してきた唯一の人が変わってしまったとき、深い孤独感を経験することもあるでしょう。

孤独は悲惨な気持ちを引き起こします。認知症のケアをしていると孤独感に苛まれることは珍しくありません。人間は他人が経験していることを完全に理解することはできませんが、親族や友人、ほかに認知症ケアをしている方などと関わりを持ち続けることで孤独感を和らげることができます。経験を共有することで、同じように孤独感を感じている人がいることを知ることができるでしょう。認知症の方の代わりになるような関係を築くことは難しいかもしれませんが、友人や親族も愛情を持って支えてくれていることを感じるようになるでしょう。

## 心配

　心配をしない人はいないでしょう。心配とは何かを説明するには何ページも必要になりますが、ほとんどの方は説明しなくてもご存じかと思います。認知症ケアをしていると、深刻な問題になり得る心配事も多いと思います。心配事が憂うつや疲労感と結びつき、生活の一部となってしまっている方もいます。心配に対処する方法は個人によって異なります。深刻な心配事でもそれほど気にしない方もいれば、些細なことで延々と悩んでしまう方もいます。寝る前に悩んでも問題は解決せず、疲れだけが溜まったという経験をした方も多いと思います。避けられない心配ももちろんありますが、心配し過ぎていると感じたら、問題解決のために別の対処法を試してみましょう。

　ある女性は、「起こり得る最悪の事態を想定しました。貯金が底をつき、家を失う可能性を考えました。でも、社会保障制度のおかげで、飢えで死んだり、ホームレスになったりはしないと思いました。最悪を想定したことで、前より心配しなくなった気がします」と、心配事との付き合い方を教えてくれた。

## 希望と現実

　家族が認知症になってしまった現実を受け入れる過程で、あらゆる治療の可能性を追い求めつつ、落胆することもあるでしょう。医師からのよくない知らせを受け入れられず、セカンドオピニオン、サードオピニオンというように複数の医師から意見を求めよ

うとするかもしれません。中には、現実から目を背ける方や、不適切な場面で笑ったり、おどけたりする方もいます。このような感情は普通のことで、悲惨な現実を受け入れようとする過程の一部なのです。

認知症の方が安全に運転できない場合や一人暮らしが困難な場合などは、家族が現実から目を背けてしまうと認知症の方を危険にさらす可能性があります。セカンドオピニオンを求めることは費用と手間がかかるだけで無駄な結果に終わるかもしれませんが、ときには賢い選択になることも当然ながらあるでしょう。

希望と落胆が入り混じっている経験は、多くの家族に共通するものです。さまざまな専門家の意見が相反する場合、問題は複雑になります。

多くの方は希望と現実のバランスをうまく調整しています。では、このバランスを保つにはどうすればよいのでしょうか。まず、認知症研究において、革新を起こすような治療法の発見がいつになるかは現時点で不明であることを認識してください。偶然治療法が見つかるなどの奇跡が起こる可能性はゼロではありませんが、まだまだ先の可能性のほうが高いでしょう。

次に、自分の行動を振り返ってみましょう。もし、よい知らせを期待して医療機関を渡り歩いていたり、認知症の方を危険にさらす行動をしていたり、認知症の方の障害を無視していたり、運転、調理、一人暮らしなどが危険にも関わらず問題を無視したりしている場合は、行動を改める必要があります。

医療機関や認知症外来やもの忘れ外来などの専門家に診断してもらう場合は、認知症についての知識があり、最新の研究を把握していて信頼できる方であることを事前に確認しましょう。民間療法などは避けましょう。メディアで紹介される情報は誇張され

ていたり、詳細がなかったりすることがあるので気をつけましょう。

　信頼性のある研究の進捗状況を把握しておきましょう。情報は米国アルツハイマー病協会のウェブサイトに加え、米国国立加齢研究所（NIA）アルツハイマー病啓発・情報センター（ADEAR）のウェブサイトでも得ることができます（日本では、神戸医療産業都市推進機構医療イノベーション推進センターが、NIAの許可のもとでADEAR日本語版を運営しています）。

## 認知症の方への虐待

　「ときどき、耐えられなくなります。妻は何度も何度も同じように私を批判してきます。そのようなときは妻を椅子に縛り付けて、散歩に出かけます。ひどいことをしているのはわかっているのですが、我慢できないのです」

　「母は血が出るまで、同じ個所をかく癖がありました。医師にその行動をやめさせるように指示されたので、あらゆることを試しました。それでも癖は治らなかったので、ある日、私の我慢の限界がきたのです。母を掴み、激しく揺さぶりながら大声で怒鳴ってしまいました。母は私のほうを見て泣き始めました」

　「妻に手を出したことはありませんが、腹を立てて、意地悪になっているときはあります。『ちゃんとしないと、老人

ホームに入ってもらうよ』と言って、妻を泣かせることもありました。妻が行動をコントロールできないことは理解しているので、自分がなぜこのような発言をしてしまったのかわかりません」

　介護は困難の連続であり、負担を強いられた家族の不満が溜まるのも当然です。介護のストレスから、認知症の方に手を上げたり、怒鳴ったりしてしまったことがある人もいるでしょう。同じ過ちを二度と起こさないと心に誓っても、繰り返してしまう人もいます。

　認知症ケアに怒りはつきものなので、腹を立てること自体に問題はありません。しかし、腹を立てて認知症の方を怒鳴ってしまうことが多い場合は、不満が溜まり負担に耐えられなくなっていることを示す警告なので、支援を求める必要があります。認知症の方に対して殴る、縛るなど身体的な暴力を振るってしまっている場合は、自分をコントロールできなくなっている証拠なので、すぐに助けを求めてください。これは一度きりの事件であっても危険信号です。介護から定期的に離れる時間や、相談相手、カウンセリングが必要かもしれません。もしくは、介護施設などを利用して、介護をほかの人に任せる必要があるかもしれません。激昂して後悔するような行動をとってしまうこともあるでしょう。黙って孤立して不満を抱え込むことは、認知症の方を虐待しているようなものです。必ず外部に支援を求めてください。

　米国アルツハイマー病協会の地方支部に電話してみましょう。コールセンターのスタッフやサポートグループのリーダーのほとんどは虐待問題に対応したことがあり、自分自身も経験がある方も多くいます。状況を理解し、シルバーシッターやその他、適切

な外部支援を探す手助けをしてくれます（第13章参照）。

　誰しもが24時間体制で介護を行えるわけではありません。認知症の方から昔は虐待を受けていたなど、その人に対する嫌悪感があると、介護をする際に複雑な気持ちを抱くでしょう。家族にできる最も責任のある行動は、日々の介護をほかの者に任せる必要があると認識することかもしれません。

# 身体的反応

## 疲労

　家族は日中の介護に加え十分な睡眠を取れていないため、疲労が溜まっていることが多くあります。疲れていると、憂うつな気分になり、憂うつな気分はさらに疲労を促進させます。さまざまな要因によって常に疲れを感じている方が多いことが、認知症ケアの問題のひとつです。疲れを取るために、できることを少しずつやっていきましょう。

> 　レビンは、「夫は夜中に起きて、帽子を被ってソファに座ります。以前は彼を寝かせようと必死になっていました。しかし、今ではそのままにしています。パジャマ姿で帽子を被っていても特に問題はないので、心配はしていません。また、家事の一環として、窓ガラスは年に２回、キッチンの床は毎週掃除しなければならないと思い込んでいました。しかし、今は考えを改めました。やることが多いので、体力を無駄にはできません」と語った。

　家族の健康のためには、認知症の方がきちんと夜間に寝ること、もしくは起きていても安全であることが重要です（第7章参照）。1日中介護をして、夜中も日常的に起きてしまっていると、身体が限界を迎え生活を続けることができなくなります。介護がある限り常に休息を取ることは難しいですが、自分の限界を把握する必要はあります。本書ではさまざまな章で、介護をする方が疲労困憊の状態に陥らないための方法を提案しています。

## 病気

　病は気からと言うように、病気と憂うつな気分や疲労感は密に関係しています。落ち込んでいる人や疲れている人のほうが頻繁に病気になっていると感じる人も多いでしょう。逆もまた同様で、体調を崩しているときのほうが落ち込んだり、疲れたりしやすくなります。認知症ケアをしている場合、家族が病気になると深刻な問題になってしまいます。インフルエンザなどにかかっても、責任感から自身の体調を犠牲にして、介護を続けてしまう人もいます。

　人間の体と心は独立した別々の存在ではなく、どちらかが主導権を握っているわけでもありません。体と心が揃ってこそ人間であり、どちらも好調に保つことで病にかかりにくくなります。

　疲労を軽減するには、休息のほか、バランスのとれた食生活や適度な運動が必要です。十分な休息を得るためには、一時的に介護から離れられるようにしましょう。

　ストレスによる飲酒、薬物などの乱用や過食を避けてください。高血圧、貧血、軽度な慢性感染症などの目に見えない問題がないか、家族も定期的に医師などの専門家に確認してもらいましょう。

身体に深刻な問題がない場合、健康の維持に労力を割いている人は少ないでしょう。認知症ケアをしていると、時間や気力、資金が足りないことが多く、家族自身のニーズを蔑ろにしてしまう方が多くいます。しかし、認知症の方のためにも、家族自身の健康を維持しなければなりません。

# 夫婦生活

　認知症や経済的な不安など、差し迫った心配事がたくさんある中で、自身の性欲を懸念することは不謹慎に思えるかもしれません。しかし、人は生涯「愛し合いたい」「触れ合いたい」という欲求を持っており、性欲は人間の一部であるため、考慮されるべきです。認知症により性交が困難になるケースもありますが、多くの夫婦はともにできる活動のひとつとして続けています。この節は性行為に関する問題を抱えている方々のために書かれています。確実に起こる問題ではないので、心配し過ぎずに読んでみてください。

## 配偶者が認知症になったら

　性行為についての話題は、現在でも議論することに抵抗を感じている人が多いでしょう。特に高齢者や障がい者に関するものについては難色を示されることもあり、これらは医療・介護従事者も含まれます。話題の気まずさや人間の性に関する誤解が相まって、認知症の方の配偶者は一人でこの問題を抱え込んでしまうことが多いのです。性に関する正しい知識を記載している記事は少なく、友人に相談することも躊躇してしまうでしょう。勇気を出

して医師や看護師、介護士に相談しても、すぐに話題を変えられてしまうこともあります。性的な問題はほかの多くの問題と同様に、問題を認識し理解してくれる人と話し合うことで克服しやすくなります。

認知症により夫婦のさまざまな関係性が変わってしまった場合、性的関係を今まで通り楽しむことはできないと感じるかもしれません。ほとんどの夫婦にとって、基本的な二人の関係が良好であってこそ性交渉もうまくいきます。過去のように会話を楽しむことができなくなった相手と、性行為をする気になれないかもしれません。変わり果てた相手と今までと同じように性行為を楽しむことは間違っていると考えてしまう方もいます。身体的なケアをしている相手と性行為をすることに抵抗が出てくる方もいるでしょう。

介護に追われ憂うつな気分のときは、性欲が湧かないこともあるでしょう。また、認知症の方もうつ状態や情緒不安定になり、性欲を失うこともあります。正しい診断が下される前にこのようなことが起こると、人間関係のトラブルと誤解してしまう方もいます。

脳の損傷によって認知症の方の性行動が変化すると、配偶者は性行動が受け入れ難いものとなるでしょう。記憶障害がある方でも性欲があり、性行為も問題なくできることもあります。しかし、終わったあとに忘れてしまうため、配偶者やパートナーが心を痛めてしまうことも珍しくありません。このような経験が繰り返されると、性行為をあきらめようと思ってしまう方もいます。

ときには、認知症の方から、「あなたは誰？ 私のベッドで何をしているの？」などと言われてしまうことがあります。1日中介護をしたあとにそのようなことを言われると、心が折れてしま

うこともあるでしょう。

以前は優しくて思いやりのあった方が、記憶障害によって性行為の前の愛撫をしてくれなくなることもあります。このような状況もパートナーを落胆させる要因になります。

認知症による脳の変化が原因で性的なことに固執したり、性欲が高まったりすることがあります。この現象は、前頭側頭型認知症（第18章参照）の方によく見られます。常に介護が必要な方が頻繁に性行為を求めてくる状況に、配偶者は非常に落ち込んでしまうことでしょう。この問題は稀ですが、発生した場合、改善することは困難です。鎮静剤を投与することもありますが、問題が解決するわけではないのであまりお勧めしません。性衝動の変化は脳の損傷によるものである可能性が高く、本人はコントロールできません。意図的に配偶者との関係性を壊そうとしているわけでもありません。しかし、問題があまりにもひどい場合は施設などの利用を検討するべきです。

配偶者が最も寂しく思うことは、触れ合いやハグなどの愛情表現が以前のようにできなくなることだと語る方は多くいます。現実的な理由から、認知症の方と寝室を別にする選択肢もあるでしょう。以前は愛情深かった方が、認知症になると他者からの愛情を拒むようになることもあります。

> ビショップは、「妻とはいつも抱きしめ合いながら寝ていました。しかし、今では彼女を抱きしめようとすると、私の手を払い除けてしまいます」と寂しそうに語った。

夫婦関係の問題もほかの多くの問題と同様に、簡単な解決方法はありません。まずは、主治医を通して脳の障害の性質と、それ

が性行動やほかの行動にどのような影響を与えるかを理解することが重要です。夫婦生活についてカウンセリングを受ける場合は、事前にカウンセラーが適任かどうかを確認しましょう。性は非常にデリケートな問題であるため、相談を拒否したり、不適切なアドバイスをしたりしてしまう方もいます。障害のある方の性的問題に対処した経験があり、認知症の性質も明確に理解している人を探してみましょう。カウンセラーが高齢者や障がい者の性行為に対して偏見を持っていないことを確認しましょう。このような問題に多く対処してきた優秀な人であれば、どのような相談事でも不快に思うことはありません。自称セックス・カウンセラーの無神経な悪人もいるので、慎重に選ぶようにしてください。

## 認知症の親が同居している場合

　前項目では、認知症を患った方の配偶者の問題を取り上げました。ここでは認知症の親が息子・娘夫婦と同居することとなった場合の夫婦生活についてです。同居により、息子・娘夫婦の結婚生活に悪影響を及ぼすことがあります。介護の疲労により性欲が湧かなかったり、デートができなくなり、性行為につながるロマンチックな気分が失われたりしてしまうかもしれません。認知症の親が夜中に徘徊したり、ものやドアを叩いたり、大声を出したりするかもしれません。苦労して寝かしつけても、些細な物音で親を起こしてしまうかもしれません。時間や体力がないと、愛のない性交渉になってしまったり、完全になくなったりすることもあるでしょう。

　豊かな人間関係を育てるためには、会話をすること、一緒に働くこと、力を合わせて問題に立ち向かうこと、愛し合うことなどさまざまな要素が必要です。強固な関係であれば、一時的にこれ

らの要素を蔑ろにしても維持することができますが、長くは続かないでしょう。良好な関係を維持するために時間と気力を確保することが重要です。第13章を参照に、夫婦でロマンチックな時間を確保する方法を見つけてみましょう。

# 将来に備える

　将来の計画は非常に重要です。ときが経つにつれ、認知症の方の症状がどんどん変わっていきますが、準備をしておくことで多くの変化に対処しやすくなるでしょう。

　夫婦の場合、二人が元気なうちに将来のことを話し合っておくことで、決断をしなければならないときが訪れてもわだかまりがなく決行できるでしょう。認知症の方の持ち物の処分方法など、自分の意思で人生のあり方を決めていると感じることができます。しかし、人によってはこのような話題を考えたくないという場合もあるため、無理に話し合う必要はありません。

　夫婦以外の家族の場合、人によっては少しずつでも将来のことを話し合いたいと思う方もいるでしょう。反対に、つらい将来のことを考えたくないと思い、話し合いを拒む方もいるでしょう。こういった場合は介護する方が一人で認知症ケアの計画を立てることになるかもしれません。

　将来の計画を立てるときは、次のようなことを考慮してください。

・認知症が進行し、体がさらに不自由になったときの状況
・将来必要な介護

- 現実的に介護を続けられる期間
- 介護に対する精神的な限界
- 介護以外で発生する責任
- 配偶者、子供、または仕事にかける時間や労力
- 介護の負担が結婚生活、子供の成長、キャリアに与える影響
- 利用可能な支援先
- 親族から受けられる支援
- 介護に利用できる資金
- 介護費用を支払ったあとに残る生活費：認知症のケアは費用がかさむことがあります。所得水準に関わらず、将来のための資金計画を立てることは重要です（第15章参照）。
- 介護に関わる法的な手続き
- 介護を困難にさせる環境（認知症の方が将来上れなくなってしまう階段、掃除や管理が大変な大きな自宅、商店から離れている場所、治安の悪さ）

　ときが経つにつれ、介護をしている家族を取り巻く環境や、それに伴う人となりが変わっていくかもしれません。介護をするために友人との付き合いや趣味をやめてしまったり、認知症を受け入れる過程で哲学や思考が変わってしまったりすることもあります。将来のことに思考をめぐらせ、準備できることを考えてみましょう。

## 残された配偶者として

　将来のことを考えている方は多いと思いますが、「正しい」答えはありません。人にはそれぞれ個性があり状況も違うので、ある人にとっての正解は、別の人にとっては不正解なのです。その状

況にいる本人が判断するほかありません。配偶者が認知症になったときに、次のような要素を考慮する必要があります。

配偶者としての立場が変わります。配偶者が認知症になると、以前のように活動したり、会話したり、頼ったりすることができなくなってしまいます。自分がもう人生の伴侶ではなくなったように感じつつ、未亡人のように感じる方もいるでしょう。

配偶者が認知症になると、友人が離れていくケースもあります。家族ぐるみの友人関係は4人いることで成り立ち、一人欠けてしまうと疎遠になることが多いのです。残された配偶者にとっては深刻な問題です。家族ぐるみの付き合いはできなくなり、介護もあるため、新しい友人関係を築くことは難しくなります。一人では友人を作りたくないと感じる方もいるでしょう。

認知症により、配偶者とともに過ごす未来が来ないかもしれません。統計によると、認知症を引き起こす疾患を発症してしまうと、寿命が縮まってしまうことがわかっているので、先に亡くなってしまう可能性も少なくありません。症状が悪化し、介護施設を利用する必要があるかもしれません。介護から解放され一人になったとき、友人や趣味があることが大切です。

> ある夫は、認知症の妻との生活を綴った日記を見て、「妻ではなく、私が衰えていく様子が綴られていることに気づきました。介護のために仕事を辞め、趣味の時間もなくなり、次第に友人にも会わなくなっていきました」と語った。

認知症が進行し、さらに介護が必要になると、自分の生活を犠牲にしてしまう家族も多くいます。友人は離れていき、趣味の時間もなくなり、気がつけば認知症の方と二人きりの世界になって

いるのです。このような状態になると、認知症の方が亡くなった場合や老人ホームに入居した場合に、孤独で孤立した人になってしまいます。ずっと介護をする生活の中で、精神的な支えや気分転換のために友人や趣味は非常に重要な存在です。

老人ホームに入居すると、日々の介護はスタッフが行うため、家族は自分の時間が増えることになります。しかし、それでも負担や不安を感じたりするかもしれません。お見舞いに行く時間を適度に制限しましょう。入居させてからはある程度の順応期間が必要でしょう。趣味や友人との交流を再開する計画を立てましょう（第16章参照）。

夫婦関係が破綻しているものの離婚はしていないため、孤独を感じるという悩みを多く聞きます。認知症が進行していくにつれ、夫婦の関係性が変化することはよくあります。多くの夫婦にとって「夫婦」としての関係は重要なものであり続けます。変化する関係性に全力を尽くす方もいれば、別の方と恋愛関係を築く方もいます。

ある夫は、「妻の介護はこれからも続けるが、別の人と付き合い始めました。妻はもう私が結婚したときのあの人ではないので……」と言った。

ある妻は、「非常に難しい決断でした。私にとって一番つらいことは、罪悪感です」と打ち明けた。

また、ある夫は、「私は妻の介護を続け、彼女との約束を守ることが何よりも大切です。確かに彼女は変わってしまいましたが、これも結婚生活の一部なのです。これは私た

ちの夫婦関係を試す試練なのです」と言った。

　認知症の方をケアしている間に、別の人と恋に落ちることもあるでしょう。このようなことが起こると、自身の信条や価値観との間で葛藤し、難しい決断を迫られます。親しい人に相談をするとよいかもしれません。社会的な正しさなどに関わらず、ケアをしている方の状況を改善させる「適正」な決断が「正解」という考え方もあります。このような決断をするとき、親族は協力的であることがほとんどです。

　すべての人が幸せな結婚生活を送っていたわけではありません。認知症の問題が浮上する前に離婚を検討していた場合は、決断がより困難になるでしょう。決断をする前に、よいカウンセラーに相談し、気持ちの整理をしましょう。

　いずれにしても、新しい恋愛、離婚、再婚などについての疑問に直面することは珍しくありません。多くの人がジレンマに直面し、解決しているのです。

# 認知症の方が亡くなったとき

　認知症の方が亡くなると、家族は複雑な気持ちを抱くことが多いものです。認知症の方が苦しみから解放され、家族も介護が終わったことで気が楽になる一方で、死に対する当然の悲しみもあります。認知症の方の死に対する「正しい」反応はありません。とうの昔に悲しみを受け入れ、安堵を感じる方もいれば、悲嘆に暮れる方もいます。

　信頼できる人に気持ちを打ち明けると楽になるでしょう。口に

出すことで、自分の気持ちや考えが明確になることもあります。時間の経過とともに気持ちが変化することも正常であることを覚えておいてください。

　長年にわたり認知症ケアに多くの時間と気力を費やしていた場合、認知症の方の死後に途方に暮れてしまうことがあります。介護のために友人と疎遠になったり、仕事や趣味をやめてしまったりした方も多くいるでしょう。長い間、抱えていた責任から解放されたことで、安心感と悲しみが入り混じった気持ちになることもあるでしょう。

　ある妻は、「もう出かけるときに私の連絡先を誰かに伝える必要がないわ」と微笑みつつもどこか寂しげな表情で話していた。

第

# 13

章

# 自分自身を
# 大切にする

認知症の方が健康でいられるかどうかは、ケアをしている家族の健康にかかっています。家族が心身ともに健康でいられるように、自分自身を管理することが重要です。

　認知症ケアは悲しみ、落胆、不満、窮屈さを伴うことがあります。過剰な負担により疲弊している方も多いでしょう。疲労はさまざまな理由で溜まりますが、最も多い理由は十分な休息が取れないことです。介護をするために、自分の休息や友人との時間、一人の時間などを犠牲にしてしまっている方も多くいます。家事、仕事、子育てなど、複数の役目を負っている場合は、自身のやりたいことを蔑ろにしがちです。

　1日中介護をしていない方でも、自分の時間がほとんどないかもしれません。仕事が終わってから、週に何回も老人ホームに面会に行ったり、週末には主にケアをしている家族が少しでも休めるように介護を代わったりすることもあるでしょう。ケアの頻度がどの程度であっても、不安や悲しみ、不満を感じることはあるのです。本書では、認知症の方の行動症状を緩和する方法をいくつも提案してきました。行動症状がある程度改善できれば、ケアが多少は楽になるはずです。しかし、すべての行動症状をなくすことは不可能ですので、ケアをしている中で苛立ってしまうことは続くかもしれません。対処法としては、十分な休息を取り、ときには認知症の方から離れることでしょう。

　本書では行動症状は脳の損傷によって引き起こされるものであり、認知症の方や周りの人が何をしようとも問題を防ぐことはできないことを強調してきました。ただし、周りの人の気分が認知症の方の行動に影響を与えることはあります。家族が焦りや緊張、苛立ちを見せると、認知症の方もその気持ちを感じ取り、さらに不安になったり、イライラが募ったり、動きが鈍くなったり、行

動症状の引き金になったりしてしまうでしょう。家族が落ち着いていて、気分も穏やかだと、認知症の方も情緒が安定し気分もよくなるでしょう。

家族は何よりも自分自身を大切にする必要があります。繰り返しになりますが、介護には十分な休息と、認知症の方と離れて過ごす時間が必要です。加えて、一緒に楽しんだり、共感したり、笑いあったりできる友人が必要です。落胆したときにそばにいてくれる方や、家族内の確執を解決してくれる方など、さらなる助けが必要だと感じるかもしれません。同じような境遇の人と意見交換をしたり、新しい友人を作ったり、よりよい支援サービスについての情報交換をしたりすることが自分の助けになるでしょう。

# 休息する時間を取る

> 「アルツハイマー病から逃れられればいいのに……。少しの間でもアルツハイマー病のことを考えなくていい環境に行きたいです」とマレーは呟いた。

介護から離れる時間を定期的に持つことは、24時間体制で認知症ケアをしている家族だけではなく、認知症の方にとっても必要不可欠だということを何度も強調してきました。休息し、自身のために必要な行動をとる時間を持ちましょう。たとえば、気兼ねなくテレビを見たり、一晩中眠ったり、週に一度は外出したり、旅行に行ったりすることです。認知症ケアを続けることは、精神的にも疲れる仕事です。その負荷に耐えられずに、介護してい

る人が先に疲労で倒れてしまうことも珍しくありません。

　支援してくれる方、話し相手になってくれる方、共感してくれる方がいることが大切です。自分自身を管理する方法を見つけることは、確かに難しいと思います。理解のある友人がいなかったり、親族が協力的ではなかったりして、認知症の方と離れて過ごすことが不可能に思えるかもしれません。また、認知症の方が他者によるケアを拒む場合もありますし、外部支援を利用する経済的余裕がないかもしれません。介護から一時離れる方法を見つけるためには、工夫をして問題解決に取り組まなければなりませんが、重要なことですので後回しにしないでください。

　自分の時間を確保するための支援サービスを見つけることが難しい場合は、工夫してレスパイトケアを計画する必要があるでしょう。

> 　クックは割引料金を利用しても、週に２回しか妻をデイサービスセンターに通わせることができなかった。そこで、州外に住む息子が追加で１回分の費用を負担してくれることになった。さらに、妻の友人である隣人が、デイサービスセンターに行く日の朝、妻の着替えを手伝ってくれることになった。

　希望に沿わないケアでも、妥協して受け入れなければならないことがあります。他者が家族と同じように愛情を込めたケアを行ってくれないのではと心配になる方もいるでしょう。また、親族に手助けを求めると、嫌がられるかもしれません。認知症の方が環境の変化にうまく対応できないことも珍しくありません。さらに、ケアサービスを利用することは経済的にも大きな影響が出

るでしょう。それでも粘り強く情報を集め、いろいろな支援をつなぎ合わせながら、妥協してでも自分の時間を確保するようにしましょう。

　認知症ケアから離れて時間を取ることは、介護を続けるために最も重要なことのひとつです。

> 　マレーは、「夫が定年退職したら一緒にフランスに行こうと、前から計画していました。しかし、夫と一緒に行くことはもう叶わないとわかったので、夫を息子に預けて一人で行くことに決めました。一人旅はさすがに怖かったので、ツアーに参加しました。夫もそれを望んでくれていたと信じています。帰宅した頃には、次に何かが起こっても大丈夫なほど、十分に心が回復していました」と語った。

## 自分へのご褒美

　ときには介護を担う自分自身にご褒美をあげるとよいかもしれません。自分を甘やかしてみることも、ストレスへの対処法のひとつです。雑誌や新しいドレスなど、何かほしいものを買ってみましょう。ヘッドフォンでクラシックや野球の実況を聴いたり、外で夕日を眺めたり、お気に入りのレストランの食事をテイクアウトしてみたりして、時間というご褒美を与えてもよいでしょう。

## 友人

　友人は驚くほど慰めてくれたり、支えになってくれたり、助けてくれたりするものです。よい友人に支えられることで、家族はつらいときにも頑張ることができるでしょう。友人や社会とのつ

ながりを持ち続けることは、とても大切なことだと覚えていてください。認知症の方が苦しんでいるときだからといって、友人関係を続けたり、新しい友人を作ったりすることに罪悪感を持たないようにしましょう。

　家族が友人と会話しているときに、認知症の方も一緒に会話をする場面が多々あるでしょう。認知症の方にあからさまな認知機能の低下が表に出ていない場合でも、人の名前を思い出せなかったり、会話についていけなかったりすることがあります。多くの認知症の方は、自己表現能力や他人の話を正確に理解する能力が失われたあとも、社交的に振る舞うことができます。そのため、認知症の方の思い出せないといった行動はわざとしているわけではなく、認知症による症状であることを友人に説明しておかなければなりません。

　家族が認知症になってしまったという事実を旧友に打ち明けることはつらいことでしょう。特に、遠方に住む昔をよく知る友人に連絡することは容易いことではありません。そういった場合は、ホリデーカードや年賀状などで疾患のことを正直に知らせるとよいかもしれません。

## 孤立しないために

　自分が孤立していると感じたら、どうすればよいのでしょうか。新しい友人を作ることはひとつの方法ですが、そのためには時間と体力が必要です。疲れて落ち込んでいるときにはなおさら大変でしょう。しかし、これはとても重要なことなので、必要な努力を惜しまないでください。友人を作るきっかけとして、まずは支援サービスをひとつ見つけてみるとよいかもしれません。小さな支援でも、ほかにつながるための手引きやエネルギーになります。

最寄りの米国アルツハイマー病協会の地方支部に連絡をしたり、家族向けのサポートグループに参加したり、自分でグループを立ち上げたりしてみましょう。教会などの礼拝所とのつながりを維持したり再開したりしてみるのもよいでしょう。宗教指導者の言葉に安心し、支えられていると感じる方は多いようです。キリスト教会やユダヤ教会、イスラム寺院の中で新たな友人関係を築くこともできますし、多くの礼拝所は実用的な支援を提供しています。

　認知症の方から離れる時間を確保できたら、ほかの人と一緒に趣味やディスカッショングループに参加してみましょう。人と共通の活動をすることで、新しい友人を作りやすいでしょう。

　認知症ケアをしている人や以前ケアをしていた人と友人になれるかもしれません。認知症ケアの末、配偶者を失った方がいれば今の状況を理解してくれるでしょうし、それにより特別な絆を感じるかもしれません。

　認知症ケアをしていると、趣味に割く時間や体力を確保することは難しいと思います。もちろん、「後回し」にできる趣味もあると思いますが、完全にやめてしまってはいけません。これは、重要です。日々の介護に関わらなくなるときが来たら、再び友人や趣味が必要になるのです。

　「メイソンロッジ（国際的友愛団体フリーメイソンの地方支部）に行くのが好きです。今でも月に一度は行っています。アリスがナーシングホームに入ることになったら時間ができるので、メイソンロッジのクリスマスの寄付イベントでボランティアするなど、もっと積極的に活動に参加しようと思います。まだそこに友人が多くいるので、そのつなが

りを失いたくありません」

「私はバイオリンを弾いています。今は忙しくてカルテットで演奏することはできませんが、演奏者たちとは連絡を取り合っていますし、今でも少しは練習をしています。もっと時間ができたら、コミュニティ・シンフォニーに参加しようと思っています」

地域の認知症関連の団体への参加や、価値観の合う非営利団体やチャリティ協会でボランティア活動をするなど、新しい活動に取り組むことを検討してみましょう。新しい活動に興味を持つことは簡単ではありませんが、注力する価値はあるでしょう。

「妻がアルツハイマー病になったのは、ちょうど私が定年退職したばかりの頃でした。妻の介護をするだけで1日が終わってしまいます。そこで、何か運動をしなければと思い、高齢者向けの運動プログラムに参加したのです。妻をデイサービスセンターに連れていく日が、私の運動する日と決めています」

## 必要に応じて追加の支援を求める

疲労、落胆、怒り、悲嘆、絶望、罪悪感、煩わしさなどは、負担のかかる認知症ケアをする際に生じる当たり前の感情です。このような圧倒される感情は、終わりのないものに思えるかもしれ

ません。ときには手に負えなくなり、負のスパイラルに陥ってしまうことがあるでしょう。そのような場合は、早めに専門家に助けを求めましょう。

## 自身の危険なサインに気づく

スコットは、「最近、私は飲み過ぎているのではないかと心配しています。以前は、ジョンの帰宅に合わせて、一緒に晩酌をしていました。もう彼は飲むことはできませんが、私はいまだにその時間になるとお酒を飲み、さらに寝るまでにもう1、2杯飲んでいます」

人によって問題への対処法はさまざまであり、人の真似をしても同じように解決しないことのほうが多いでしょう。自身の状況を振り返り、次のような質問を自問してみましょう。

・普段通り行動できないほど、悲しみや憂うつさを感じていますか？
・心配になり、夜は眠れなくなっていますか？
・体重が不自然に減っていますか？
・常に限界だと感じていますか？
・孤独で、問題を一人で抱えていると感じていますか？

家族が認知症の場合、憂うつになったり、落胆したりすることは珍しくありません。しかし、質問にひとつでも該当する項目がある場合、精神的な疲労を和らげるための支援が必要となります。

**お酒の飲み過ぎ**　アルコール耐性は人によって違うため、飲

み過ぎているかどうかは摂取量では判断できませんが、次の質問
を自問してみましょう。

・飲酒が家族や友人関係、仕事に支障をきたしていますか？
・健康に被害が出ていますか？
・酔っぱらってしまって認知症ケアができなくなっていますか？
・さまざまな場面で同僚などほかの人が、あなたの尻拭いをして
　くれていますか？

　ひとつでも当てはまる場合は飲み過ぎでしょう。アルコール
依存を診断してくれる専門的な機関を医者や看護師に紹介しても
らいましょう。アルコホーリクス・アノニマスは実績のあるアル
コール依存症の方のための自助グループです（日本でも全日本断
酒連盟やアルコホーリクス・アノニマスなどがあります）。依存
症の方が集会に来られるように、交通手段やシルバーシッターの
手配など、現実的な問題を解決してくれますので、連絡してみて
ください。自身の状況を説明し支援を求めてください。

　**薬がないと毎日耐えられない**　精神安定剤や睡眠薬は、医師
との相談のもと短期間のみ使用するようにしてください。アン
フェタミンなどの中枢神経刺激薬を疲労回復の目的で使用するこ
とは絶対にないようにしてください。すでに精神安定剤、睡眠薬、
向精神薬を日常的に乱用している場合、医師の管理下でやめるよ
うにしましょう。これらの薬の中には、薬物依存症を引き起こす
ものがあります。薬を突然やめると、生命を脅かす禁断症状が現
れる可能性があるため、やめるときは必ず医師に相談してくださ
い。

　認知症ケアのストレスでアルコールや薬を乱用してしまって
も、恥じることはありません。アルコールや薬物の依存は珍しい

ことではありません。乱用していることを認め、助けを求めることが重要です。

**コーヒーの飲み過ぎ**　中枢神経刺激薬などの乱用ほど深刻ではありませんが、カフェインの過剰摂取も体に負担をかけます。ストレスを管理する能力を低下させてしまうのです。カフェインはお茶や多くの清涼飲料水にも含まれています。

**過度に叫んだり、泣いたりする**　認知症の方の言動に激怒してしまったり、反射的に叩いてしまうこともあるでしょう。問題を親族や友人に共有しても、かえって負の感情が増加したり、会う人すべてに苛立ってしまったりする方もいると思います。怒りや不満は、認知症ケアに伴う正常な感情です。では、どこまでいくと問題となるのでしょうか。どんなときでも涙を見せるべきではないと考える人もいれば、泣くことで精神が安定すると考えている人もいます。負の感情にどの程度耐えられるかは個人によって異なります。これらの感情が人間関係に影響を与えていたり、認知症の方に感情をぶつけてしまったりする場合は、不満を解消する方法を見つけてください。そうすれば、周りの人に当たり散らして関係が疎遠になってしまったり、影響を受けた認知症の方の行動症状が悪化したりすることを防げるでしょう。

### 自殺がよぎる

> キャメロンは、「銃を買おうと思いました。妻を殺したあと、私も命を絶とうと考えていた時期がありました」と振り返った。

無力感、挫折感、孤独感などの負の感情はときに人を「自殺」という発想に陥らせてしまいます。不可逆的な状況から逃れられ

ないと感じたり、人生の意義を失ってしまったと感じたりすると、耐え難い現状から未来に絶望し、自殺を考えてしまうのかもしれません。

> 自殺未遂をしたある人は、こう打ち明ける。「今思えば、なぜあんな気持ちになったのかわかりません。つらいこともあったけど、死ななくて本当によかったです。いろいろ混乱していたのでしょう」

人間は現状を実際よりもマイナスなものとして認識することがよくあります。絶望感に押し潰されそうなときは、異なる視点からの意見をしてくれる友人や専門家など（カウンセラー、心理士、精神科医）に相談するようにしましょう。

・状況に振り回されており、限界を感じていますか？
・ストレスの影響が体に出ていますか？
・常に動悸がしたり、緊張や恐怖を感じたりしますか？
・理解してくれる人に相談することで、気が楽になりますか？

ひとつでも当てはまる場合、一人で抱え込み過ぎており、支援が足りていない可能性があります。

## カウンセリング

認知症ケアをしている家族に必要なことは、介護から離れる時間や外部からの支援だけなのかもしれません。しかし、家族によっては支援を受けることが状況的に不可能であり、現状から逃れられないと感じているかもしれません。そこで、カウンセラー

などの専門家に相談することで、気が楽になるかもしれません。第三者であるカウンセラーは客観的に状況を整理し、家族では思い付かなかった選択肢を提供することができるでしょう。絶望的な気持ちになったときに頼れる相手がいることは救済にもなります。親族や友人に相談することもできますが、認知症の方を知っている分、客観的に物事を見ることができないかもしれません。

　カウンセリングを受けるほどの状態ではないと思い、受診するかどうか悩む人もいるでしょう。カウンセリングを受ける人は「精神疾患」や「変わり者」、または「神経質」という偏見が多くありますが、実際には現実の問題に対処することができないだけの健康な人であることがほとんどです。絶望を感じていたり、落胆したり、見解が狭まっていたりしているときは、それらの感情や問題について話し合うことで、根本的に解決することができるかもしれません。

　もしかすると、実際にカウンセリングを必要としている人は多くないのかもしれません。しかし、認知症に悩む家族にとって、カウンセリングが効果的であったという報告も多く寄せられています。カウンセリングはディスカッショングループ、教会、物事を客観的に見てくれる友人、ソーシャルワーカー、看護師、心理士、医師などさまざまな人から受けることができます。

　カウンセリングを受けようと思ったとき、最初の一歩を踏み出すことが一番難しいという方もいます。思考が巡らなくなり、新しい発想にたどり着けなくなってしまっているのです。

> 「彼は、私以外が家にいると対処できないほど行動症状が出てしまうのでシルバーシッターを雇えず、家から出ることもままなりません。カウンセリングを受けようと思って

> も、働くこともできないので、経済的な余裕がありません。こんなことをカウンセラーに話しても、どうせ何も解決しません」

　このケースのような思考の悪循環は、置かれている状況やそれによる落胆などの負の感情により、問題をネガティブにしか捉えられないことに起因します。客観的なカウンセリングによって、問題をより管理しやすいように整理することができるかもしれません。先ほども述べたように、最初の一歩は一番難しいとは思いますが、カウンセリングを受けることにより徐々に必要な改善を行うことができるでしょう。

　カウンセリングを受けることは、弱さや不甲斐なさの象徴だと感じてしまう人もいます。しかし、認知症ケアの負担の大きさを考えれば、受けられる支援はすべて受けるべきです。カウンセラーを頼ることは、精神的な強さと何ら関係はありません。

　カウンセリングは幼少期などを掘り下げられ、自身の隠していることを「分析」するものだと思っている方もいるでしょう。実際には、多くのカウンセラーは過去ではなく今抱えている問題に対処する手助けをしてくれます。感情や不満を制御する手助けをしてくれるカウンセラーもいます。サービスを利用する前に、カウンセリングの方針などを確認しましょう。カウンセラーの予約状況、利用料金、認知症の知識の有無などの要因により、利用できるカウンセラーが限られてくるかもしれません。

　カウンセラーが精神科医の場合は医師免許を所持しているので、薬を処方することもできます。心理的問題に付随する身体的問題についても知識があります。また、メンタルヘルスに関する特別な研修を受けた高度実践看護師も、薬を処方したり、カウンセリ

ングを行ったりすることができます。人を癒すスキルやカウンセリング能力が高い心理士、ソーシャルワーカー、精神科看護師、聖職者、その他の専門家もいるので、検討してみてもよいかもしれません。予算内で、認知症についての知識があり、信頼できる人を選ぶとよいでしょう。

カウンセラーを含むすべての専門家との関係性について懸念がある場合は、その専門家と話し合う必要があります。利用料金について疑問があったり、カウンセリングの方針について懸念があったり、守秘義務が守られていないと感じたりするときは、正直に、直接的な表現で懸念を訴えるようにしましょう。

カウンセラーを探すことはさほど難しくありません。米国アルツハイマー病協会の地方支部が紹介してくれることもあります。聖職者や医師と信頼関係が築けている場合は、彼らがカウンセラーになってくれるかもしれません。信頼できるカウンセラーを紹介してくれることもあるでしょう。カウンセリングを受けたことのある友人がいれば、評判を聞いてみるのもよいでしょう。もし、サポートグループに参加している場合、ほかのグループメンバーに評判のよいカウンセラーを聞いてみてください。見つからない場合は、地域のメンタルヘルスクリニックやユダヤ教家族支援サービス、連合カトリック慈善団体、聖職者カウンセリングサービスなどの宗教関連サービスの機関で、カウンセリングサービスや紹介を受けることができます（信仰に関係なく助けてくれます）。郡や州の医学協会や心理学協会に地域の医師を紹介してもらうこともできるでしょう（日本では、まず地域包括支援センターや認知症の電話相談にご相談ください）。

カウンセラーの質は千差万別であり、すべてのカウンセラーが認知症の知識を持っているわけではありません。ほかのサービス

を検討するときと同様、カウンセラーの資格を確認するなど、慎重に選びましょう。利用後にあまり効果的ではないと感じた場合は、そのことを素直に相談し、ほかのカウンセラーを試すことを検討してください。

# 米国アルツハイマー病協会

　米国アルツハイマー病協会は、認知症ケアを行っている家族によって設立されました。全米各地に支部があり、全米協会本部はシカゴにあります。地方支部・全米協会問わず、認知症についての研究と教育を促進し、家族への支援、情報提供、紹介を行っています。多くの地方支部には電話による相談窓口があり、協会本部には24時間体制のコールセンターがあります。情報提供、支援、介護に関する相談、必要なサービスの紹介などを行っているので、具体的な情報を求めている場合も、現状に共感してくれる人を求めている場合も連絡してみてください。地方支部の中には、米国アルツハイマー病協会の下部組織ではないところもあるので注意が必要です。

　まずはウェブサイトを確認してください。全米アルツハイマー病協会や多くの地方支部のウェブサイトはオンライン教材を提供しているだけではなく、冊子を取り寄せることもできます。地方支部では日中や夜間のサポートグループプログラムや認知症に関する講義や映像作品への資金支援に加え、認知症に詳しい医師、記憶機能検査、レスパイトサービス、弁護士、ソーシャルワーカー、介護施設やナーシングホームなどの紹介を行っています。相談窓口への電話やサポートグループへの参加は無料です。支部

によっては、一人暮らしの認知症の方の支援、地方や多文化に対しての情報発信、ケアコーディネーションサービス、家族や専門家への教育研修など、特別なプログラムを提供しているところもあります。米国アルツハイマー病協会は、ウェブサイトで幅広い情報を提供しています。

電話相談窓口のスタッフは親身になって悩みを聞いてくれます。スタッフの多くは認知症ケアの経験があり、介護をしている人に寄り添う訓練を受けています。電話相談は無料で、ほとんどの支部で予約は必要ありません。通常の営業時間内であれば、すぐにつながるでしょう。相談窓口を担当するスタッフは、理解を示し、必要な支援を提案してくれます。ただし、資格を持った専門家であることは稀なので、治療や薬の処方はできません。

米国アルツハイマー病協会とは関係のないサポートグループも多くあります。独立した慈善団体やナーシングホーム、病院、州の高齢者福祉機構、家族サービス支援機関などが主催している場合もあります。

## サポートグループ

「本当はこのようなグループに参加したくはなかったのですが、母の言動に耐えられなくなったので、ついに参加を決めました。そこで、母の財産を管理するためには、委任状を作成しなければならないことを初めて知りました。説明会が終わったあと、お茶をしながらほかの参加者と話す機会がありました。その中の一人が、母が何回も食器をタンスの中に隠すので、イライラすると話していました。そんなある日、彼女は食器の置き場所にこだわることはさほ

ど重要ではないことに気づき、気が楽になったそうです。それまで私は、そんなことを経験しているのは自分だけだと思っていました。でも、私も自分の母の話をすると、皆さんが理解してくれたのです」

「サポートグループには通常、男性よりも女性のほうが多いので、参加するのを躊躇していました。女性ばかりの会に参加してもあまり意味がないと感じたのです。ですが、私と同じように義母と同居している男性が参加していて、彼は私の気持ちを本当に理解してくれました。参加したことで、私の結婚生活は救われました」

　何万もの家族が同じように認知症ケアで大変な経験をしています。サポートグループにはその苦悩を理解してくれる人が多く参加しています。月1回のペースで開催されていることが多いですが、日程はグループによって異なるので確認してください。認知症の理解を深める映画の上映や講演会のあとに参加者同士の交流会が設けられているなど、形態はさまざまです。介護サービス事業者によって開催されている場合もあれば、認知症ケアをしている家族が自主的に集まって開催している場合もあります。

　サポートグループには、成人した子供、配偶者、遠方に住みながらも介護をしている方、会社員、建設作業員、定年退職者など老若男女を問わずさまざまな人が参加しています。認知症の親を持つ幼い子供のサポートを専門とするグループもあります。

　認知症は民族や人種を問わず、すべての人々に平等に襲いかかります。サポートグループの参加者は、誰しもが悲嘆、疲労、行動症状、利用できるサービスの制限など、同じ悩みを抱えていま

す。人種や文化背景に関わらず、愛する人のために全力を尽くしている家族は多く、直面する問題は普遍的なのです。サポートグループを立ち上げたい場合は、開催時期や場所、グループの構成、グループリーダーの役割などを検討し、地域のニーズを満たす計画をしましょう。アルツハイマー病協会や地域の高齢者福祉事務局がその計画をもとに、サポートグループを立ち上げる支援をしてくれるでしょう。

## 言い訳

　心が折れてしまい疲れ切っている方は、「気力がない」「知らない人ばかりのところに行きたくない」など、サポートグループに参加しない言い訳を探します。ここでは、サポートグループに参加しない理由として挙げられたものと、解決につながる提案を記しています。

　**集団に参加するようなタイプではない**　団体行動が苦手でも、とにかくまずはサポートグループに参加をすることが重要です。認知症ケアは困難が多く長く続くため、一人の知恵では対処しきれなくなります。さまざまな意見を取り入れることが必要でしょう。同じような経験をしている人の話を聞くだけで、気が楽になることもあります。サポートグループで話すことを「強要」されることはありません。

　**認知症の方を一人にはできない**　疲労が溜まると無気力状態になってしまいます。シルバーシッターを探したり、認知症の方に反論したりするよりも、我慢して家にいるほうが楽だと感じてしまうのです。サポートグループを運営している団体に、シッターの手配や認知症の方が同時間帯に参加できるプログラムを用意してもらえないか聞いてみましょう。または、友人や親戚に介

第**13**章

自分自身を大切にする

護を代わってもらいましょう。認知症の方がシッターなどに抵抗を示す場合は、家族が在宅中にシッターに何度か訪問してもらい、慣れてもらうようにしましょう（第7章「シルバーシッターを侮辱した場合」、第10章「サービスの種類」内の「訪問サービス」「サービス利用のための事前準備」参照）。

**人見知りである**　サポートグループの参加者は同じような問題を経験しているので、話しやすいでしょう。最初の数回は聞くだけでよいので、まずは参加してみてください。

**夜間に運転できない**　日中の集会がないか確認しましょう。夜間の集会しかない場合は、主催者に送迎の手配をしてもらえないか聞いてみましょう。

現実的な問題は確かにいろいろとあります。それでも、言い訳をして必要なサポートを拒んでいる方は、うつ病や疲労感が原因にあるのかもしれません。一歩踏み出す決心さえできれば、これらの問題を乗り越える手段を見つけられるでしょう。

サポートグループが現在の状況に合っていないこともあります。たとえば、老人ホームを利用している方が、在宅での介護をしている人が多いグループに参加しても共感は得られないかもしれません。ほとんどの地域には複数のサポートグループがあるので、ほかのグループへの参加や、アルツハイマー病協会の地方支部会への参加をして、自分に合ったグループの情報を集めましょう。

サポートグループはすべての方に効果的なわけではなく、このようなサポートを必要としない方もいます。また、知識のある人と個別に話をするほうが安心できるという方もいるでしょう。しかし、サポートグループに参加する必要がないと判断する前に、まずは何度か参加してみることをお勧めします。

# 認知症啓蒙活動

　アルツハイマー病など認知症を引き起こす疾患は世間にも広く認知されており、治療法や予防法の研究が進められています。しかしながら、依然多くの課題が残されています。研究やケアを支援する公的資金は増加していますが、現状では支援金の提供を求める研究プロジェクトの約20％にしか給付が行われていません。認知症の診断やフォローアップケアが受けられない地域もまだ多くあります。連邦や州政府主導のレスパイトケアプログラムも数が少なく、デイサービスや訪問サービスのための支援金もほとんどありません。また、米国アルツハイマー病協会の各支部や相談窓口、サポートグループの多くは人手不足であり、少数のボランティアの努力によって成り立っている状態です。さらに、多くの介護施設や介護サービス事業者では、認知症の方々のニーズを満たしていません。これらの組織のスタッフは、ある程度の教育研修を受けることを連邦法や州法で義務付けていますが、教育研修が不十分で特に認知症の方の日常的なケアのニーズに対応したものではないことが多いのです（第16章参照）。

　「認知症啓蒙活動に参加することで、認知症に立ち向かうことができる」という声をよく聞きます。参加してみてもよいかもしれません。認知症啓蒙活動に貢献する方法はさまざまあります。次を参考にしてみてください。


・研究プロジェクトへの参加（第18章、第19章参照）
・地域のアルツハイマー病の相談窓口で電話応対や事務作業の手伝い

・小規模のデイサービスの予算管理、認知症の方の自宅の配管修理など、自身のスキルを使ったボランティア活動

・サポートグループのリーダー（介護経験者ほどよいリーダーになる傾向がある）

・マイノリティグループなど、自身とつながりのあるコミュニティ内のサポートを必要としている家族に連絡を取り、さまざまな支援の情報を伝える

・募金活動（たとえ少額でも大きな助けとなる）。募金活動に必要なスキルは本などから学ぶ

・地方議会議員や政府機関のトップに認知症について学んでもらったり、議会や新聞社に手紙を書くなどして、認知症の啓発活動を行う

・住んでいる地域でデイサービスや訪問サービスの事業所を設立する活動を率先して行う（認知症のためのレスパイトケアプログラムの多くは、それを必要とする家族が始めた歴史がある）

・介護サービスを支援する地元の政治家候補のもとで働く

・一人暮らしの認知症の方への支援や、地方在住の家庭への支援など地域の特定のニーズを支援

　支援できることはたくさんありますので、自分のスキルと時間に合った活動を見つけましょう。活発な認知症啓蒙活動は多くあるので、他者と協力してほかの地域の施策を参考にしてみてください。正しい認知症の知識を持った家族が、大いなる変化をもたらす草の根的存在なのです。

第

# 14

章

# 子供・若者たち

本章は認知症の方と一緒に暮らしている若者、または知り合いが認知症だという若者がいる家庭に向けて書かれています。必要に応じてほかの章も読んでみてください。

　一緒に暮らしている若者はほかの家族同様に、まずは認知症の特徴や行動・心理症状を理解することが重要です。理解することで、認知症の方の行動に腹を立てることが少なくなるかもしれません。不可解な行動はわざとではなく、誰のせいでもありません。病気により脳の一部が破壊されてしまったので、コントロールできないのです。脳細胞が多く失われると、脳は正しく機能しなくなります。そのため、人の名前を忘れたり、動きがぎこちなくなったり、うまく会話できなかったりするのです。

　認知症の方は些細なことで不機嫌になることもあるでしょう。これは脳が周りの状況を理解できなくなっていることで起こります。また、行動を制御する脳の部分も損傷を受けているため、正しく行動できないのです。認知症の方の中には、おかしな行動をとらず病気にも見えないのに、周囲の行動を過剰に批判したり、正そうとしたりする方がいます。何度も言いますが、病気のせいで自分の行動を理解したり変えたりすることができないため、認知症の方自身ではどうすることもできないのです。

　若者に認知症についての知識がないと、今後のことが不安になり、自身の行動で症状が悪化してしまうのではないかと心配になることもあるでしょう。しかし、若者の行動が認知症に影響を与えることはありません。ときには言動により認知症の方が不機嫌になることはありますが、病状が悪化することはありません。

　心配事がある場合は、本書のほかの章を参考にしてみてください。気になることがあるたびに参照してもよいでしょう。ほかの資料なども読み、認知症に関する知識を深めましょう。また、親

や担当医などに質問してみてもよいでしょう。質問をするときは親の時間に余裕があり、疲労が溜まっていないときのほうが明確な答えが返ってきます。ただし、中には祖父母が認知症であるということを子供に隠そうとする親もいます。

　認知症について読んだり聞いたりする中で、知りたくない情報にたどり着いてしまうこともあるでしょう。認知症の方がもう治らないことを理解してしまうかもしれません。そうした事実に嫌な気分になってしまう方もいるでしょう。知りたくない情報は、無理に知る必要はありません。多くの子供は状況に対して複雑な感情を抱くでしょう。認知症の方を気の毒に思うと同時に、同居しなくてはならないことに怒りを感じるかもしれません。常に不機嫌になったり、情緒不安定になったりしてしまう子供もいるでしょう。あるいは、情報を遮断し、考えないようにすることもあるでしょう。これらの反応は、問題に直面したときの正常な反応です。

　整った環境下であっても、生活の一部に認知症の方がいる状況は大変なことです。若者が問題と感じる事例をいくつか紹介します。

・プライバシーがない。祖母は断りもなく部屋に入ってくる

・常に静かにしなければならず、ギターを弾けない。帰宅した直後から静かにしないと、祖父が興奮状態になってしまう

・食事マナーを見ていると気分が悪くなる

・よく知らない人が訪問すると祖母は動揺する。また、祖母の行動も恥ずかしいので、家に友人を呼ぶことができない

・自分の部屋を譲らなくてはいけなかった

・やることが増えた。家族から責任感を持つことを期待される

・家族が祖父の世話で忙しくて疲れているので、みんなで楽しい
　ことをする機会がなくなった
・行動が予測不能で怖い
・すぐに死んでしまうのではないかと心配
・常に絶望感に蝕まれている
・以前より親に怒られることが増えた

　静かにすることや部屋を譲ることなど、対処しなければならない問題もあるでしょう。これらは、認知症の知識があると我慢しやすくなるかもしれません。最も困っている問題に注目し、改善できる方法を家族と相談してみましょう。多くの場合、何かしらの妥協点を見つけることができるはずです。たとえば、プライバシーのために部屋に鍵を付ける、音楽を聴くときはヘッドフォンを使用するなどです。自分の部屋を認知症の方に譲った場合は別の部屋を改装するなど、プライベートな空間を作り出してみましょう。

　一番の問題点は認知症の方の行動ではなく、親や認知症の方の配偶者の行動だという若者もいます。

> 「祖父の認知症は気になりません。しかし、一緒に引っ越してきた祖母は、自分の若い頃を引き合いに出して、私の行動を批判してきます」

> 「祖母の認知症よりも、母がいつも祖父と喧嘩していることが問題です」

　認知症の方の配偶者は、状況に対して気が動転していたり、悲

しみや寂しさを感じたりしているかもしれません。そのような心理状態だと短気になり、同居を難しくさせるかもしれませんが、悲嘆や心配が問題の根源にあることを理解してあげましょう。祖父母が孫に厳しいルールを課したり、文句ばかり言ったりする場合は、親に対処法を聞いてみましょう。あまりにも耐えられなくなってしまったら、精神的に安定している大人に相談してみましょう。家族でなくても相談できる大人は多くいます。

　これまでの内容は、祖父母が認知症になったケースを想定して書いてきました。祖父母が認知症を発症するような年齢に達する前に、孫が成人していることが多いのですが、稀に未成年の子供の親が認知症になってしまうケースもあります。そのような状況になると非常に大変です。その際、本書が少しでも役に立つことを願っています。しかし、どのような本でも、読むだけでは家庭内の問題を解決することはできません。

　まずは健常なほうの親と現状や抱えている問題について話し合うことが重要です。家族全員で定期的にカウンセリングを受けてもよいかもしれません。親がカウンセリングを手配することができない場合は、医師や学校の先生に助けを求めることもできるでしょう。親が認知症になったときに一人で対処しなければならないということはあってはいけません。学校の成績が下がったり、親と頻繁に喧嘩をしたり、現実から目を背けたりすることが多い若者は、誰かに相談する必要があるでしょう。多くの場合、親やほかの親しい大人、学校の先生などと話し合うだけで気が楽になるでしょう。相談しやすい人もいれば、そうでない人もいるので、相談相手は気をつけて選びましょう。カウンセリングを受けることにマイナスなイメージを持っている人もいるかもしれません。しかし、カウンセリングを受けるすべての人が「問題がある」わ

けではありません。優秀なカウンセラーや相談相手であれば以下
のようなことができるでしょう。

・現状について知る
・憂さ晴らしができる
・親と喧嘩しないように、カウンセラーを介して会話をする
・親の考えを知る
・自分の意見をすべて言う
・認知症の方の死など、心配事についてプライベートな空間で相
　談できる

　カウンセリングを受けても問題は解決しないかもしれませんが、
少しは気が楽になるかもしれません。
　スカウト活動、青年部、学校のコンピューターやロボットのク
ラブ、運動部、バンドなどのクラブ活動に参加して、家庭内の悩
みを忘れ、友人と一緒に楽しむ時間を設けましょう。認知症の親
を持つ若者がチャットで情報交換できるウェブサイトなども探し
てみましょう。
　認知症の方が若者に与える影響のすべてが悪いわけではありま
せん。若い視点で問題解決のアイデアを思いつき、家族を助ける
こともあるでしょう。若者のほうが認知症の方をより理解してい
ることもあるでしょう。また、介護をする過程で人として大きく
成長することでしょう。認知症の方と過ごした時間は、将来振り
返ったときに誇りに思えるかもしれません。
　若者が自分ではコントロールできない状況に陥ったときでも、
その状況にどう反応するかはコントロールできるはずです。悪い
状況が若者の人生にどう影響するかを決めるのは若者自身です。

# 経済的・法的問題

認知症ケアに伴う経済的または法的な問題についての詳細は、本書の目的と範囲を超えるものですが、検討すべき重要な要素はいくつかあります。状況によっては専門家の助けを求める必要もあるでしょう。高齢者に関する法律を専門とする弁護士の中には、財産保護や認知症の方の事務管理を専門とする人もいます（日本の法律については、日本の弁護士に、また、日本の税制度については、日本の税理士にご相談ください）。

# お金の管理

　認知症ケアには莫大な費用がかかることがあります。高齢者は年金などの一定の収入で生活していることが多く、インフレーションが起きればその分、生活は厳しくなります。そのため、使えるお金の上限と医療や介護など将来的に増える可能性がある費用を把握し、お金の計画を立てることが重要です。初期段階の認知症の方ならば、一緒に計画を立てられるかもしれません。計画は認知症の方だけではなく、その配偶者の将来の経済状態にも影響を与えます。将来の経済状態を分析するときは、疾患の性質や個人の希望など多くの要因を考慮する必要があります。

　認知症の方と内縁関係の場合、至急弁護士に相談してください。内縁関係の夫婦の権利に関する法律は州によって異なり、地域の法律や政策によっては、面会許可や決定権、その他さまざまな権利が与えられない場合もあります。可能であれば、認知症の方が法的な判断を下す能力を保持しているうちに行動しましょう。

　介護施設の入居にかかる費用については、第16章を参照してください。将来的に介護施設の利用を想定している場合は次項を

参考に、事前に計画をすることをお勧めします。計画的に行動することで、費用も抑えられ、苦悩も少なくなります。家庭の経済状態に関わらず、将来を見据えてお金の計画を立てることが非常に重要です。

## 想定される費用の例

**収入の減少（機会費用）**

・認知症による仕事継続の困難、退職
・ケアをする家族の退職
・認知症による退職金や障害給付の喪失
・一定の収入のもとでの物価高騰による実質購買力の低下

**住居費**

・段差のないバリアフリー住居やデイサービスなどの施設に近い住居、維持管理が容易な住居への転居
・ケアをする家族（子供たち）のもとでの同居およびこれに伴う改築
・高齢者住宅施設、高齢者向けのグループホームや小規模集合住宅の利用
・自宅の改装（鍵、手すり、安全装置、車椅子用のスロープなど）
・徘徊に対応した住宅改修

**医療費**

・訪問看護
・訪問診療
・医療保険
・検査や診断
・作業療法
・理学療法

- 医薬品
- 医療機器・器具（介護ベッド、介護用椅子、車椅子など）の購入、レンタル
- 消耗品（介護用おむつ、防湿パッド、ウレタンマットレス、ワセリン、ティッシュ、綿棒など）の購入

**支援サービス費用**
- 家事代行
- 付き添いサービス
- 訪問介護
- デイサービス

**食費**
- 料理代行サービス、外食、出前の利用

**交通費**
- 送迎サービス
- タクシー、個人運転手

**税金**

**法的手続きにかかる費用**

**雑費**
- 動きやすい衣類、IDバンド、安全性や利便性向上のための機器類

**介護施設費用**
- 基本利用料、介護用おむつ、洗濯、薬、日用品、セラピー、ヘアケア代など

**高齢者向け住宅費用**
- 米国ではメディケイド（低所得者向けの公的医療保険）を受給していない限り、連邦や州が高齢者向け住宅の介護費を代わりに支払ってくれることはありません（日本では、高齢者向け

住宅での介護サービスには介護保険が適用されるものもあります）。このような住居の費用を支払うために、自宅を売却したり、予算を調整したり、認知症の方の子供が代わりに支払ったりしなければならない場合もあります。しかし、法律上は子供が介護費用を負担する義務はありません。

## 利用可能な資産

### 認知症の方の資産

認知症の方の資産を正確に把握しましょう。年金、確定拠出型年金、社会保険、貯蓄、投資信託、株式、不動産、自動車、介護保険、その他収入源や原資となり得るものをよく検討しましょう。

認知症の方の中には、資産を他者に明かさない方がいます。認知症の方が保有している可能性がある資産と関連書類の在処については、「資産の探し方」にて後述します。

### 認知症の方の配偶者、子供、親族の資産

親族間の財産的な権利義務に関する法律関係は、特に介護施設の利用時においては複雑になります。ソーシャルワーカー、税理士、弁護士であっても、必ずしもすべてを理解しているとは限りません。米国アルツハイマー病協会の地方支部であれば、この分野に詳しい専門家を紹介してくれるでしょう。なお、法的責任に関わらず、家族はお互いに対する義務感を持っていることが多いですが、義務感にはジレンマがつきものです。

「父のおかげで大学に通うことができました。今度は私がお金を払って父を助けなければならないのです」

> 「母の援助をしたいのは山々ですが、息子の大学資金も貯める必要があります。どうしたらよいのでしょうか？」

> 「母の入れ歯代を代わりに負担したい気持ちはあります。でも今は、私たちの生計の要である夫のトラックのエンジン修理に、お金が必要なのです。どうすればよいかわかりません」

　これらの問題に簡単な解決策はなく、お金の使い方で揉めてしまう家族も多くいます。認知症ケアに利用できる公的な支援制度も多くはないため、ケアをする配偶者や子供にとっては大きな経済的負担になりかねません。

### 生命保険

　認知症の方が加入している生命保険契約の内容を確認しましょう。早急に資金が必要な場合は、解約払戻金制度を利用できるかもしれません。また、被保険者が障害認定を受けた場合、保険料の支払いが免除される契約もあります（日本では、高度障害状態になったときに高度障害保険金を受け取ることができる場合もあります）。この場合、出費を大幅に節約できる可能性があります。

### 介護保険

　認知症の方が民間の介護保険に加入していれば、訪問介護やデイサービス、またはホスピスなどの施設の利用費に充てられる場合があります。保険契約の内容によっては、アルツハイマー型認知症や精神疾患に対して適用されるものもあります。保険契約の内容はさまざまであり、州によって規制も異なります。介護保険

は、多くの人にとって資金問題の軽減にひと役買うことになりますが、すべての人が恩恵を受けられるわけではありません。介護保険の仕組みとしては、（契約によって定められた）一定の期間にわたって保険料を払い込み、ケアが必要になったときに保険給付を受けるというものです。訪問介護が必要な場合は、自ら選んだ事業所などから介護士の派遣を受け、支払いを行えば、後日、介護保険からその費用の支払いを受けることができます。このような介護保険制度によって、認知症の方の個々の状況に対応できるケアの技術と気質を持った介護士を自由に選び、雇うことができます。

民間保険会社は支払う保険金の総額よりも、契約者から集めた保険料の総額を多くすることで利益を得ています。そのため、できるだけ保険金の支払いを抑えようとします。保険会社から必要なサービスに対する保険金が適切に支給されているか、毎月確認しましょう。

一部の例外を除き、配偶者以外の親族については、認知症の方を援助すべき法的責任はありません（第16章「介護施設の選び方」内の「ケア費用の支払い」参照）。しかし、成人した子供やその他の親族が介護費用を負担することはよくあります。米国では、配偶者の法的責任については、メディケイドに関する法律（第16章参照）と各州の家族責任法という別々の法律で定義されています。メディケイドは連邦政府と州政府が共同して設けている制度です。他方で、家族責任法は完全に州の管轄下にありますので、州ごとに法律が異なります。金融資産を守るための最初のステップは、法的アドバイスを専門家に求めることです。

## メディケア

　メディケアは65歳以上の方と一部の障がい者を対象にした米国連邦政府が運営している公的医療保険制度です。メディケアについては、毎年メディケア加入者全員に郵送される小冊子『Medicare & You』や、メディケアのウェブサイトで参照できます。米国アルツハイマー病協会のウェブサイトや協会発行の小冊子、出版物などでも詳しく説明されています。本書は制度についての詳しい説明は省き、認知症ケアをしている家族から寄せられた、メディケアの適用に問題があった事例をもとに構成されています。

　メディケアは急性疾患で入院したあとの短期間利用などの特例はありますが、通常、ナーシングホームなど介護施設での介護費用などに対する支給はありません。メディケア・パートAは病院での入院治療、急性期リハビリテーション、スキルド・ナーシング・ファシリティ（SNF）での一部の入院治療、ホスピスケア、および一部の在宅医療をカバーしています。検査や治療を受けるために数日間入院しても、「入院患者」の要件を満たさない場合があるので注意してください。入院か外来かの区分によって、支払額やSNFでの治療にメディケア・パートAが適用されるかどうかが異なります。そのため、入院中は必ず入院患者か外来患者かを確認してください。

　退院は突然告げられることが多いものです。点滴や治療をまだ受けているにも関わらず、退院を告げられることも決して珍しくありません。数時間の猶予しかない中で今後の行動を決断しなければならない状況を避けるために、入院直後から退院後の計画を立てましょう。次のようなことを考慮しましょう。


・帰宅するために支援が必要か

・帰宅後にどのような支援が利用できるか

・患者の代わりに薬局に行き、処方薬を受け取れる人はいるか


　退院後、包帯の交換や服薬管理が必要な場合は、メディケアから最大２週間の在宅での医療費が支払われますが、申し立てを行う必要があるかもしれません。股関節や骨盤の骨折で入院している場合は、リハビリセンターへの転院が可能かどうかを病院に判断してもらってください。

　メディケア・パートＢは医師の訪問、外来サービス、在宅医療サービス、酸素吸引器や車椅子などの耐久医療機器（DME）、診察などの医療サービスをカバーしています。メディケア・パートＣは、HMOやPPOなどのメディケア・アドバンテージ・プランをカバーしています[※]。

　メディケアに対して在宅医療費の請求を行った場合、認知症の方について、外出できないほどの状態ではないなどと主張され、請求が認められないことがあります。また、理学療法、作業療法、言語療法、精神科治療について、各療法士や医師が効果的であると判断したにも関わらず、メディケアにおいて認知症の方に対しては効果がないなどと主張されて否認されることもあります。このようなメディケアの決定に対しては、異議を申し立てることができます。

　メディケア・パートＤは、処方箋薬をカバーするものです。認知症の方のためにプランＤを選ぶ場合は、次のことを考慮しましょう。


・服用中の治療薬が必要な用量までカバーされているか

・服用中の治療薬やその他の高価な医薬品に対して、事前承認を

必要とするか。または、同じ効果が期待された安価な治療薬（ジェネリック医薬品）を試すことを必要とするか（医薬品の処方集などで確認）

・保険料、控除額、自己負担額など、費用の内訳
・希望の薬局でメディケア・パートDが使えるか
・医薬品の通信販売は利用可能か

　現在服用している薬が適用対象外である場合があります。その薬により状態が安定している場合は、代理人または担当医師が特例の適用除外申請をすることができます。

　メディケアは全米で低コストのプログラムを数多く提供しています。たとえば、エキストラ・ヘルプは収入や収入源が限られている方のメディケア適用処方薬の支払いを援助するプログラムです。高齢者包括ケアプログラム（PACE）は、多くの州で提供されているメディケアとメディケイドの共同のプログラムです。ナーシングホームなどの入居を必要とする状態の方が自宅に留まり、在宅ケアを継続するための支援を目的としています。

　メディケア・病院・ナーシングホームの三者間を行き来する現在の仕組みでは、認知症の方が糖尿病、うっ血性心不全、がん、肺炎などの重篤な疾患を併発して入院することは最善ではないかもしれません。メディケアは、患者が集中治療を必要としなくなったらすぐに退院させるよう、病院に圧力をかけています。病院からナーシングホームに移ることとなった場合、ソーシャルワーカーは空室のあるナーシングホームに患者を早々に割り当てるため、希望の施設を選べないこともあります。時間があれば施設を見学する機会があるかもしれませんが、見学すらできないことも珍しくありません。メディケアに関する法律では、ナーシン

グホームに対し、利用者の介護レベルに応じた設備の設置が義務付けられています。また、正看護師の常駐も義務付けられていますが、看護師の数に対して患者が多過ぎたり、複数のフロアを担当していたりしていることも多いのです。

　税金対策のために、支出の記録を残しておきましょう。最終的にナーシングホームに入ることになりメディケイドが必要になった場合、認知症の方の資産や収入から介護費用を支払った記録は、メディケイドの加入資格に考慮されます。記録を残しておくべき費用は、家の改装費、補助器具や医薬品の購入費、保険料などです。パソコンやタブレットを使用して記録を残す場合でも、請求書や領収書の原本が必要です。手書きで記録をする場合はポケット付きのノートに記録することをお勧めします。小さな支出の積み重ねは何千ドルにものぼりますが、その記録は気をつけなければ簡単になくなってしまいます。

　　介護をする中で、小さな出費のすべてを記録することに無理があったとワースは振り返った。「夫のジョーの処方薬を取りに行くときに、介護用おむつやおしりふきなどもついでに買って帰ります。さらに、ほかの食料品を冷蔵庫に入れなければならないし、ジョーは叫んでいるので、すぐにパソコンを開いて記録をつけるのは無理でした」

　問題を解決するために、ワースはカウンターの上に箱を置き、レシートをそこに入れておくことにしました。そのレシートの整理と税金控除対象となるものを記録するために、友人が週に一度手伝いに来てくれることになったのです。

　※訳註　米国の医療保険は医療保険会社が複数の医療機関と契約して、ネットワークとい

う仕組みを構築している。多くの医療保険では加入している医療保険のネットワーク内でのみ医療を受けることができ、ネットワーク外で医療を受ける場合は医療費を自己負担することとなる。メディケア・パートCや民間医療保険では、HMO（Health Maintenance Organization）とPPO（Preferred Provider Organization）という主に2つのタイプの医療保険プランがある。HMOはネットワーク外の医療機関の利用を制限しているプランで、専門医を受診する場合は、かかりつけ医をまず受診して、専門医へ紹介してもらう必要がある。HMOは自己負担額が少なく、保険料も比較的安くなっている。一方、PPOはネットワーク内だけではなく、ネットワーク外の医療機関も利用できるが、自己負担額が増え保険料も高くなっている。

## メディケイド

メディケイドは低所得で資産がない方を対象とした連邦政府・州政府の共同で運営されている公的医療保険制度です。州によっては医療機関での診察、病院での治療、外来患者の治療、在宅医療、医薬品、ナーシングホームでのケアなどがカバーされます。また、医療型デイサービスなども対象である場合があります。認知症の方が無収入・低所得者、補足的保障所得の受給者、または家と車以外に貯金や資産がない場合などは、メディケイド加入資格がある可能性があります（第16章参照）。メディケアとメディケイドの両方の加入資格を持つ方は「二重資格者」と呼ばれていて、メディケイドはメディケアと併用できる場合があります。メディケイドの加入資格は州によって異なります。また、改定されることが多いため、現時点での加入資格に関する規定についてはお住まいの州のメディケイド事務局、およびウェブサイトでご確認ください。

### 介護に関わる減税措置

高齢者や障がい者はさまざまな減税措置を受けることができます。これらに関する一般的な情報は、米国合衆国内国歳入庁（IRS）が出版する『米国高齢者税金ガイド』に記載されています。

認知症の方が扶養家族にいる場合は、医療費控除を受けることができます。この場合の扶養家族の認定条件は、ほかの場合とは異なることがありますので注意してください。税金控除によって助かる家庭も多いので忘れずに申請しましょう。家族が働いている間に介護士を雇う場合、その費用の一部に対する控除を受けられることもあります。

　メディケアやメディケイドでカバーされていないナーシングホームの費用の一部も控除できる場合があります。控除可能な金額や控除申請のタイミングに関する定義は複雑です。まずは、扶養家族の要件や受けられる控除について、IRSや租税裁判所の定義をよく確認しましょう。

　障害のある高齢者を介護する家族のための税負担軽減など、税法の改正の検討を推進している団体や議員もいます。現在の状況に関係する法律の最新情報を調べてみてください。控除資格などの権利について不明な点がある場合は、税理士に相談してみるとよいでしょう。IRSの職員から提供された情報が最新のものとは限りません。

## 州政府、連邦政府、民間による介護・生活支援サービス

　州政府、連邦政府または民間団体による資金援助によってさまざまな介護・生活支援サービスが運営されています。デイサービスセンター、ミールズ・オン・ウィールズ、フードスタンプ、高齢者向け小規模集合住宅、メンタルクリニック、ソーシャルワークサービス、レクリエーション・センター、もの忘れ外来などです。資金提供の主体がいずれかによって、65歳以上の人や所得が一定額以下の人など、サービス対象者が個別的に定められています。

パイロット・プログラム（試験的プログラム）は、そのサービスの有効性を判断するために短期間だけ資金が提供されるものです。地域の高齢者福祉事務局に対して、参加資格を満たすパイロット・プログラムがあるかどうかを聞いてみてもよいかもしれません。

研究プログラムでは、参加者は特定の方法で研究対象となります。これらのプログラムは、無料または低価格の優れたサービスかもしれませんが、参加するには特定の基準を満たす必要があります。ほとんどの研究プログラムは、参加者に害を与えないことを保証するために、厳格な基準を満たしたうえで実施されています。参加にあたって、研究内容、リスク、期待できるベネフィット（利益）などが記載してある同意書に署名することが求められます。また、途中で研究から離脱することも可能です。

## 資産の探し方

認知症の方は自身の資産や借金を忘れてしまうことがあります。認知症になる前に親しい人に資産に関する情報を共有していたとしても、認知症の初期段階で変更を加えるかもしれません。また、認知症の進行により警戒心が深まり、現金やその他の資産を隠してしまうこともあります。もとから他者にそのような情報を共有しない方や、資産情報の整理が苦手な方もいるでしょう。このように、さまざまな理由で家族は介護に利用できる資産の存在を知らない場合があります。特に、関連書類が整理されていなかったり、隠されたりしていると、資産を見つけ出すことが難しくなります。

一方で債務については、請求書が届くことが多いため、すぐにその存在に気づくでしょう。企業によっては、借金の返済や請求書の支払いが期限内に行われていない理由に理解を示してくれるでしょう。請求書などを発見したら、まずは請求元に連絡をしてください。事情を説明し、新しい支払日や支払方法について話し合ってください。今後の請求書の送付先を変更する手続きもしたほうがよいでしょう。

資産を見つけ出すことは難しいものです。まずは最近の郵便物を整理することから始めましょう。その他に、銀行取引明細書、使用済み小切手、預金通帳、小切手帳、鍵、住所録、保険証券、領収書、ビジネス・法律関係の書簡なども探してみましょう。また、過去4、5年分の所得税の納税証明書なども役に立ちます。夫婦合算申告をしている場合の配偶者、後見人、財産管理に関して委任を受けている代理人は、IRSからコピーを入手することが可能です。代理人については、IRSの基準を満たしているか、またはIRSの所定の書式に必要事項をすべて記載している必要があります。このように、小さな手がかりをつなぎ合わせて資産状況を把握することになるので、認知症の方の自宅をくまなく探しましょう。机や作業部屋など書類が保管されていそうな場所をはじめ、ベッドの下、靴箱、服のポケットの中、古い鞄、電気ケトルやほかのキッチン用品の中、絨毯の下、宝石箱などから見つかることもあります。ある家庭では孫たちに「宝探し」と称して探す手伝いをしてもらっているようです。子供の柔軟な発想で大人では思い付かない場所から発見することができるそうです。

資産にはさまざまな種類があります。

**銀行口座**　預金通帳、銀行取引明細書、小切手帳、支払利息明細書、共同名義の口座情報などを探してみましょう。ネットバ

ンキングのアカウントにログインすることができれば、必要な情報を直接入手することができるでしょう。ほとんどの銀行は、口座、ローン、投資などに関する情報を名義人以外には開示しませんが、医師や弁護士において、障害の内容の詳細や当該情報が必要な理由を記載した文書を送付すると、一部の情報を教えてくれる場合があります（認知症の方名義の口座が当該金融機関に存在するかどうかなど）。口座の残高や入出金の取引に関する情報は、裁判所から選任された後見人など正式な権限を有する者にしか開示されませんが、書類やメモなどの手がかりをつなぎ合わせることで必要な情報を得られることも多いでしょう。

**株券、債券、譲渡性預金、米国貯蓄債券、投資信託**　債券の現物、証券会社や投資信託会社からの月次報告書、債券のクーポン、支払通知書、配当金支払通知書、確定申告の所得情報、銀行口座からの定期的な支出額、領収書などを探してみましょう。投資信託は個人名義の口座であるため、証券会社から送付された使用済み小切手、書簡、領収書などがあるはずです。購入・売却記録も見つかる場合があります。

**保険証券（生命保険、障害保険、医療保険）**　保険は最も見落とされがちな資産のひとつです。要件を満たせば一時金やその他の給付金が支給される生命保険や医療保険もあります。保険会社の名前を確認できる保険料通知書、契約書、使用済み小切手などを探してみましょう。保険会社に連絡して、契約内容の詳細を確認してください。情報開示には、医師や弁護士からの文書や、法的権利を有することの証明が必要になる場合もあります。介護費用の領収書や請求書、および認知症の方の所得税申告書に記載されている控除額も確認しましょう。

**貸し金庫**　鍵、請求書、領収書などを探してみましょう。貸

し金庫を代理で開けるには、裁判所の決定が必要になります。

**退役軍人給付**　除隊証明書、認識票、古い制服などを探してみましょう。所属していた軍隊支部に問い合わせて、どのような給付が受けられるか聞いてみましょう。現在ではベトナム戦争時代に従軍した退役軍人において、パーキンソン病と筋萎縮性側索硬化症（ALS）を発症した場合には兵役関連の障害であると考えられています。また、扶養家族が受けられる給付金もあります。

**不動産（家、土地、事業所、賃貸物件など、共同所有や部分所有も含む）**　当座預金口座の定期的な入出金、所得税の申告書に記載された損益、鍵、火災保険料通知書（家屋、納屋、事業所、トレーラー）などを調べてみましょう。保険代理店が調査に協力してくれる場合もあります。固定資産税評価額も調べるとよいでしょう。不動産の所有権は公的に記録されているので、手がかりがあれば、税務署が調査に協力してくれるかもしれません。

税務署や郡書記官事務所では、不動産に対する先取特権があるかどうかや、住宅に対して差し押さえ準備が行われているかどうかを知ることができます。

**退職金や障がい者手当**　社会保障費、補足的保障所得、退役軍人給付、鉄道会社の退職金などは見落とされがちで、受給資格があっても申請が必要です。配偶者や離婚した配偶者も受給資格がある場合があります。連邦政府や州政府の公務員、組合員、聖職者、軍人などは特別な手当が出る場合があります。退職金や障がい者手当は過去の雇用主からも受け取れる可能性があるので調べてみましょう。履歴書などを確認すれば以前の雇用主が記載されているでしょう。給付状況確認書なども探してみてください。

**コレクション品、金、宝飾品、現金、宝石、車、骨董品、美術品、船舶、カメラ機材、家具、その他の譲渡可能な財産**　実物

を探すだけではなく、損害保険契約書に記載されている貴重品も確認してみましょう。簡単に隠せるような小さな品物もあれば、見慣れ過ぎて見落としてしまうものもあるので注意しましょう。税務署や郡書記官事務所で、所有する船舶や高級車に対する奢侈税の情報を得ることができる場合があるので確認してみましょう（日本での税制度は異なるため、税理士にご相談ください）。

**遺言書**　認知症の方が遺言書を作成したり、信託を設定したりしている場合は、その中に資産が記載されているはずです。遺言書は貸金庫に保管されていたり、裁判所で記録されていたり、または弁護士に預けられていることが多いですが、隠されてしまっている場合もあります。

**信託口座**　利息の明細書を確認しましょう。

**個人ローン**　出金記録、支払履歴、各種文書、扶養料の支払履歴などを確認しましょう（離婚調停において、離婚後に配偶者が障害を負った場合、他方が扶養料を支払うことが定められていることがあります）。

**外国の銀行口座**　利息の明細書や銀行取引の明細書を確認しましょう。

**相続**　認知症の方が誰かの相続人になっていないかどうかを調べましょう。

**墓地の区画**　購入したことがわかる書類などを探しましょう。

**慈善活動**　認知症の方がフリーメイソンのような慈善団体に所属していた場合、その団体が資産調査の協力をしてくれるかもしれません。また、団体を通じて保険に加入している場合もあります。

# 法的な手続き

　認知症の方は法的・経済的な判断能力を失ってしまうときがくるかもしれません。たとえば、家計簿をつけることができなくなったり、自分の資産や負債を忘れてしまったり、資産管理や必要な医療行為に関する判断を適切に行うことができなくなったりするでしょう。

　通常、判断能力は一度に失われるのではなく、徐々に衰えていきます。家計簿の管理ができなくなった方でも、遺言書の作成や、医療行為への同意を行うことはできる場合があります。しかし、認知症が進行するにつれて重要な判断を行う能力は失われていくため、認知症の方以外の誰かに法的な判断を行ってもらう必要性が高くなるのです。

　認知症の方が判断能力を失う前に、できるだけ早く法的な準備をしておくことが大切です。すべての成人は原則、判断能力を有する者とされており、裁判所からその能力がないと判断されない限り、自身で意思決定を行うことができる法的な権利を有しています。遺言を作成することができる能力のことを「遺言能力」と言います。これは、遺書の作成時点において、他者から促されることなく自らの意思で遺言を作成していること、一般的な遺産の分配方法や自身の資産の種類・多寡（法的には「報奨金」などと呼ばれることがあります）を理解していること、そして、自身の資産をどのように分配したいかについて意思表示を行うことができる能力を有していることが前提となります。弁護士においては、判断能力の評価に精通した専門家を関与させて、遺言能力の有無を判断する場合があるかもしれません。疾患などによる障害は誰

第
15
章

経
済
的
・
法
的
問
題

にでも起こり得る事態です。このような事態に備える最も効果的な方法は、事前に自分の将来に関する計画を立てておくことです。計画の第一段階として、遺言や持続的委任状（後述）を作成しましょう。

　認知症の方がまだ元気なときに法的な準備に真剣に取り組むことは難しいと感じる方もいるでしょう。また、認知症の方が協力的ではない場合もあります。しかし、意思決定を行うことができなくなってから取り組むと、回避できたはずの何千ドルもの出費が発生したり、誰も望んでいないような結果が生じてしまう可能性もありますので、早めに行動しましょう。

　認知症の方は、自分の望む計画について弁護士と相談することをお勧めします。相続対策を専門とする弁護士であれば、意思決定のための判断能力を失ったときに認知症の方の願いを叶えるための最善の方法をアドバイスしてくれるでしょう。　最も、家族の経済的責任に関する規定など、この分野の法律は非常に複雑なので、専門外の弁護士では知識が不十分な場合があります。米国アルツハイマー病協会や高齢者法律相談センターなどに専門の弁護士を紹介してもらいましょう。

　弁護士の専門分野は刑法、会社法、離婚に関する法律、民法などに分かれています。各弁護士の専門分野や相談料については、事前に確認しましょう。料金体系や受けられるサービスの範囲について事前に話し合うことで、誤解を避けることができます。依頼しようとする弁護士が、認知症の方にとって必要な法律をよく取り扱っており、かつ十分に知識を有しているかどうかを確かめることが必要です。

　判断能力が失われていない段階においては、前述の通り、遺言の作成に加えて、委任状を活用することも検討してみてください。

財産管理について委任を受けることができるのは、配偶者、子供などで法定の年齢に達している方です。委任の形態としては、特定の人に対して広範な権限を与えるものや、他方で、たとえば、自宅の売却や所得税の納付記録の確認など特定の行為のみに限定して委任するものがあります。

　しかしながら、委任者である認知症の方の判断能力が失われた場合、その委任状は無効になってしまいます。たとえば、子供が母親の銀行手続きに関して委任を受けていたとしても、母親が認知症を発症するとその権限がなくなってしまうのです。したがって、認知症になった方の家族にとって、通常の委任状はほとんど意味がありません。そのため、すべての州とコロンビア特別区では、持続的委任状の作成を可能とする法律が制定されています。これは、委任者が意思決定のための判断能力を失ったあとでも、委任状の効力が失われないことを定める規定です。持続的委任状には、委任者が障害を負った場合でも行使できる旨が明記されているはずですので、手元の委任状が持続的委任状であるかどうかは簡単に見分けることができます。

　現在一部の金融機関では、認知症の方が判断能力を有している間に、所定の形式の委任状を提出することが求められます。これにより、認知症の方が判断能力を失った場合に代理人として口座を管理することが認められます。このような金融機関の場合、所定の形式の委任状が提出されていなければ、たとえ持続的委任状を保有していたとしても代理権は認められません。認知症の方が判断能力を有しているうちに、保有する口座のすべての金融機関に対して事前に所定の委任状が必要かどうか尋ねましょう。

　州によっては、複数の種類の持続的委任状を認めている場合もあります。たとえば、多くの州では、医療上の決定を代理するた

めの委任状と、財産管理に関する決定を代理するための委任状は分かれています。お住まいの州の法律を確認しましょう。依頼している弁護士やお住まいの州の弁護士事務所に聞いてみるとよいでしょう。たいていの州の弁護士事務所はウェブサイトを開設しており、書式をオンラインで提供しているところもあります。

委任状の名宛人である受任者は、委任者を代理して法律行為などを行う権限を有することになりますので、委任者は、自身の最善の利益のために行動してくれると確信できる方を受任者としなければなりません。受任者は、委任者の最善の利益のために行動する法的責任がありますが、時折この責任を悪用する人がいます。代理権限が特定の行為に限定された委任状であれば悪用されるリスクは小さいですが、持続的委任状の場合にはより広範な代理権限を与えることになるため、その分信頼できる方を受任者とする必要があります。委任状を作成するときは、慎重に受任者を選ぶようにしてください。

記憶力が衰えてきていると感じている方は、可能なうちに遺言書や持続的委任状を作成しておくとよいでしょう。そうすることで、万が一状態が悪化しても従前の希望に沿った生活を続けることができ、また、相続における遺産の分配についても、裁判所の判断や法律に影響されることなく、自らが望んでいた方法で行われることが保証されます。持続的委任状を作成したとしても、委任者は指定した受任者が事務管理を引き継ぐことになるそのときまで、自分自身の事柄の全部またはその一部を管理し続けることができます。委任者が認知症に罹患して判断能力を失った場合、指定された受任者は何らの法的手続きを履践することなく、委任者の事務管理を引き継ぐ法的権限を有することになります。州によって法律は異なりますが、医療に関する持続的委任状を作成し

ておくと、受任者（代理人）は委任者に代わって重要な医療上の決断を下すことができます。委任状には、具体的な状況に応じた意向を記載しておくこともできますし、または、詳細について記載することなく受任者のみを指定することもできます。いずれにしても、受任者は終末期における延命措置の決断を含め、すべての医療上の決定に関与することになるため、信頼できる人を選ぶことが重要です。

委任状を作成したくない方、信頼できる人がいない方、すでに判断能力を失ってしまった方もいるでしょう。あるいは、委任に関する制度を知っていても、受任者を指定しないことに決めた方もいるかもしれません。このような場合、認知症に罹患して財産管理や事務管理を適切に行うことができなくなったときは、弁護士に依頼して成年後見制度の手続きを行うことが必要となります。成年後見制度の手続きでは、まず弁護士が裁判所に対して申立書を提出します。その後、審問手続きを経て、裁判官によって当該認知症の方が法的にみて財産管理能力を有するかどうかが判断され、これがないと判断された場合には財産管理業務に限定して法定代理人（後見人）が指定されます。指定された後見人は、裁判所に対して定期的に財産状況に関する報告書を提出することが義務付けられます。

自宅が夫婦の共有名義となっている場合、一方が意思能力を失ったときは、他方の配偶者は委任状を活用したり、成年後見制度を利用しない限り、自宅を売却することができません。

一部の州では法律上、判断能力を失った方の家族や友人に対し、医療上の必要な意思決定についての代理権を自動的に付与する制度が定められています。依頼している弁護士や州の弁護士に、お住まいの州の法律を確認してみましょう。

認知症の方は日常生活が困難になり、医療や介護についての判断を誰かに代わりに行ってもらう必要があります。ほとんどの州では、法律上、特定の近親者については裁判所における法的手続きを経ることなく、医療上の意思決定を代わりに行うことができると定められています。この場合、通常二名以上の医療または心理学の専門家によって、当該認知症の方が医療上の意思決定を行う能力を失っていることを証明してもらう必要があります。そのような機会がない場合や専門家の間で意見の相違がある場合には、裁判所に対して後見人選任の申し立てをしなければなりません。そうすれば、裁判官は後見人を任命し、必要なケアや入院を命じることができます。

第

# 16

章

# 介護施設の利用

訪問サービスやデイサービスなどを最大限利用しても、在宅で認知症の方をケアをすることが困難になることがあります。そのような場合、介護施設への入居を検討する必要があるでしょう。施設の中には最低限の介助を受けながら自立した生活を送れる施設や配偶者とともに入居できる施設、24時間体制で看護や介護を受けられる施設などがあります。

　認知症の方を介護施設に入居させる時期に正解はありません。入居を決断する理由もケアをする家族の体力が限界を迎えてしまった場合や、家族自身の家庭や仕事などによりフルタイムで介護をする方がいない場合などさまざまです。最も一般的な理由は、認知症の方のニーズに家族が対応できなくなることでしょう。自宅でニーズに対応するには莫大な予算が必要かもしれません。ケアをする家族自身も高齢で健康問題を抱えている場合は、認知症の方が必要とするケアを提供できないかもしれません。夫婦共働きで家計を支えている場合は、仕事を辞めて介護をすることは経済的に不可能かもしれません。

　介護施設を利用する決断を先延ばしにしている方は多くいます。家族が疲れ果ててしまう前に、そして、認知症の方も新しい環境に対応できるうちに、利用する施設を一緒に検討し入居計画を立てておくとよいでしょう。

　家族を介護施設に入居させる決断は簡単なものではなく、時間もかかります。施設の利用を避けようと、あらゆる手段を試す方もいますが、認知症の方の状態によっては施設への入居が最善の決断になることがあるでしょう。

　認知症の方の機能低下を受け入れつつ、悲しみや嘆きを感じる家族は多くいるでしょう。施設への入居に対して複雑な思いを抱くことは珍しくありません。入居の決断を下すことや介護の大部

分を他者に引き継げることに安堵感を覚える方もいるでしょう。一方で、ケアの負担を他者に押し付けることに罪悪感を抱く方や、ほかに選択肢がないことに憤りを感じる方もいます。特に、認知症の方の行動症状に対応できなくなったことが施設への入居理由の場合は、入居させる決断をしたことに強い罪悪感を感じる家族がいるようです。

多くの方は大切な肉親を自宅でケアすべきだという固定観念に囚われており、介護施設は高齢者を「捨てる」場所だと誤解しています。もちろん、すべての家族が愛情を持って介護ができているわけではありませんが、介護施設に「捨てる」ということはありません。ほとんどの家族は施設への入居を遅らせようとしたり、入居をしなくてもいいようにできる限りの努力をしたりしています。家族は入居後も高齢者を見捨てることはありませんし、高齢者を介護施設に押し付けているわけではありません。大半の家族は面会のために定期的に施設を訪問しています。

高齢者を自宅でお世話することが当たり前だった時代は、今よりも人情があった「古き良き時代」だと思う方も多くいるでしょう。しかし忘れてはいけないことは、その時代には認知症になるまで長生きする方が多くなかったということです。ケアが必要とされていた「高齢者」は50代または60代など、今ではまだ若いとされる年齢であり、ケアをする子供たちも今よりさらに若かったのです。現在では寿命が延び、ケアが必要となり始める年代は70代や80代であり、ケアをする方が60代や70代であることも珍しくありません。

施設への入居について、家族間で意見が対立することも少なくありません。在宅でのケアや施設の利用など、各々の希望はあると思いますが、まずは家族全員で話し合うことが大切です。誤解

や意見の相違は、起きている状況が全員に共有されていないことで悪化することがあります。関係する家族全員で、少なくとも次の４つの項目について話し合う必要があります。

1．施設への入居がもたらすメリット
2．施設の費用・予算計画（本章「介護施設の選び方」内の「ケア費用の支払い」参照）
3．利用希望施設の特徴（本章「介護施設の選び方」参照）
4．施設入居に伴う家族の生活への影響

# 住まいの選択肢

　米国に住む多くの家族は認知症の方のために自宅で訪問サービスを手配したり、ナーシングホームの代わりとして高齢者向け住宅やアシステッド・リビング・ファシリティなどに入居させたりしています。それぞれのサービスや施設には、メリットとデメリットがあります。在宅ケアやコンティニューイング・ケア・アット・ホーム（CCAH）を続ける場合は、長期的にサービスを利用するための資金が必要になりますが、認知症の方は慣れ親しんだ場所に住み続けることができます。高齢者向け住宅は自宅のような環境を提供し、認知症の方が自由に行動したり、レクリエーションに参加したりすることができます。アシステッド・リビング・ファシリティの中には、認知症の方専用のフロアや、「メモリーケア」と呼ばれる専門的な支援を提供しているところもあります。しかし、一般的には特定の減免制度やメディケイド（低所得者向けの公的医療保険）の支給基準を満たしている場合

を除き、住宅型介護施設での費用に対する州や連邦政府による補助金制度はありません。ナーシングホームでは身体が不自由で自分の世話ができない場合に、必要な医療や介護サービスを受けることができます。

　現状介護を必要としていない場合でも、在宅ケア、高齢者向け住宅、アシステッド・リビング・ファシリティ、ナーシングホームなどでの介護計画を立てることをお勧めします。家庭の経済状況に合う気に入った施設をいくつか選んでおきましょう。要望に沿った施設を見つける作業は多大な労力がかかるので、事前に計画を立てておくと後々楽になるでしょう。事前準備がないと必要以上に費用がかかったり、意向に沿わない施設を利用することになったりするかもしれません。

　認知症ケアに適した施設は不足しています。もし認知症ケアを提供してくれる施設を見つけたら、余裕を持って入居の待機者リストに登録しておきましょう。事前に準備をしておかないと、急遽入居しなければならなくなったとき、希望していない施設を利用することになるかもしれません。登録をしてもいつでも辞退することはできるので、短期間でも希望にそぐわない施設を利用したくない場合は、早めに行動しましょう。

　米国における2016年のナーシングホームの平均年間費用は8万ドル（約870万円※）以上でした。アシステッド・リビング・ファシリティの費用はそれよりも少なかったのですが、それでも年間平均3万6,000ドル（約391万円※）にのぼりました。これらの費用を支援するための公的な補助金制度などはなく、入居者自身の収入（年金など）や資産（不動産や株式など）、家族の資金援助、介護保険（限定的）、メディケア（高齢者と障がい者のための公的医療保険）、メディケイドなどで賄う必要があります。しか

し、メディケアは重篤な急性疾患の治療を目的とした短期間入居などにしか支払われず、メディケイドは貧困と認定された場合のみ支払われます。施設の費用は高額になることが多く、中流階級の方が介護施設に入居すると短期間で資産を使い果たしてしまい、メディケイドが必要になることがあります。しかし、連邦政府や州の保険制度には制限が多いので注意が必要です。入念な計画を立てておくことで、在宅で介護をしながら認知症の方の資産を維持することができるでしょう。経済的な余裕がない場合でも、介護費用に関わる資金計画を事前に立てておくことが大切です（本章「介護施設の選び方」内の「ケア費用の支払い」参照）。

　ここではリタイアメント・コミュニティ、高齢者向け住宅、アシステッド・リビング・ファシリティ、ナーシングホーム、ホスピスなど認知症の方の住まいについて簡単に説明します。これらの施設やサービスの名称は州によって異なるため、確認するようにしてください（日本の介護施設については、付録を参照してください）。

　**コンティニューイング・ケア・アット・ホーム（CCAH）**は、比較的新しいプログラムです。このプログラムは初期費用および月額料金を支払い、入居者が亡くなるまで在宅での継続的なケアを保証してくれるサービスです。後述するコンティニューイング・ケア・リタイアメント・コミュニティ（CCRC）とは違い、施設ではなく認知症の方の自宅で医療や介護サービスが提供されます。サービス内容は食事のみの提供から24時間体制の対応まで、必要に応じて選ぶことができます。

　**リタイアメント・コミュニティや高齢者向け住宅**は、自立して生活できる定年退職した高齢者のために開発されています。軽度認知障害（MCI）の方であれば、このような生活環境が適して

いるかもしれません。しかし、認知症の方が一人で入居した場合、見守りや身の回りの世話が必要になったときに十分なケアが受けられないでしょう。

高齢者向けのアパートでは入居者が家賃を支払います。米国住宅都市開発省（HUD）のセクション8などの州・連邦政府の住宅サポートプログラムによって、家賃の一部が補助されるか聞いてみましょう。補助金付きの住宅には待機者がいることが多いため、入居する可能性があれば早めに計画を立てましょう。

**フォスター・ホーム（高齢者向けの里親）**は、認知症の方を迎え入れてくれる「里親」のことです（里親手当が支給される）。里親は認知症の方に部屋を提供し、場合によっては身の回りの世話もしてくれます。理想的な里親は認知症の方を家族の一員のように扱い、食事、部屋、通院手段、障害福祉援助などへのアクセス、安否確認などをしてくれます。しかし、認知症の方を受け入れる里親は少なく、受け入れてもらえたとしても、食事と寝室しか提供されないこともあるでしょう。中には、認知症の方を専門に受け入れている理想的な里親もいますが、数はかなり少ないでしょう。高齢者向けの里親制度に関する規制などは州によって大きく異なりますので、里親制度を利用する場合は家族が責任を持って里親の質を確認する必要があります。里親制度を採用している小規模施設の場合、運営体制やスタッフが変わったり、入居者の状態が変化したりしてしまうと、認知症ケアの質が急激に低下する可能性もあるため注意が必要です。

**ボーディング・ホームやドミシリアリー・ホーム（州によってはホーム・フォー・エイジドやパーソナルケア・ホームとも呼ばれる）**は、主に日常生活の支援を提供する高齢者向けの住宅型施設です。これらの施設はメディケアとメディケイドの対象外と

なっています。看護や介護を提供するナーシングホームとは違い、提供されるケアは限られています。一般的には部屋、食事、安否確認、その他の簡単な生活支援が提供されます。中には、認知症ケアに特化し、優れた介護を提供しているところもあります。最良の認知症ケアは、各州のいくつかのホーム・フォー・エイジドと呼ばれる高齢者向けの住宅型施設で提供されています。ほかの一部の施設では規制の緩さをいいことに、認知症の方などの社会的弱者を利用する悪徳事業者もいます。このような事業者は「アルツハイマー専門施設」などと名乗っていますが、認知症ケアが不十分であったり、介護事故などを起こしたりしています。こういった施設は定員数が少なかったり、発達障がい者、精神障がい者、認知症の方など、特定の方を対象にしたりしていることも多いようです。施設を探す際はサービスの質や入居条件をインターネットなどで確認しましょう。

これらの施設に連邦政府規制によるケアの質を保証する基準はなく、州政府による監督が行き届いていないことがあります。そのため、利用する場合は家族が責任を持ってケアの質を確認する必要があります。また、料金もさまざまです。州によっては連邦政府の補足的保障所得（SSI）を施設の利用費として給付することもあります。一部の施設では社会保障費を利用費の全額または一部として受け付けています。しかし、これらの支援制度を利用しても良質なケアの費用を支払うには足りない場合があります。

施設の利用の際に考慮する点は多々あります。認知症の方が薬を服用していたり、病状が不安定であったりする場合は、施設が十分な介護をしてくれるか確認してください。たとえば、徘徊行動に適切に対応できるスタッフがいるかどうかなどです。食事の質と量、衛生管理、火災安全対策、感染症の管理、清潔さなど

は、州政府が十分に監督していない場合があるので、これらは家族自身で見極める必要があります。認知症の方は火災報知器の警報を認識したり、自分で建物外に避難したりすることができない場合があるので、火災安全対策はひと際重要な要素です。火災発生時、特に夜間に入居者全員の避難を支援できる十分なスタッフがいるか確認しましょう。施設には煙感知器、火災報知器、防火壁や防火戸、スプリンクラーシステムが設置されていることが理想的です。しかし、これらは高価なものであるうえ、設置が義務付けられていないことも多いのです。設備が完備してある施設の利用料金は通常より高くなることがあります。

　認知症の方を新しい環境に移す際、本人がそこで暮らすことができるかどうか慎重に見極めてください。そして、その環境で暮らし続けることに問題がないかどうかを注意深く観察する必要があります。また、施設の状況を継続的にチェックするようにしましょう。特にスタッフや運営体制が代わる際は注意が必要です。認知症の方は近くにサポートや安心感を与えてくれる方がいないと、症状が悪化してしまうことがあります。

　**アシステッド・リビング・ファシリティ（レジデンシャル・ケア・コミュニティとも呼ばれる）**は、部屋、食事、安否確認、アクティビティなどに加え、着替えや食事、入浴などの介助を提供しています。通常の場合、看護や医療ケアは提供していません。多くの施設では入居条件として歩行可能であることと、ある程度自立して生活できることなどが求められています。アシステッド・リビング・ファシリティは病院を連想させるナーシングホームよりも家庭的な環境であり、利用料金も比較的安めのところが多いでしょう。たいていの施設では服薬管理をしてくれますし、施設内に日中の医療サービスが利用できるところもあります。認

知症ケアに特化している施設もありますが、そうでない場合は状況に合わないかもしれません。

　多くの州ではアシステッド・リビング・ファシリティの品質を管理する規則を設けていますが、州の基準（および検査方法など）はさまざまです。州または民間の認定機関によって認証を受けている場合もあります。しかし、入居者が受けるケアの質の確認は最終的に家族の責任になります。施設によっては、歩行が困難になったり、頻繁または定期的な看護ケアが必要になったり、行動が危険だと判断されたりした入居者に対し退居を求めることがあるでしょう。

　**コンティニューイング・ケア・リタイアメント・コミュニティ（CCRC）またはライフ・ケア・ファシリティ**は、自立した生活の支援から介護まで、入居者の状態に合わせてさまざまなケアを提供しています。多くの施設の基本利用プランには食事も含まれています。CCRCの入居者は自立した生活ができる状態で入居することがほとんどです。入居してから身体能力や健康状態が衰えてきた方は、必要なケアに応じて施設内にあるアシステッド・リビング・ファシリティやナーシングホームに転居します。CCRCでは初期費用や入居時の手数料に加えて、月額料金を支払うことになります。

　CCRCは賃貸住宅型とコンドミニアム型があります。コンドミニアム型の場合、入居者は住宅ローンに加えて建物や敷地の維持管理費、レクリエーション施設費、防犯設備費、ショッピングエリアへの送迎などのサービスにかかる月々の共益費を支払います。入居の際に、退居時に返金される保証金を支払う必要がありますが、一部のCCRCでは返金されない初期費用を支払う必要があるので確認するようにしましょう。認知症の方の収入や資産が限

られている場合は、介護費用の一部を負担する州政府の助成金制度があるかもしれません。また、特定のCCRCがリハビリテーション施設認定委員会のコンティニューイング・ケアの認定を受けているかどうかを確認することができます。しかし、この認定を受けていてもその施設が認知症の方のニーズを満たすことができるとは限りません。

　認知症の方の配偶者も一緒にCCRCに入居することができます。一緒に入居することで、支援が提供される同じ環境で住み続けられるというメリットがあります。CCRCの中には認知症の方を受け入れないところや、通常より高い入居費を請求するところもあるので注意しましょう。施設によっては、入居後に資金が底をついても、一生涯の介護費用を保証してくれる場合もあります。これらの施設は、非営利団体によって運営されているものもあれば、民間企業が営利目的で運営している場合もあります。

　CCRCなどの施設の利用を判断する場合は、事前に慎重に調査しましょう。いったん、このような施設に資金を投入してしまうと、むやみに計画を変更することはできなくなります。次のようなことを検討しましょう。

・施設が受けている州政府・民間団体の認定および点検の頻度
・初期費用の全額または一部が介護や住居費用として使われなかった場合の還元の有無、不動産としての資産価値の有無
・施設が倒産した場合の初期費用や保証金の処遇
・追加の入居費や月額料金の有無
・月額料金に含まれているサービスやレクリエーション、施設主催の食事会などの活動は参加必須かどうか、それらの活動を好まない場合の対応

・アシステッド・リビング用の部屋の有無および定員数
・看護ユニットの有無（ケアの質、認知症の方を受け入れているかどうか、認知症ケアに対応できるスタッフの有無、認知症ケアに関わる追加料金）（本章「介護施設の選び方」内の「介護施設を選ぶ際のガイドライン」参照）
・退居を求められる条件（入居時に診断されていなかった認知症があとになって診断された場合に退居させられるかなどを確認）
・歯科、眼科などほかの医療ニーズへの対応（専属の医師の有無、専属医師以外の医師の利用可否、緊急時の対応、医療機関への移動手段、看護ユニットで提供される医療、医師の専門性や認知症の理解度）

　州によってはCCRCの料金についての規制があるかもしれません。入居を決める前に施設の方針やサービスの質をよく確認してから老後への投資をする必要があるでしょう。場合によっては、州の消費者保護局や弁護士事務所に確認してみましょう。

　※訳註　2016年度の年間平均レート1ドル108.69円で計算。

# 認知症の人と一緒に施設へ入居する

　支援を受けられる施設に認知症の方と一緒に引っ越すことを選択した場合、考慮すべきことがいくつかあります（認知症の方に引っ越しを受け入れてもらう方法については、第4章「一人暮らしができなくなったとき」内の「引っ越し」参照）。次のことを検討しましょう。

- 施設の費用、引っ越し費用、不動産売買手数料、売却した不動産にかかるキャピタルゲイン課税など、転居にかかる費用
- 掃除やメンテナンスが大変な不必要なものの処分
- 食事や家事サービスなどの有無
- 引っ越し先周辺の医療機関、ショッピングセンター、レクリエーションエリアまでの距離と時間
- 必要な交通手段（施設のバスを利用する場合は、バス内での入居者の管理状況を確認）
- 支援してくれる友人や親族との距離の変化
- 支援制度や補助金・助成金制度の受給資格への影響（一定の居住記録がないと受給できない州制度などもある。家を売却した場合、売却で得た資金のほとんどをナーシングホームなどの介護費に使用してからではないとメディケイドは支給されない）
- 引っ越し先の安全性（ナースコールの設置、階段がない、同じ階にトイレの設置、安否確認の頻度、犯罪率が低いなど）
- 経済的、身体的な状況が変わったときの計画

# ナーシングホーム

　ナーシングホームに対して否定的なイメージを持っている人は多くいますが、ほとんどのナーシングホームでは質のよいケアを提供しているので、認知症の方にとっては最良の選択肢となるでしょう。スキルド・ナーシング・ファシリティ（SNF）は、経管栄養や食事介助など医療的ケアが必要な方を主に受け入れていま

す。また、一部の施設では軽度の障害を持っている方も受け入れている場合があります。施設の認定によってメディケアやメディケイドの払い戻しを受けられるかは異なるため、確認する必要があります。メディケアでSNFの医療費がカバーされる対象者は、短期間に専門的な看護が必要な急性期疾患を患っている方です。そのため、SNFに入居するほとんどの方は急性期病院から退院した患者となっています。

　各施設がどの程度のケアが必要な方を受け入れているのか、利用できる医療保険制度は何かを必ず確認するようにしてください。入居者に必要なケアの程度や保険で負担されるサービスや額が変わった場合、その施設にとどまることができるかどうかも確認しましょう。

　メディケアやメディケイドを受け入れている施設は、州政府に認可され定期的に監査を受けています。ただし、これはサービスの質を保証するものではありません。多くのナーシングホームは、メディケアやメディケイドの認可を受けていても、州が定めているサービスの基準を満たせていません。施設を見学した際には、最新の定期検査報告書などを見せてもらうようにしましょう。

　メディケアのホームページでは、メディケアの詳細や施設の選び方などの情報を掲載しています。施設を見学するときに役立つチェックリストがあるので、印刷して持って行きましょう。チェックリストはメディケアの受給資格に関係なく役立ちますので、ぜひ活用してみてください。

　メディケア内のページでは複数のナーシングホームを比較したり、地域や全米のナーシングホームの平均スコアを確認したりすることができます。このサイトは5つ星の評価システムを使用し、施設同士の比較や気になる項目の確認がしやすくなっています。

5つ星の施設は平均よりはるかに高い品質であるとみなされ、1つ星の施設は平均よりはるかに低い品質であるとみなされます。過去3年間の州の検査官による施設の検査や指導の結果も記載されています。ナーシングホームの評価が低い場合は、どのような改善が行われているのかを聞いてみましょう。評価の中では特に、入居者とスタッフの比率に注目しましょう。この評価は看護や介護における必要度の違いも考慮しています。たとえば、看護必要度の高い入居者を対象としている施設は、看護必要度が低い入居者が多い施設よりも、入居者一人に対するスタッフ数が多くなくてはいけません。ナーシングホームでのケアの約90％は、認定看護助手（CNA）によって行われます。スタッフが多ければ、入居者一人ひとりに対してより多くの時間を割くことができるということです。品質評価は入居者の生活に関するさまざまな側面を考慮しています。褥瘡の有無や運動能力の変化など入居者の状態、各入居者に適応した個別のケアプランに対応できるスタッフの有無、失禁を防ぐために個別の排泄スケジュールなどに対応できる人員の有無、不安症やうつ病への対処方法、疼痛管理などを総合的に判断しています。 施設の防災設備も州によって点検されています。見学の際に最新の点検結果を見せてもらいましょう。

　介護業界はビジネスオーナー、経営者、スタッフの入れ替わりが激しいことで知られています。そのため、ケアの質が急激に変わる可能性も大いにあります。愛する家族が適切なケアを受け続けるためには、頻繁に面会に行き、スタッフと密に連絡を取り合うことが一番です。

　近年、認知症の方を対象とした「メモリーケアユニット」や「認知症ケア専門棟」を開設しているナーシングホームやアシステッド・リビング・ファシリティが増えています。「アルツハイ

マーユニット」と宣伝されていることもあります。これらは、専門的な介護を一切提供していない名前だけの施設から、認知症の方の独特なニーズを満たす優れた介護を提供している施設まで、質はさまざまです。認知症ケア専門棟を有する施設を選択する際は、次のことを検討しましょう。

・ケアの専門性：一般的に提供されている介護サービスと比較して、専門棟で提供される認知症ケアがどのように認知症の方のニーズに対応しているかを確認しましょう。

・ケアが適切かどうか：認知症ケア専門棟のケアが認知症の方の状態に適切かどうかを確認しましょう。認知症によっては、専門的なケアを必要としない方もいます。また、「認知症ケア専門棟」と名乗っていても、認知症の方のニーズに合ったケアを提供していない場合もあります。

・定期的なレクリエーション：楽しんで参加できるレクリエーションが提供されているかを確認しましょう。

・ケアの費用：認知症ケア専門棟のケアに追加料金がかかるかを確認しましょう。高額な料金とケアの質が比例しないこともあるので、多くの追加料金を払う価値があるかどうかを見極めましょう。認知症ケアの費用について、施設が保険外負担をどれぐらい求めているかを確認しましょう。また、その費用を認知症の方が支払えるのかを確認しましょう。もし将来メディケイドによる支払いに変更することになった場合、施設に留まることができるかどうかも重要な点です。

・施設の所在地：施設は家族や友人が簡単に面会できる距離であることをお勧めします。認知症の方はどんな専門的なケアを受けるよりも、家族に頻繁に会えるほうが、調子がよいかも

しれません。

・ほかの棟や施設への転居：病状が悪化した場合、ほかの棟や施設へ移動させられるかどうかを確認しましょう。転居先が同施設内か別施設なのかも重要です（アシステッド・リビング・ファシリティは、専門的な看護を提供できないので、病状が悪化した場合は、ナーシングホームに転居することになります）。転居先も見学するとよいでしょう。転居が必要となるタイミングも確認しておきましょう。

認知症ケア専門棟で具体的にどのようなサービスが提供されているのかを調べてみましょう。近年新設された専門棟の多くは、社会的なアプローチで認知症ケアを行っており、歩き回ることができる認知症の方にとっては素晴らしい環境です。

施設のスタッフに、入居者に見られるよい変化を尋ねてみましょう。質の高い認知症ケアがもたらすよい変化の量や種類については、専門家の間でも意見が分かれています。大規模な研究では、特定の効果を証明する結果は報告されていません。しかし、米国や他国の多くのプログラムは、認知症の進行には影響しないものの、優れたケアを受けた認知症の方の行動やコミュニケーションによい変化があったと報告しています。多くの入居者に見られる変化には、行動を抑制する向精神薬の使用量の減少、活動をより楽しめる、焦燥感や徘徊の減少、日常生活の喜びの増加、（スタッフの介助により）排泄管理力の上昇、居心地のよさの上昇、睡眠薬を使用せずに夜通し寝られる、奇声を上げることがなくなるなどがあります。質の高いサービスを提供する施設は、拘束具などを一切使わずに重度の行動症状が見られる方をケアしています。このような施設の入居者は笑顔や笑いが増え、注意力や

反応が高まり、より頻繁にアイコンタクトをとる傾向があるようです。

　質の高いナーシングホームに入居することができたら、認知症の方は自宅にいたときよりも調子がよくなるかもしれません。このような状況に家族は喜ぶ一方で、自分たちでこのような変化をもたらすことができなかったことに落胆してしまうなど、複雑な心境になるかもしれません。しかし、気に病むことはありません。施設のスタッフはシフト制で働き、一人で介護をしているわけではないので、より簡単にケアプランを立てることができるのです。認知症の方が新しい環境に順応し家族は介護から解放されると、時間とエネルギーに余裕ができ、家族にしか与えられない愛情や安心感を注ぐことに注力することができるでしょう。

　認知症の方の中にはうつ病や不安症を発症し、精神科や心療内科のケアが必要になる場合があります（第8章参照）。ナーシングホームなどの施設ではうつ病や不安症などの精神疾患に対する適切なケアを受けられないことがよくあります。米国アルツハイマー病協会や自治体の相談窓口に問い合わせて、精神科や心療内科のケアを受けられるようにしましょう。精神科や心療内科のケアを受ける際は治療費や送迎など家族の負担になることもあります。また、精神疾患があるからといって、ナーシングホームでのケアを受けられなくなるということはありません。ただし、認知症とうつ病などの精神疾患を併発している場合には、ナーシングホームに入居させるために専門家の助けが必要になるかもしれません。

　過去には認知症の方のケアは州立の精神科病院で行われていましたが、今では稀です。しかし、認知症の方がほかの入居者に暴力を振るうなど対応できないほどの行動症状を示し、どこのナー

シングホームでも受け入れてくれないこともあります。そのような場合は州立の精神科病院の老年科専門の病棟を紹介されるかもしれません。

重度の行動症状がある認知症であっても、多くの場合は精密な診断によって症状の誘因を特定できます。さまざまな介入方法を編み出すことで行動症状や心理症状を抑えたり、症状を軽減したりすることができるでしょう。ほとんどの症状は薬に頼らずに管理することができます（第7章参照）。

いくつかの州では認知症の行動症状や心理症状が深刻な方を支援するために、精神科医、心理士、看護師、ソーシャルワーカーなどさまざまな医療従事者を動員して認知症の方のニーズに応えるプログラムを実施しています。認知症の方の症状の評価、潜在的な原因や誘因の特定、さまざまな介入方法の提案をしたうえで、行動症状にうまく対処できるようにナーシングホームのスタッフを研修します。このようなプログラムが存在しない場合は、医師、ソーシャルワーカー、聖職者、議員などに協力を求め、必要な支援を確保するようにしてください。米国アルツハイマー病協会はナーシングホームのスタッフに認知症ケアを教えられる専門家を紹介してくれることもあります。州のナーシングホーム・オンブズマン団体は、認知症の方の動揺を抑えるなどケアの改善をナーシングホームに提唱してくれるでしょう。

退役軍人省（VA）は軍務中に患った疾患がある退役軍人の治療を優先する義務があります。そして、定員数や利用可能なサービスに余裕があれば、疾患のない一般の退役軍人に医療や介護を提供します。時折、認知症の退役軍人が軍人専用の介護施設やVAが提携しているナーシングホームに入居許可されることがありますが、のちに退去を求められる可能性もあります。また、レスパ

イトケアや支援サービスを提供しているVA施設は少ないでしょう。退役軍人病院によって運営方針は異なるので、ある地域で利用可能なサービスでも、別の地域では利用できないこともあります。州の下院議員がVAを通じて介護サービスを受ける手助けをしてくれるかもしれません。

メディケアは余命6カ月以内の診断を受けた方のホスピスケアをカバーしています。以前までは、認知症の方のホスピスケアはメディケア適用の対象外でしたが、現在は対象となっています。ホスピスケアは通常、自宅またはナーシングホームで施されますが、死期が近い場合にはホスピスケア専門の施設に入居することになります。ホスピスケアは生活の質を最大限に高め、患者が余命を快適に過ごせることを目的としています。そのため、不快感を引き起こす疾患が進行している場合を除き、疾患を積極的に治療することはありません。緩和ケアも同じように患者の快適さを重視していますが、メディケアではカバーされていません。

# 介護施設の選び方

介護施設を探す手順は複数あり、事前に入居計画を立てる場合と自宅または病院から入居する場合とで異なります。病院からナーシングホームに入居する場合は、病院のソーシャルワーカーを頼ることになります。ソーシャルワーカーは人を助けるという職業上の責任と、病院からできるだけ早く退院させるようにと言われているプレッシャーとの板挟みになっていることもあり、早急に入居可能な施設を探してくれるでしょう。ソーシャルワーカーは退院予定日に入居可能な施設を把握しています。しかし、

認知症の方の条件に合った施設を探すのに1日以上かかってしまうこともあるでしょう。検討している間に空きがなくなってしまうこともあります。ソーシャルワーカーは実際に施設を見ていない可能性もあるため、施設の質や信頼性に関してはソーシャルワーカーの言葉を鵜呑みにせず、時間が許すのであればまずは見学してみてください。病院から介護施設に入居する場合はどうしても選択肢が限られてしまうでしょう。事前計画を立てておけば、希望する施設の待機者リストに登録したまま、ソーシャルワーカーに紹介された施設にいったん入居することができます。その後、希望する施設に空きが出たら、転居することができるでしょう。

　事前に計画を立てる場合は、米国アルツハイマー病協会の地方支部に会員の評判のいい施設があるかを問い合わせてみましょう。もしすでに検討している施設がある場合は、その施設を利用したことがある会員を紹介してもらえるかどうかを尋ねてみましょう。介護施設が認知症の方に対してどのようにケアを行っているか知りたい場合は、米国アルツハイマー病協会に最新の情報を聞くとよいでしょう。ただし、協会は専門家による組織ではないので、個人的な感想以上の情報を得ることはできません。

　州や連邦政府の基準を満たしていないナーシングホームの情報は、一般に公開することが連邦法で義務付けられています。多くの州にあるナーシングホームのオンブズマン団体に問い合わせてみましょう。ただし、公開されている情報は施設の現状を最もよく反映しているとは限りません。何度か見学して自分の目と耳で確認することがベストでしょう（本章「介護施設の選び方」内の「介護施設を選ぶ際のガイドライン」参照）。

　米国アルツハイマー病協会の地方支部や地域の高齢者福祉事務

局には、申請手続きの手助けや地域の施設リストを提供してくれるスタッフがいるでしょう。大きな都市には高齢者専門のケアマネジャーや民間のソーシャルワーカーがいるので、ネットで検索してみてください。民間の高齢者専門のケアマネジャーの場合、一緒に施設を訪問して質を見極める手助けをしてくれるでしょう。対して、地域の高齢者福祉機関のソーシャルワーカーは、特定の施設を紹介するよう義務付けられていたり、紹介する施設をすべて視察していなかったりします。そのため、紹介された施設の質は保証されているわけではありません。

　医師や認知症ケアの経験者は評価の高い施設を知っているかもしれません。しかし、中には特定の施設と金銭的な利害関係がある医師もいるため、偏った提言をすることもあります。必ず複数の人の意見を求めてください。家族をナーシングホームに入居させたことのある地域の方や友人、知人がいれば、そのときの経験を聞いてみましょう。実際に施設を利用したことがある方からの意見は、ケアの質を見極めるために最も有効な判断材料です。

　条件が合う候補となる施設のリストができたら、連絡をして施設長や看護部長との面談を設定しましょう。できる限り多くの施設を見学してください。実際に見学をする前に電話で基本的な質問もしておきましょう。すぐに施設を利用する必要がある場合は、空きがあるのかをまず確認しましょう。待機者がどのくらいいるのかも確認してください。次に、加入している医療保険や介護保険などがその施設で使えるかどうかを確認してください（本節「ケア費用の支払い」参照）。施設を見学する際には本書のガイドライン（本節「介護施設を選ぶ際のガイドライン」参照）をもとに、さまざまな箇所を観察し、気になる部分は質問をしましょう。冷静に観察や判断をする手助けをしてくれる友人や親族と一緒に

行ってもよいでしょう。時間に余裕があれば、複数回見学することをお勧めします。2回目の見学では、1回目で見落としていた部分に気づくこともあるでしょう。多くの場合、最初に施設を見学したときに気になったことは、時間が経つにつれて重要なことではないと気づくそうです。見学には時間を割き、スタッフや認知機能に問題のない入居者と話をしたうえで、認知症の方が溶け込める環境かを想像してみてください。

アートが初めてサンヘイブン・アシステッド・リビング・ファシリティを見学したとき、非常に好印象を受けた。広々としたロビーや長くて広い廊下、部屋ごとに入居者の表札が掲げられていることに感銘を受けたのだ。そのうえ、スタッフの清潔な制服、日当たりのよい部屋、設備の整ったバスルームにも好感を持ち、父を入居させることに決めた。その後、何度か父の面会に訪れると、ロビーを利用する入居者が一人もいないことに気づいた。最も重要なことはスタッフが父に親切に接し、必要なときにトイレ介助をしてくれることだと考え、細かいことは気にしないことにした。しかし、美食家の父は施設の味気のないぬるい食事に嫌気が差していった。施設はロビーにお金をかけずに、料理人に資金を使うべきだとアートは感じたのだった。また、父は夜更かしをして遅く起きるのが好きだったが、施設では就寝時間と起床時間が午後8時半と午前7時と決められていた。

## ケア費用の支払い

米国においてナーシングホームなど介護施設でのケアの費用は非常に高額になります（本章「住まいの選択肢」参照）。高齢者向け住宅や自宅でのケアの費用は多少安価な場合もありますが、それでも介護を必要とする方の経済状況では支払えない場合があります。資金源には、次のようなものがあります。

・認知症の方の収入（社会保障や年金など）
・認知症の方の資産（預金、不動産、投資など）
・親族からの資金援助
・認知症の方が加入している介護保険
・メディケア（ナーシングホームなどでの介護には適用されない）
・メディケイド（メディカルアシスタントプログラム）
・米国退役軍人省（本章「ナーシングホーム」参照）

認知症の方の収入は確実にケアに充てる必要があるでしょう。しかし、収入だけでは費用の全額を賄うことはできない方も多くいます。収入に加えて、ほかの資産をケアの費用に充てる必要があるでしょう。税理士や仲介業者に相談をして、どの資産を先に使うべきか、また資産を流動性のある資金に変える計画を立ててもらうとよいでしょう。費用の援助をしてくれる親族がいるかもしれません。費用について率直に話し合うようにしましょう。

将来のことを考え、あらかじめ介護保険に加入している方もいるでしょう。認知症の方が介護保険に加入しているかどうかを確認し、契約内容を十分に読んでおきましょう。在宅ケアの費用の一部を負担してくれるものであれば、選択肢も増えます。特定の

種類の介護施設の費用のみに適用されるものや、さまざまな除外事項があるものもあります。ほとんどの介護保険では日常的な介護費用の一部しか負担されません。保険は多少は役に立つでしょうが、ほかの資金源も必要となるでしょう。

　メディケアは急性疾患によりSNFで看護やリハビリ治療を受けるために短期間（通常90日以内）入居する必要がある方の医療費用を負担します。通常、認知症はこの要件を満たしませんが、ほかの疾患を併発している場合はメディケアが適用されるか確認しましょう。メディケアは認定を受けている施設でしか利用できません。したがって、メディケアは介護費用の主要な資金源にはなりません。メディケアの給付金に頼り過ぎないことが重要です（メディケア・パートA、B、Dは、ナーシングホームから病院に移った場合や、フォスター・ホーム、ボーディング・ホーム、アシステッド・リビング・ファシリティなどに住んでいる場合に、入院治療、外来治療、薬剤費として適用される）。

　メディケイドはほかにケアを受ける手段がない方のためだけに税金を使うべきだという立法政策に基づいており、ほかの資金源がない方のために介護施設費用を負担しています。メディケイドは連邦政府の制度ですが、州政府が運営しています。介護には莫大な資金が必要なため、多くの中流階級の方はすぐに資金を使い果たしてしまい、メディケイドに頼らざるを得なくなってしまいます。メディケイドを利用するには、まずほかの資産（不動産や株式など）がすべてなくなる必要があります。メディケイドは、所得と介護保険の合計金額と制度内で設定された基本額の差額を払ってくれます（ケアの費用が所得と介護保険を合わせた額よりも高い場合、メディケイドが残りの金額を補助することになる）。ナーシングホームのスタッフや病院のソーシャルワーカーが、メ

ディケイドの申請を手伝ってくれるでしょう。

　低所得者向けの支援を受けることに、強い抵抗感がある方もいるでしょう。しかし実際は、ナーシングホームにいる約3分の2の入居者は介護費用の一部をメディケイドによって負担しています。一方、メディケイドを受け付けている施設を見つけることはますます難しくなっており、メディケイドの加入資格も年々制限されています。

　メディケイドの該当資格を得る条件が収入や資産を使い果たす必要がある場合、配偶者はどのように暮らしていけばいいのかが気になるでしょう。連邦法の制限はますます厳しくなっており、州の方針もさまざまです。しかし、配偶者がすぐに貧困に陥らないように、配偶者間で資産を分割するための規定がいくつかあります。

　メディケイドを申請する際は公平で公正な審査を受けることが重要です。受給資格について正確な情報を得ることはとても難しいかもしれません。すべての弁護士がこの複雑な法律に精通しているわけではありません。ソーシャルワーカーやナーシングホームのスタッフは誤った情報や古い情報を持っている可能性もあります。州政府にとってはメディケイドの制度を最も厳格にすることでメディケイドが負担する額を抑えることができます。反対に、メディケイドの受給者はできるだけ制度を柔軟に解釈することで自らの負担額を軽減しようとしています。情報は米国アルツハイマー病協会やその地方支部、全米ナーシングホーム改革市民連合や、その他の支援グループから得ることができます。メディケイドの受給について異議申し立てもできますが、手間がかかります。

## 介護施設を選ぶ際のガイドライン

　ここでは、介護施設を見学する際にスタッフに質問するべき点や注意するべき点についてまとめました。このガイドラインは施設のケアの質を評価するときに役立つので、見学する際に持っていきましょう。施設管理者に施設の認定の有無や料金体制、またケアの質が州のさまざまな基準を満たしているかどうかを気軽に質問してみましょう。スタッフの説明を鵜呑みにはせず、わからないことがあれば遠慮なく質問してみてください。質問に答えようとしない施設であれば、提供するケアもいろいろと不透明な部分があるかもしれません。また、金銭的な契約はすべて書面で行い、契約書の控えをもらうようにしましょう。

　まず、次の3つの重要な質問を確認するようにしましょう。

1．施設は州政府から最新の認定を受けていますか？
2．管理者は州政府から最新の認定を受けていますか？
3．施設は州の消防法規制を十分に満たしていますか？（介護が必要な高齢者は火災の際に避難することが困難なため、部屋にスプリンクラーや防火扉が設置されていることが重要です）

　これらの質問の答えがすべて「はい」ではない場合は、その施設を利用してはいけません。

　次に、施設がメディケアやメディケイドを受け入れているかを確認しましょう。将来的にほかの保険からメディケイドに切り替える可能性も視野に入れ、入居の時点で施設がメディケイドを受け入れているかどうか、またメディケイドでの負担に変更となっ

ても入居し続けることができるかを知る必要があります。

　契約書の内容にもよく目を通しておきましょう。合意された入居日と提供されるケアの内容が記載されていることを確認してください。健康状態、行動症状、歩行障害、失禁の悪化など、退居を求められる条件や、退居までの猶予期間も明確にしましょう。入居者の状態が変化（改善または悪化）した場合、入居者が転居する必要があるのかも聞くようにしましょう。その際、別の施設なのか、同施設の別エリアなのか確認しましょう。契約書の但し書きまで、すべて注意深く読むようにしましょう。わからないことは弁護士に相談してみましょう。


### 面会の利便性

　介護施設を選ぶ際は、面会するときのことを考慮しましょう。当然のことですが、施設の距離が家族の住まいと近いほうが頻繁に面会できます。十分な駐車スペースがあるかどうかや、公共交通機関によるアクセスも確認しましょう。面会時間の長さや時間帯にも注目してください。訪問時間が極度に制限されている施設では、家族がいない間に施設内で何らかの問題が発生している可能性もあり、運営の透明性に欠けている場合もあるでしょう。訪問者に子供がいる場合は、子供も同行できるかどうか聞いておきましょう。入居者が慣れるまでの期間は特別に長時間の面会が許可されているかも確認してください（本章「介護施設への入居」参照）。また、家族や友人が快適さや安心感を持って面会できるかも重要です。

　施設によっては入居後数日から数週間は面会を控えるよう強く要求するところがあります。しかし、すべての認知症の方にとってこのような制限をすることが最善とは限りません。もちろん、

認知症の方の中には新しい環境に移されると訪問者にひどく動揺する方もいるので、1〜2週間は面会を控えたほうがいい場合もあります。しかし、大半の方は入居時から頻繁に面会しても問題はないでしょう。

### 規制を満たしているか

米国政府は全米のナーシングホームを、1つ星（最低品質）から5つ星（最高品質）までの5段階で評価しています。施設の最新の評価と評価時期を確認しましょう。最新の審査結果は施設内に掲示することが義務付けられているため、見学の際に閲覧するようにしてください。もし連邦政府や州の基準を満たしていないとして指摘を受けたことがある場合（多くの施設が指摘を受けたことがある）、その違反内容と改善策を尋ねてください。深刻な問題を示す違反もありますが、すぐに改善できるものやケアの質とは関係のない小さな問題のものもあります。スタッフが違反に関する質問をはぐらかすようであれば、その施設の利用は控えたほうがよいでしょう。

### 施設費用

施設の基本料金にどのような費用が含まれているかを明確に理解しましょう。洗濯、テレビ、ラジオ、薬、散髪、介護用おむつ、特定の看護行為、認知症ケアの管理など、追加料金がかかるサービスの一覧も入手してください。施設を退居することになった場合、前払い金の払い戻しを受けることができるか確認することも重要です。入居者の個人的な資金がどのように管理されているのかも確認しましょう。施設で入居者の現金やほかの資産を預かってもらう場合、管理体制や領収書が発行されるかどうかについて

も聞いてください。施設に預けているお金を引き出す際は、署名入りの領収書が発行されると口座の管理がしやすくなります。入居者が入院したり、数日間自宅に戻ったりした場合、施設以外での費用も理解しておく必要があります。入院してしまった場合、退院後に同じ施設に戻ることができるかどうかも重要な確認事項です。

### 清潔さと安全性

施設が清潔に保たれているかどうかを確認しましょう。特に洗面所や調理場の確認を忘れないようにしましょう。施設は清潔なだけではなく、快適な環境であることも重要です。たとえば、過剰にワックスがけされた床やアルミ製のものは眩しく、認知症の方を混乱させる可能性があります。一見きれいに見えるかもしれませんが、それだけでは清潔さを測れません。

トイレや浴室などに安全用の手すりが設置されているか、床に滑り止め対応がされているかを確認してください。転倒の危険性を最小限にするために、部屋の間の敷居が段差になっていないことも重要です。

徘徊する方や興奮状態にある方に対してどのような安全対策がされているのかスタッフに尋ねてみましょう。気が動転してしまった入居者への個別対応があるかどうかも確認してください。ドアも重要な点ですので、安全対策が十分であることを確かめてください（外部へのドアの施錠、無断で外出した場合の警報システムなど）。施設には身体が虚弱な方を、身体機能に問題がない認知症の方から守る体制も必要です。ほかには、照明が十分明るいこと、家具に転落防止措置が施されていること、室内の温度が快適であることも重要な判断材料です。

入居者が「自立して最大限に活動できる環境」と「安全の確保」の両立は難しいですが、施設がどのように対処しているかを聞いてみましょう。たとえば、歩行が不安定な方をスタッフがどの程度介助できるのかを尋ねましょう。家族が施設の方針に納得できるかどうかも施設を選ぶうえで重要な点になります。

### スタッフ

　施設のスタッフについて確認しましょう。入居者を個別に対応できるスタッフや行動に時間がかかる入居者を待つ余裕がある人員がいるかどうかは重要なことです。スタッフの数が多いほど介護費用は高くなりますが、少しでも個別に対応できる施設のほうがよいでしょう。人員が十分かどうかの判断基準のひとつとして、スタッフ一人あたりの担当人数を聞きましょう。入居者の障害の程度を考慮し、この比率が妥当かどうかを考えてみましょう。また、夜間や週末のスタッフの配置や、看護主任や介護主任がどの程度研修されているのかについても質問をするようにしましょう。そして、入居者がどのように扱われているかを観察してください。入居者が助けを求めているのに助けてもらえなかったり、スタッフが常に時間に追われていたりするようであれば注意が必要かもしれません。

　スタッフが仕事を楽しそうにこなし、入居者に対して親しみやすく接しているかどうかを観察してみましょう。スタッフの満足度が高い施設は、正しく運営されていることを示します。また、職場に満足しているスタッフは、個人的な不満を入居者にぶつけることが少ない傾向にあります。離職率が近隣の施設と比べるとどうなのか、スタッフに聞いてみましょう。離職率と満足度には相互関係があるため、離職率を知ることで満足度もある程度予測

することができるでしょう。

　看護助手を含む看護スタッフが受けている研修について尋ねてみてください。看護師、看護助手、ソーシャルワーカー、アクティビティ・ディレクターなどが、破局反応、疑心暗鬼、徘徊、苛立ちの対処方法など、認知症ケアに関する教育研修を受けているかを確認しましょう。また、家庭でのケアについての意見を聞き入れ、施設でのケアに反映してくれるかどうかも聞いておきましょう。ソーシャルワーカーとアクティビティ・ディレクターがどの程度の専門的な研修を受けているかも尋ねてください。施設でのケアの質は、この2つの役職者の専門性に大きく左右されると言っても過言ではないでしょう。彼らと直接会い、日々認知症の方と接する時間がどのくらいあるのか聞いてみましょう。また、ケアプランもいくつか見せてもらいましょう。ケアプランを見比べて、機械的に作成されているか、それとも個々のニーズに対して施設が対処しているかを見極めましょう。

　将来のことを考えると、入居者に深刻な行動症状などが現れたときに協力を仰げる認知症ケアのアドバイザーがいるかどうかも重要になってきます。アドバイザーは入居者の生活の質を最大限に高め、向精神病薬の使用を最小限に抑える方向に導くスキルが必要です。


**ケアとサービス**

　ナーシングホームは連邦法に基づいて、入居者一人ひとりに個別のケアプランを作成することが義務付けられています（ほかのタイプの施設には適用されません）。ケアプランを作成する際に考慮している点を確認してみてください。また、ケアプランの作成に家族が関われるか、アクティビティ・ディレクターやソー

シャルワーカーが作成に参加しているかも聞いてみましょう。

　施設が入居者についての詳しい情報を把握しようとしているかは重要なことです。病歴や経済状況などに加えて、入居者の好き嫌い、習慣、残存能力、家族が行っている行動症状への対処法などは、よりよいケアを行うためには必要不可欠です。施設にこれらの情報を知ろうとする姿勢があるかどうかを確認しましょう。

　認知症の方が施設の活動に参加している時間を尋ねましょう。活動に参加していない時間が長い場合は、ケアが不十分であることを示しています。提供されている活動が適切で年齢に相応しく、認知症の方が興味を持てるようなものかを確認しましょう。また、認知機能が著しく低下した場合でも継続して参加できたり、能力の範囲内で集中して打ち込めたりする、さまざまな活動が用意されていることも重要です。活動の見学をしてみてください。その際、興味を持っている、満足している、居眠りをしている、その場から離れようとしているなど、参加者の様子を観察しましょう。

　運動は管理下で毎日提供されていることを確認しましょう。車椅子利用者や寝たきりの方でも運動は必要であり、歩行が可能な場合は衰えないように歩くべきです。習慣的な運動は認知症の方の落ち着きのなさを解消することもあります。

　興味を持ち続けられるような工夫が凝らされたグループ活動が企画されているか聞きましょう。共同スペースにテレビが置いてあるだけでは不十分です。認知症の方は積極的に関与できる対人活動が必要なので、音楽会、レクリエーション・グループ、訪問ペットや施設のペットとの触れ合い、外出などの計画されたプログラムがあるとよいでしょう。必要とする入居者に理学療法、言語療法、作業療法、およびレクリエーション療法が提供されているかどうかも聞く必要があるでしょう。

宗教活動についても明確にしておく必要があります。たとえば、聖職者が施設に定期的に訪れたり、入居者が宗教行事に参加するために外出したりできるか聞いてみましょう。

　入居者が自分の服を持ち込めるかどうかも聞いてみましょう。私物を入れる鍵付きの収納スペースがあるかを確認したほうがよいでしょう。郵便物や通話のプライバシーがどの程度尊重されているかも把握する必要があります。また、面会時のプライバシーは守られるのか、配偶者との面会の際にプライベートルームやゲストルームが用意されているのかも確認しましょう。

　拘束具の使用に関する施設の方針を確認するようにしましょう。見学の際は入居者を観察し、拘束ベストや拘束ベルトを着用していたり、椅子などに縛り付けられたりしている方がいないかを確認しましょう。拘束具などはほかの対処方法では改善せず、入居者自身や他者を傷つける可能性がある場合のみに使用されるべきです。経験豊富なスタッフであれば、ほとんどの場合、拘束しなくても徘徊や興奮状態などを抑えることができます。

　一般的にジェリーチェア（高齢者用の電動リクライニングチェア）は高齢の方がより快適に座れるように使用されています。しかし、施設では拘束するために設置されていることが多いでしょう。ほかの拘束具などと同様、安全を確保する選択肢が唯一ジェリーチェアのみの場合に使用すべきです。施設内にこの器具がある場合は、利用者が頻繁に立ち上がったり、姿勢を変えたり、歩いたり、トイレに連れていってもらえたりしているかを観察しましょう。

　認知症の方が対応が困難な行動症状がある場合は、向精神薬の使用に関する方針を確認するようにしましょう。その際、入居者の何割が服用しているのかも尋ねるとよいでしょう。服薬の割合

が高い場合は、スタッフが薬以外の方法で対処できていないことを示しています。向精神薬を投与する前に、どのような対応が行われているか、またどのような行動に対して薬を投与しているかも確認しましょう（第7章「行動症状を管理するための薬物療法の利用」参照）。入居者の行動や気分、睡眠をコントロールするために薬を必要とする場合、服用前に家族と相談してくれる施設がよいでしょう。向精神薬の服用を開始した場合、医師による投与量の減少や投薬の中止を判断するための診察が行われる頻度も訪ねておきましょう。また、薬物療法や拘束の必要性を減らすために、施設はどのような対策を実施しているのかも聞いてみてください。

入居者がうつ病になった場合、施設はどのように対応しているのか、メンタルヘルスの専門家はケアに参加してくれるのかなどを確認しましょう。入居者に深刻な行動症状が出たり、うつ状態になったりした場合にすぐに診てくれる専門の看護師、精神科医、心理士が常駐しているかどうかも確認しましょう。その他に施設が問題解決に向けてどのように対処しているかも聞いてください。

施設での服薬管理の責任者を把握しておきましょう。入居者の医療管理に関する方針は施設によって異なり、入居者の主治医が施設を訪問する場合もあれば、全入居者を診る常駐の医師がいる場合もあります。常駐の医師がいる場合は、個々の入居者を診察する頻度、心配事がある場合の家族との面会の有無、入居前の面談の可否などを確認しましょう。その医師が老年医学の研修を受けていることも重要です。認知症のケアには緻密で熟練した医療ケアが必要であり、特別なスキルも必要です。常駐の医師がいない場合は、代わりに特別に教育研修を受けた看護師やフィジシャンアシスタント（医師助手）を雇っているかどうか尋ねてくだ

い。

　施設がナーシングホームである場合は常駐の医師などがいることが多いのですが、ほかの施設ではそうとは限りません。医師の診察が必要なときに、誰が入居者を病院に連れて行くのか確認するようにしてください。入居者が急病になったときに医療機関と密に提携しているなど、緊急事態の対処についても尋ねておきましょう。また、提携医療機関の質も十分把握しておきましょう。寝たきり状態や深刻な健康問題を抱えている方に対応できるように教育研修を受けたスタッフがいることも確認しましょう。

　失禁の管理方法を確かめましょう。歩行可能な認知症の方は尿道カテーテルを使用するよりも、排泄スケジュールに沿った個別の管理や吸収パッドの使用などの管理が望ましいでしょう。見学をした際に、どのぐらいの入居者が車椅子やベッドからカテーテルバッグをぶら下げているか注視しましょう。

　スタッフまたはオンブズマンに、入居者の褥瘡発生頻度について尋ねましょう。褥瘡が頻繁に発生している場合はケアが不十分であると考えられます。

　認知症になっても、認知症の方は他者からどのように扱われるかに敏感です。スタッフが入居者にどのように接しているのかを観察してみてください。入居者を尊厳のある大人として扱っている施設もあれば、子供扱いしている施設もあるでしょう。入居者がスタッフに近づいてきたとき、スタッフが歩みを止め、入居者に注意を払っているかどうかも重要です。入居者のプライバシーや尊厳に配慮しているか観察してみましょう。また、ケアをする際には挨拶をして、今から何をするのか入居者にきちんと説明しているかを確認しましょう。

## 施設と環境

施設内は快適で、十分な照明があることを確認しましょう。家具にも注目して、心地よいものかを確かめてみてください。部屋の中も見学しましょう。病室のような室内は快適な場所と言えないため、入居者の私物が飾られているなど、生活空間も快適である必要があります。快適な環境には親切で忍耐強いスタッフがいることが重要です。面会にくる人も落ち着けるような施設がよいでしょう。

快適な環境と言っても、「快適さ」は人によって異なります。使い古された家具が多いほうが「自宅感」があり落ち着く方もいる一方で、清潔で新しめの施設のほうが落ち着く方もいるでしょう。いくら快適そうに見えても、人によっては施設がうるさ過ぎて混乱したり、静か過ぎて退屈したりするかもしれません。一人で過ごせるプライベートな時間を求める方や、社交的な活動を求めている方もいるので、その点も考慮して施設を選びましょう。

眩しさ、薄暗さ、騒音などは、認知症の方を混乱させる可能性があります。見学中にこれらが気になるようでしたら、認知症の方にとってもストレスになる可能性が高いでしょう。

## ターミナルケアに関する方針

延命措置に関する施設の方針を確認することは重要です。入居者の記録に認知症の方のリビングウィル（生前遺言書）や終末期医療に関する事前指示書を記載してもらうことに加え、本人の希望を記録した遺言をすぐにアクセスできる場所に保管してもらいましょう。入居する前から終末期のことを考えるのはつらいでしょうが、施設は入居者の希望を尋ねることが義務付けられています。これは、ターミナルケアや蘇生に関する本人の意思が尊重

されることを保証するための一歩です。

## 食事

　食事の時間に見学し、可能であれば試食させてもらいましょう。量や栄養分が高齢者にとって十分であり、食欲をそそるような見た目の料理が理想的です。また、個別のメニューに対応してくれるのか、おやつは提供されるのかも確認しましょう。

　食事風景についても観察しましょう。施設によっては認知症の方が食事をするときに、こぢんまりとした静かな場所で提供されていたり、大きくてにぎやかなダイニングルームで提供されていたりする場合があります。自分で食事ができない方には介助者が付くのかも確認しましょう。その際、快適に食べられる速度で介助しているのかどうかを観察しましょう。

　嚥下障害がある方への管理体制も重要です。もし適切な介護により食事が可能になる場合は、経管栄養を長期的に使用すべきではありません。

## 権利

　問題や苦情を施設管理者に伝える入居者協議会や、入居者の家族同士で話し合える家族協議会が施設の中にあるとよいでしょう。懸念事項がある場合、どのように伝達するのかを確認しておきましょう。

　すべての施設があらゆる水準を満たしていることが理想的ですが、現実には質の高いケアを提供している施設を見つけることは難しいものです。認知症の方の対応が難しい場合やメディケイドを利用する場合は、理想的な施設が利用できないこともあります。このガイドラインを使い、家族にとって最も重要なことは何か、

妥協できる点は何かを決めてください。

# 介護施設への入居

介護施設が見つかり、金銭的な準備が整ったら、次のステップは引っ越しです。認知症の方が新しい環境に移るときに注意するべきことはたくさんあります（第4章「一人暮らしができなくなったとき」内の「引っ越し」参照）。

認知症の方が状況を理解できるのであれば、事前に引っ越し先を伝えておきましょう。その際、認知症の方が困惑し、その理由について話し合いができないようであれば、複雑な問題を理解する能力を失ってしまったことを意味します。そのような場合には、引っ越しの時期が近づくまでそれ以上話題にしないほうがよいでしょう。

写真、思い出の品、アフガン編みの毛布、ラジオなど、認知症の方にとって身近なものや好きなものを施設に持って行きましょう。紛失しないように名前を書いておくとよいでしょう。可能であれば、持ち物を選ぶ際は認知症の方にも手伝ってもらってください。困惑状態であったり重度の障害がある場合でも、自分の人生であり、自分は大切にされていると感じる必要があるのです。

認知症の方が引っ越しに対して家族を非難することもあるでしょう。心が痛むかもしれませんが、その場合は無視する必要があります。施設の話題になると不機嫌になってしまうようであれば、何回も話題にするのは逆効果でしょう。淡々と入居準備を進めていく必要があるかもしれません。また、施設に連れて行く際は「ドライブに行く」「遊びに行く」などの嘘を言って無理やり連

れて行くことは避けましょう。入居後の施設の生活に慣れること
が難しくなる可能性があります。

　州によっては、認知症の方に判断能力がある限り、家族は本人
の意思に反して転居させる法的権利はないと定めています。ほと
んどの州では医師が医学的な懸念に基づいて、患者の判断能力の
判定をしています。大半の病院はこの手続きをした経験があるの
で安心してください。もし問題が発生した場合は、弁護士に相談
してください。

　入居後数週間は家族が頻繁に面会に行くことで、よりスムーズ
に施設に順応している認知症の方が多くいます。しかし、人に
よっては施設の活動に参加するまでに、一人で過ごす時間が必要
な場合もあるでしょう。面会したときの行動を観察してみましょ
う。面会中や帰ろうとするときに気が大きく動転してしまう場合
は、慣れるまで面会回数を制限したほうがよいかもしれません。
ほとんどの認知症の方は時間の経過とともに順応していくので、
数週間経過したあとは定期的に面会するとよいでしょう。

　認知症の方が入居後もずっと落ち着かない様子であれば、面会
にくる家族の緊張や不安が、新しい環境に慣れない理由になって
いるかもしれません。しかし、個々の性格を考慮せずに、入居者
が環境に慣れるまで家族の面会を控えるように強く要望するよう
な施設は避けてください。慣れていない環境で家族が面会に来な
いと、喪失感が高まる可能性があります。入居当初は家族も疲れ
切っているでしょう。そんなときに、認知症の方から非難された
り、家に帰りたいと強く要望されたりするとストレスになります。
しかし、認知症の方にとっては、それが不安や不満を表現する唯
一の方法かもしれないことを忘れないでください。面会時は安心
感と愛情を与えるようにして、口論にならないようにしましょう。

数週間経ち認知症の方が慣れてきたら、面会時間を少しずつ減らすことができます。認知症の方をサポートしつつ、家族自身も余裕を持って過ごせるようなスケジュールを考えましょう。

　認知症の方の情報を書き出し、スタッフに預けましょう。普段の入浴時間や就寝時間、連絡先情報、特定の発言や行動と意味、頻繁に起こる行動症状への対処法、落ち着かせる方法、破局反応の引き金になるものなどです。

　利用している施設が気に入らなかったり、スタッフが必要なケアをしていないと感じたりすることもあるでしょう。それでも、その施設に預けざるを得ないこともあるかもしれません。よい施設の管理者はすべての苦情を真剣に受け止めて、家族とスタッフが友好的な関係を築くためにできる限りのことをしてくれるでしょう。利用者が多少妥協しなくてはならない場合もありますが、スタッフの協力を得ることができるでしょう。認知症についての情報をスタッフに提供するようにしましょう。

　認知症の方が入院していた病院から直接ナーシングホームに入居する場合、施設を検討したり、引っ越し計画を立てたりする時間はほとんどないかもしれません。数日間または数時間ですべての手順を終わらせる必要があり、家族には疲労が重くのしかかるでしょう。そんな場合でも、認知症の方と一緒に施設に行き、慣れ親しんだ私物を新しい部屋に置くようにしましょう。

# 新しい生活への順応

　ナーシングホームなどの介護施設での新しい生活は、ほとんどの入居者にとって大きな変化への順応を必要とします。認知症の

方やスタッフだけでなく、家族にとっても時間と気力が必要であり苦痛を伴うでしょう。施設に移るということは、家族関係に終わりを迎えるというわけではないことを覚えておいてください。実際には、認知症の方と家族の関係が良好になったと報告する方も少なくありません。よりよいケアを受けられる環境に移ったとしても、認知症の方が家族の一員であることに変わりはありません。ここでは新しい環境への順応を容易にするためにできることをいくつかご提案します。しかし、順応するときに最も困難なことは、家族が抱える不安や緊張など感情的な部分かもしれません。

## 面会

　認知症の方にとって家族との面会は重要です。たとえ認知症の方が訪問者を認識できなかったり、面会にくることを望んでいないように見えたりしても、定期的な面会によって認知症の方は大切な存在であり家族の一員であるという意識を持ち続けてもらえるでしょう。また、家族が頻繁に訪れたほうが、スタッフがよりよいケアを行うことができるかもしれません。ときには、認知症の方が自宅に戻りたいと懇願したり、家族が帰ったあとに泣いてしまったりすることもあるでしょう。ナーシングホームなどに入居すると悲しみや怒りを感じてしまうのは当然のことです。このような場面を避けるために訪問回数を減らそうと感じてしまう方もいるでしょう。しかし、たいていの場合は面会することで得られるメリットのほうが、面会後の動揺などのデメリットをはるかに上回っています。

　ナーシングホームの雰囲気や、ほかの入居者の病状を見て心が痛むこともあるでしょう。大切な認知症の方が衰弱していく様を目の当たりにするのはつらいことです。認知症になるとコミュニ

ケーション能力や理解力が低下するため、家族は面会時に何をしたらいいのか悩んでしまうこともあります。以下に面会を少し楽にするための提案をまとめたので、参考にしてください。

　認知症の方が新しい環境に順応できるように、さまざまな手助けをしてみましょう。認知症の方に施設に入居することになった理由をもう一度説明してみてください。たとえば、「もう自宅でお世話ができないほど症状が進行しているからだよ」などです。認知症の方が読む能力を失っていないのであれば、施設での日課を確認しスケジュール表を作ってあげましょう。ほかには、施設内の浴室、トイレ、ダイニングルーム、テレビ、電話などの場所や、クローゼット内の私物を一緒に探すのもよいでしょう。自分の部屋がすぐわかるように、ドアに飾り付けをしてあげてもよいかもしれません。部屋の中には認知症の方に馴染みのあるものを飾っておくのもお勧めです。

　次回の面会日を伝え、認知症の方が思い出せるように書き留めておきましょう。直近の面会で印象深かった出来事や次回の面会日を記した手紙を送る方もいます。この手紙を認知症の方がスタッフと一緒に読むことで、家族が頻繁に面会に来ていることを思い出し安心できるでしょう。認知症の方の病状が悪くない場合は、ドライブや買い物、教会などに継続して出かけるようにしましょう。ときには自宅に連れて帰り、夕飯を食べたり、一泊したりするのもよいかもしれません。家族のアクティビティに参加することで、自分がまだ家族の一員であることを感じることができるでしょう。計画を立てるときは、過度のストレスや疲労を与えないようなアクティビティを選んでください。外出すると施設に戻ることを嫌がる場合もありますが、最終的には受け入れるようになるかもしれません。しかし、毎回施設に戻ることを強く拒む

場合は、外出はやめ、面会のみにするとよいでしょう。

　誕生日や祝日などの家族の特別なイベントに参加し続けられるようにしましょう。認知症の方がうつや困惑状態だとしても、家族に不幸があった場合は伝えるべきです。

　次回の面会までの間に電話で連絡を取り合ってもよいでしょう。認知症の方は自分が忘れられていないということを思い出すことができます。認知症の方が電話のかけ方を覚えているとは限らないので、電話がかかってくるかもしれないという期待はしないようにしましょう。最近では固定電話は過去のものになりつつあり、各部屋に設置していない施設も多いでしょう。施設の事務所には必ず電話があるので、スタッフが電話をかけたり、受けたりする手伝いをしてくれるでしょう。

　古い家族アルバムや長い間しまってあった古いドレスなど、過去の記憶を呼び起こす可能性のあるものを持っていき、当時の思い出を話すように促しましょう。毎回同じ話をすることもありますが、それは受け入れてください。認知症の方が気にかけられていると感じるためには、家族がその場にいて話に耳を傾けることが重要なのです。

　親族や隣人の近況、うわさ話、地元のスポーツチームの話題など些細なことでよいので会話をするようにしましょう。たとえその話題を十分に理解していなくても、会話をする行為を楽しむことができます。一緒にいることが双方にとって最も重要なことなので、会話の話題はそれほど重要ではありません。認知症の方は時事問題などに興味を示さないことがあります。もし会話中に落ち着いていないようでしたら、無理に最新の情報を伝えようとしないでください。

　認知症の方が施設に対して不満を漏らしている場合は、共感す

るようにしてください。不満に耳を傾けることで、家族が気にかけているということが伝わります。不満を漏らしたことを忘れて、何度も同じことを言うかもしれませんが、必要としているのは共感です。とにかく耳を傾けるようにしてください。その後、不満が真っ当かどうか検討する必要があります。不満には真実が含まれているかもしれませんが、物事に対する認識は正確ではないかもしれません。熟考してから施設に苦情を申し立てるのか、不満を解消するように行動するのか、もしくはそれ以上は追及しないのかを決めてください。

　誰もが知っている懐かしい曲を一緒に歌ってみましょう。音楽は共通の時間を過ごすための素晴らしい手段です。歌がうまくなくても、気にする人はいないでしょう。その際、ほかの入居者が聴きに来たり、参加したりしても驚かないでください。面会に来ていない子供や親族の歌を録音し、持って行ってもよいでしょう。

　写真、新聞や雑誌の切り抜き、衣類の切れ端、勲章など、個人的に意味があるものを使い、生まれ育った場所、結婚した時期、子供、仕事、趣味など、認知症の方の人生をまとめた自分史スクラップブックを一緒に作ることもお勧めです。文字は大きく書きましょう。制作は数回にわたって行うとよいでしょう。自分史を見直すことで、過去を思い出すことができるかもしれません。たとえ認知症の方が覚えていなくても、自分には過去があったのだと安心できるかもしれません。

　思い出の品を入れる箱を作ってもよいでしょう。大切な思い出の品々、昔使っていたアンティークの調理器具や農具など、記憶を呼び覚ませる安全なものを入れてみましょう。修理屋ならボルトの詰め合わせ、仕立屋なら糸巻きなど、仕事で使っていた道具を入れてもよいでしょう。興味を引くような色、重さ、質感、大

きさのものを選びましょう。認知症の方は箱の中身を分類したり、触ったりすることに楽しみを感じるかもしれませんし、家族やスタッフは箱の中身を使って記憶を呼び起こすことができます。「母が5人の子供たちにアップルバターを作るときに使っていた古いリンゴの芯抜き」「父が70歳まで履いていたダンスシューズ」など、説明を記したカードを添えるとスタッフもわかりやすいでしょう。

施設にスクラップブックや思い出の箱を保管する場所がない場合は、面会時に持っていきましょう。面会時に認知症の方と話をするときに使ってください。

面会時は認知症の方を動揺させ過ぎないようにしてください。家族が到着したときや家族から近況を聞いたとき、会話しているときなどが認知症の方を過剰に興奮させ、破局反応を引き起こす可能性があります。

認知症の方の新居（施設）に家族が興味を持っていると示すことが重要です。一緒に施設を回って掲示板の内容を読んであげたり、同室の方やほかの入居者、スタッフと話をしたりしてみましょう。施設の外を散歩しながら花の香りを嗅いだり、鳥に注目したりしてもよいでしょう。

日常のケアを手伝ってみましょう。一緒に食事をする、髪を整える、背中をさする、手をつなぐ、運動をするなどです。一緒に食べられるおやつを持参してもよいでしょう。ただし、保管場所がないこともあるので、食べきれる量にしてください。食事に介助が必要な場合は、食事の時間に訪問して手伝うこともできます。その際、ほかの入居者が混乱したり、気が動転したりして面会を妨げるようでしたら、優しくかつはっきりと邪魔をしないようにと伝えましょう。必要であれば、スタッフに個室がないか聞いて

みましょう。時と場合によっては、ほかの入居者1〜2人と一緒に簡単なレクリエーションをすると、面会がスムーズに進むこともあります。

認知症の方が破局反応を起こす可能性が低く楽しめるようであれば、子供を一人ずつ連れていったり、事前にスタッフに相談してペットを連れていくとよいでしょう。施設の人々との触れ合いは子供にとっても勉強になります。子供が目にする可能性のあるカテーテルや点滴などは、病気の方が身体機能を維持するために役立つものであることを事前に説明し、心の準備をさせてあげてください。

病状が深刻な方は会話をしたり、面会者を認識したり、反応したりすることができない場合があります。そのような場合、面会時に何と声をかけたらよいのかわからないかもしれません。手をつないだり、背中をさすったり、歌ったりしてみましょう。

　ある牧師は自分の経験についてこう語った。「面会を重ねることで成長しました。誰かのために何かをすることが当たり前だと思っていたので、認知症の症状を改善するためにできることはほとんどないということを受け入れるまで長い時間がかかりました。ただ座って一緒に時間を共有し、存在意義を確認することの大切さを学びました。特別な何かをしたり、無理に会話をしたり、楽しませたりする必要はないことを知りました」

施設に入居している重度の認知症の方と家族の時間を過ごしたり、愛情を示したりすることは簡単ではないでしょう。しかし、この牧師のように自分なりの意味を見出すことができるかもしれ

ません。

　同じ会話や活動の繰り返しは退屈かもしれませんが、認知症の方の多くは5〜10分前の出来事を覚えていないほど重度の記憶障害があることを忘れないでください。面会にくる家族にとってはストレスが溜まるかもしれませんが、好きなことを繰り返すことが認知症の方にとっては楽しいのかもしれません。

## 家族の順応

　認知症の方が新しい環境に移ると、家族の生活にも変化が生じます。特に同居していた方が施設に入居した場合、家庭から一人減ったことへの順応は時間がかかるでしょう。入居手続きによって溜まった疲労だけではなく、変化に傷心することもあるでしょう。自宅でケアをしていたときに感じた悲嘆や喪失感が、この変化によって増してしまうこともあります。また、自宅でケアを続けられなかったことに対する罪悪感や続けたかったという思いもあるかもしれません。ケアから解放されたことで、睡眠や趣味が妨げられない現実に安堵する気持ちもあるでしょう。安堵感と悲しみ、罪悪感と怒りが入り混じったような気持ちになるかもしれません。

　順応期間の最初の数日間は、途方に暮れてしまう方が多いようです。今まで日常の大半を占めていたケアがなくなり、何をしてよいのかわからなくなるのです。しばらくは、今までの習慣から夜中に起きてしまったり、落ち着いてテレビを見ることができなかったりするかもしれません。

　介護施設が自宅から遠い場合、面会はとても疲れるでしょう。面会に行くことが億劫になるかもしれません。新しい環境に移ると一時的に症状が悪化する認知症の方もいるため、その姿を目の

当たりにすると感情的になってしまう家族もいます。ほかの入居者の状態を見て気が滅入ることもあるでしょう。

施設のスタッフは同時に複数の方のケアをしていることもあり、認知症の方が適切なケアを受けていないのではないかと心配する家族もいます。施設やスタッフの対応に悩むこともあるでしょう。家族がスタッフに対してときどき怒りを感じることは珍しくありません。もし懸念がある場合は、スタッフと話し合う権利も、スタッフから質問の回答をもらう権利もあります。入居者が施設のケア体制に疑問を呈したからといって、施設側が入居者を同意なく強制的に退居させることはできません。強制退去は連邦法において違反となります。施設にソーシャルワーカーがいる場合は相談に乗ってもらうようにしましょう。ソーシャルワーカーがいない場合は、施設長や看護部長に冷静に懸念事項を伝えるようにしてください。

自宅でのケアが困難だった認知症の方でも、施設の入居後に状況が改善することが多くあります。日常的なケアが他者に移ることにより、認知症の方と家族の関係もよくなるかもしれません。家族はケアから解放されて常に疲れていることがなくなります。認知症の方の困った行動から逃れることができるので、リラックスして今の関係を楽しむことができるかもしれません。

中には面会に来たくない家族もいます。ナーシングホームに面会しに行くことが心理的に苦しい、何を話していいかわからないなど理由はさまざまあるでしょう。悲嘆反応は人によって異なるので、面会に来ないからと言って気にかけていないわけではありません。家族の中の誰かが面会に来なかったとしても、無理やりその方の考えを変える必要はないでしょう。認知症の方と時間を共有することが重要であり、会話の内容や面会時に何をするかは

さほど重要ではないということを伝えるといいでしょう。

　ときに施設で何時間も過ごし、認知症の方に寄り添っている家族もいます。面会時間の長さに正解はなく、各々で判断する必要があります。もし寂しさや悲しさから長時間施設に滞在している場合は、認知症の方が新しい環境に順応できるように、面会時間を減らしたほうがよい場合もあります。

　時間が経つにつれ大変だった期間も乗り越え、定期的な面会に慣れてくるでしょう。そして、認知症の方と別々の生活も次第に日常になっていくでしょう。

# 介護施設で問題が発生したとき

　介護施設に入居することによって、ケアに関する深刻な問題が発生することがあります。

　ローゼンは「父はアルツハイマー病を患っていたため、ナーシングホームに入れざるを得ませんでした。ある日、父がひどい病気になったため病院に移したと連絡を受けました。父は脱水症状を起こしていて、それにより病状が悪化したと医師に言われました。ナーシングホームは十分な水分を与えていなかったようです。父が十分に水分摂取していることを定期的に確認しなかったことに罪悪感がありますし、父を蔑ろにするような施設に戻すことはできないと強く思いました」と語った。

　認知症が重度になっていくとケアが難しくなります。ローゼン

はナーシングホームのスタッフに文句を言っても口論になるだけだと思うようになりました。しかし、このようなケースでは別の施設に移そうとしても要望に合う施設がなかったり、アルツハイマー病の方やメディケイドの加入者を受け入れてくれなかったりすることがあります。

ローゼンが直面しているジレンマはよくあるケースです。個々の施設に問題があるというよりも、国の政策、価値体系、連邦政府の研修予算など、さまざまな要因が重なっていることで起こります。近年では、メディケア・メディケイド・サービスセンター（CMS）、米国アルツハイマー病協会、消費者団体「良質な介護を求める米国民消費者の声」などの努力により、徐々に変化しています。

ローゼンが直面したような問題がなくなることを願っていますが、発生した場合はどのようなケアを求めることが合理的なのかを検討してみてください。健康状態（十分な食事と水分補給など）の管理、明らかなリスクからの保護、清潔で快適に過ごすことができる環境を求めることは当たり前でしょう。個々の入居者の希望はスタッフ間で共有され、可能な限り対応されるべきです。疾患の進行具合に合った活動に参加できることも重要です。ほかの疾患を併発した場合は早期発見・早期診断されるべきであり、薬の副作用や相互作用がないか施設が注意深く観察するべきです。しかし、認知症ケアは難しいことも多く、施設では「やってもやらなくても間違いである」という状況に陥っているかもしれません。すべての症状を完全に治療したり、すべての問題を解決したりすることはできないのです。たとえば、自力歩行は心臓や運動によいでしょうし、一人で歩けるという自信になるかもしれませんが、同時に転倒してしまうリスクがあります。スタッフにケア

の危険性と利点に加え、このようなときには自由度の最大化と安全の確保という相反する目標に対してどのようにバランスをとっているのかを尋ねることが大切です。これらの情報は、施設がどのようなリスクを受け入れているかを判断するのに役立ちます。

　不十分なケアの原因として、スタッフの質がよく挙げられます。確かに施設では、家庭でできるような個別のケアを各入居者に施すことはできません。とはいえ、入居者の体を清潔に保つこと、快適な環境、食事介助、医療ニーズを管理する人員がいないのであれば、施設に問題があります。消費者団体「良質な介護を求める米国民消費者の声」は、ナーシングホームの質を規定する法律に関する情報を公開しています。資料を読めば、ナーシングホームが提供するケアをある程度把握することができるでしょう。

　施設長、看護部長、およびソーシャルワーカーに率直な懸念事項を冷静に伝え、家族が理解している認知症ケアに関する情報を共有してみてください。その際、相手の反応を観察しましょう。感謝をし、真摯に対応してくれる場合は問題ないですが、言い訳をしたり、軽くあしらわれたりする場合は注意が必要でしょう。医療の問題であれば、医師などの専門家に相談すると状況を改善するために動いてくれるかもしれません。

　ローゼンは「病院の先生はとても親切でした。認知症の方は脱水症状になりやすいので、本人が飲んでいると言っていても水分摂取量をチェックする必要があることをナーシングホームに説明してくれました」と語った。

　施設のスタッフと話をしても問題が解決しない場合は、高齢者福祉事務局内に常駐している地域のナーシングホーム・オンブズ

マンに連絡してください。問題を調査し、支援してくれるでしょう。最終手段としては州のナーシングホーム監査官事務所に問題を報告してください。とはいえ、問題を解決するには当事者である施設の管理者やスタッフと家族とで内々に話し合い、協力することが最も効果的です。

スタッフの認知症介護に関する知識が少ない場合は問題でしょう。米国アルツハイマー病協会は教育研修に関する情報を提供しています。看護師や管理者を含め、介護士などすべてのスタッフに研修を受けるように勧めてください。

家族が苦情を申し立てても、認知症の方を強制退居させたり、不当に扱ったりすることは違法です。同時に、認知症の方が受けているケアを注意深くチェックすることは家族の責任です。

# 介護施設における性的な問題

認知症の方は人前で服を脱いだり、自慰行為をしたり、スタッフやほかの入居者に言い寄ったりすることがあります。ナーシングホームにおける入居者の性的ニーズや行動はよく物議を醸します。施設での性行動は、自宅での性行動とは大きく異なります。施設は共同生活の場であり、性行動は何らかの形でスタッフやほかの入居者、その家族にも影響を与えるため、個人の問題ではありません。また、認知機能が低下した方が自分自身の性行動に関してどの程度の権利を持つべきか、どのようにその権利を行使すべきかという倫理的な問題を提起します。

米国の文化では性に関する話題がオープンに話されていると感じるかもしれませんが、たいてい話題となる対象は若くて美しい

人たちに関するトピックです。年配の方や好みの容姿ではない方、障がい者、また認知症の方の性についてのトピックに、多くの人は抵抗を感じています。同様に、介護施設のスタッフもそういったトピックに対して心配や困惑を感じることがあります。

　性的問題行動の多くは、見当識障害や混乱による行動の可能性があります。スタッフから性的問題行動について報告があったときは、認知症の方自身で居場所を認識する、排尿スケジュールを決める、服を脱ぐ場所を把握するなどの手伝いをしましょう。多くの場合「服を脱ぐ時間ではありませんよ」と伝えることで問題は解決します。また、ジュースを飲ませるなどして、気を紛らわせることも効果的でしょう。

　認知症の方が施設に入居するとほかの入居者と親しくなることがありますが、多くの場合、性的な関係ではありません。友情を求めることは認知症になっても止まることのない普遍的な欲求です。時折、ナーシングホームでほかの入居者と添い寝する方もいます。配偶者と同じベッドで寝る親密さが心地よかったと感じている方が、このような行動に出ることは理解できるでしょう。しかし、自分の居場所や誰と一緒にいるのかがわからずにこのような行動をとることもあります。自分のベッドではないことに気づいていなかったり、相手が自分の配偶者だと勘違いしていることもあるでしょう。アシステッド・リビング・ファシリティやナーシングホームでは、抱きしめられたり、愛されたりする機会が少ない孤独な場所であるということを忘れないでください。このような出来事にどのように対応するかは、各々の態度や価値観に加え、ナーシングホームの対応により変わるでしょう。

　入居者の中には自慰行為をする方がいます。自室の中であれば、スタッフは気にかけないことが多いでしょう。共同スペースなど

で行われた場合は、静かに自室に戻されます。

恋愛をすることは普通のことで、社会的に受け入れられてきた行動です。入居者の中には恋愛することで昔の社会的立場を再確認する人もいます。恋愛することで自分はまだ若く、魅力的だと感じるのです。残念なことに、認知症になると侮辱的な発言や不適切な言動をしてしまうことがあります。不適切な性的発言や行動は、前頭側頭型認知症の方に多く見られます。これは、脳の前頭葉が損傷したことで行動が抑制できなくなるためです。

性的問題行動が起こるたびに、研修されたスタッフが「そういった行為はここでは許されませんよ」ということを親切に伝えると、次第にやめることがあります。改善されない場合は、他者との接触を監視できる場所に移動する必要があるかもしれません。入居者に自分自身の社会的役割や立場を再確認してもらうために、かつて楽しんでいた趣味や活動に参加させる機会を提供すると問題が解決する場合があります。

入居者同士の性行為は当事者双方に性行為に同意する能力があることが必要であるため、法的な意味合いがあります。性行為をしている可能性がある場合には医師などに関与してもらい、意思能力があるかどうかを判断してもらうとよいでしょう。プライバシーの侵害ではないかと思うかもしれませんが、認知症によって有効に意思表示することができる能力がない可能性があります。同意する能力があると判断された場合でも、家族は気分を害するかもしれません。性行為があった場合、認知症の方と家族、意思能力評価の専門家、関係する施設スタッフを含めた会議を開き、この問題について話し合うことをお勧めします。

夫婦で入居している場合、性行為に対して異論がなければ、懸念を抱く理由はないように思えます。しかし、夫婦間の性行動は、

別の問題を引き起こします。夫婦の一人が取り乱しているようで
あれば、意思能力があるかどうかを判断する手順を踏むべきで
しょう。この問題に義理の子供が関与している場合には、論争に
なりやすいかもしれません。成人が性行為をする権利はアメリカ
合衆国憲法で保護されているプライバシー権と考えられています
が、認知障害がある場合は弱者を保護する義務も発生します。理
想的には関係者で話し合い、全員が納得できる解決策を導き出す
ことです。法的判断が必要になることは非常に稀でしょう。

第

**17**

章

# 認知機能の低下を
# 防ぐ、遅らせる

最近の研究によると、理由は定かではないものの認知症の発症頻度が減少しているそうです。ひとつの可能性として、アルツハイマー病などのリスクを減らすために人々が努力してきた結果だと考えられています。予防研究の課題として、加齢に伴う正常な思考の変化と認知症の初期症状の区別が難しいことが挙げられます。

# 加齢に伴う正常な変化

日常生活に支障をきたす認知機能の低下は加齢に伴い必ず起こることではなく、多くの人は脳機能が完全に維持された状態で一生を終えます。知恵や知識、高度なスキルなどは、年齢を重ねるごとに蓄積され増していくことも珍しくありません。

キッチンに行ってもなぜそこに行ったのか思い出せないことが多くなってきたので、ジェーンは心配していた。

このようなど忘れは認知症の予兆ではありません。

### 単語を思い出す・頭の回転の速さ

頭の回転速度の低下や単語が思い出せないことは加齢に伴う正常な認知機能の変化です。これらの変化は早ければ40代から始まりますが、通常は60代から70代あたりに顕著に表れます。脳は年齢を重ねても処理した情報の意味を見出し、その内容に基づいて行動を決定する能力を維持しますが、処理速度は遅くなっていきます。これは高齢になると単語や事実を思い出すまでに時間

がかかる理由のひとつです。何かを思い出そうとしたり、判断したりしようとするときには焦らずにゆっくりと時間をかけて対処するとよいでしょう。

　名前や単語の思い出しづらさやジェーンが経験したような「ど忘れ」も加齢に伴う正常な変化です。時間とともに思い出そうとしていたことがパッと頭に浮かんできますが、数秒から数分かかることもあります。高齢者を対象とした研究によると、「ヒント」や「選択肢」（キッチンには食器を取りに来たのか、それとも料理本を見に来たのか）を思い浮かべることで、記憶が呼び出しやすくなることがわかっています。ヒントがあれば思い出せるということは、単語はまだ脳の中にありますが、その記憶を表に呼び起こすまでに手間取っているということです。一方、認知症による記憶の喪失は不可逆的です。記憶は完全に失われてしまっていて、ヒントがあっても思い出すことはできません。

# 認知症リスク軽減のための 潜在的要因の特定と可能な予防策

　アルツハイマー型認知症をはじめとする認知症の発症を予防または遅延するための予防策のひとつとして、危険因子を特定することが挙げられます。ここではこれまでの研究で明らかになっている危険因子と、認知症予防の効果を示す根拠の有無について説明します。

## 循環器疾患に関連する要因

中年期の高血圧、高コレステロール、および肥満は、アルツハ

イマー型認知症や脳血管性認知症を発症させる危険因子の一部となっています。これらの危険因子は心臓発作や脳卒中の発症リスクも高めますが、疾患を引き起こすメカニズムが同じかどうかは明らかになっていません。これらの危険因子に対処することで認知症の発症リスクが必ず下がるということではありません。しかし、少なくとも心臓発作や脳卒中のリスクを下げる根拠があるため、高血圧、高コレステロール、および肥満である場合は医師に相談することが重要です。

## 運動

　認知症を発症した方は発症していない方に比べて、過去5〜10年の運動量が少ないことを示す研究は多くあります。この研究結果は定期的な運動が認知機能の維持に影響があるという仮説を間接的に裏づけるものですが、証明するものではありません。運動量の低下がそもそも認知症の影響によるものである可能性があるからです。しかし、アルツハイマー病になるように遺伝子操作された動物を対象とした実験では、定期的な運動によりアルツハイマー病患者の脳によくみられるアミロイドβのプラーク形成の発生を抑えることが示されています。これは認知症予防における運動の重要性を裏づける結果となっています。

　定期的な運動が心臓発作や脳卒中の予防に有効であることは証明されています。前述の研究結果の通り認知症発症のリスクも下がるのであれば、定期的な運動は、心臓発作、脳卒中、認知症の3つの病気の予防に有効であると言えます。米国疾病予防管理センター（CDC）は、運動が可能なすべての人を対象に1回30分程度の運動を週5日行うことを推奨しています。

　かかりつけの医師がいる場合は、どの程度の運動が可能か確認

しましょう。最初は無理をせず、徐々に医師が推奨する運動量に近付けていきましょう。短い散歩を日課にしてもよいでしょう。運動は減量にもつながります。肥満も認知症の危険因子のひとつなので、定期的な運動によりさまざまな角度から認知症を予防できると考えられます。さらに、定期的な運動は認知症の進行を遅らせ、認知症の方の焦燥性興奮を抑える効果があることが示唆されている研究結果もあります。

## 社会的・知的活動

認知症の方とそうではない方を比較した研究では、社会的活動を多く行っている方は認知症になりにくいという結果が出ています。しかし、運動に関する研究と同様に因果関係を特定することはできていません。認知症の初期症状により社会的・知的活動に対する意欲が減少している可能性もあります。アルツハイマー病の老人斑が脳内に発生するように遺伝子操作されたマウスを用いた実験では、刺激的な環境で育ったほうが老人斑の数が減少し、MRI検査でも脳の萎縮が抑えられていることがわかっています。

医学界では長年、人間は成長期を過ぎると新しい脳細胞が作られなくなると信じられてきました。ところが、新しい記憶を形成する際に不可欠な脳の一部である海馬で、人間は生涯にわたって新しい脳細胞を作り続けていることが発見されました。この発見を機に、コンピューターやスマートフォンなどのデジタル機器を使った、認知機能を鍛えるパズルやクイズゲームや言語学習が開発されました。長期的な研究によると、脳のトレーニングは特定の認知機能テストの結果を向上させることが示されていますが、認知症の発症リスクを下げるという明確な根拠はまだありません。

社会的活動や知的活動を研究するうえでの課題のひとつは、認

知症につながる脳の変化は症状が現れる15～20年前から始まっているということです。つまり、予防が最も効果的である年齢は40代や50代だということです。ただし、生涯を通じて身体的、知的、社会的に活発な方でも認知症を発症することはあります。そのため、これらの活動が認知症を引き起こすほかの遺伝的、環境的要因を完全に覆すことはできません。米国食品医薬品局（FDA）は、認知症予防を謳ってソフトウェアやアプリを販売している企業に罰金を科しています。とはいえ、脳を刺激するようなゲームを楽しいと感じて経済的に余裕がある方であれば、試してみても害はないでしょう。

　脳に刺激を与える方法はほかにもたくさんあります。認知症予防の効果は定かではありませんが、生活の質が向上することは確かです。読書や旅行など、昔から楽しんできた趣味は、脳への刺激になります。健康上の問題で同じような活動ができなくなっても、少し工夫することで続けられる場合もあります。たとえば、画家のアンリ・マティスは、高齢になり健康状態の悪化によって油絵を描くことができなくなっても、色紙をさまざまな形に切ることで作品を作り続けました。彼の切り絵の大胆なデザインの美しさを高く評価する人も多くいます。

## 食生活

　最近の研究では、地中海食が認知症の発症を遅らせるという結果が示されています。地中海食は野菜や果物、オリーブオイルやキャノーラ油などの健康的な脂肪を多く摂取し、週に2回は魚介類を食べること（ただし、水銀を多く含むものは避ける）、赤身の肉をほとんどとらないことなどを重視した食事法です。味付けは塩ではなくハーブやスパイスを使うこと、ナッツ類を食べるこ

と、赤ワインを適度に飲むことなども推奨されています。この食生活は、心臓発作や脳卒中のリスクを低減させることもわかっています。

地中海食のレシピはインターネットや料理本を参考にするとよいでしょう。新たな運動習慣と同様、新しい食生活を始めるときは、経済的な余裕があるかどうかも考慮しましょう。数日、数週間続けるだけでは健康への影響は見込めないので、長く続けられることを確認してから始めましょう。

ビタミン$B_{12}$、葉酸、カルシウム、ビタミンD、魚油などは、認知症の発症リスクを軽減すると謳われていますが、アルツハイマー病の予防に効果があるという根拠はありません。ビタミン$B_{12}$は悪性貧血による認知症を改善し、場合によっては治癒するでしょう。悪性貧血はビタミンの吸収障害、またはビタミンの摂取量が極端に少ないために起こる疾患ですが、現代では認知症の原因となることは稀です（ただし、認知症診断の鑑別としては検査が必要）。ビタミン$B_1$は記憶障害を引き起こすコルサコフ症候群の発症を防ぎますが、この疾患自体が稀でしょう。

抗酸化物質は認知症の予防になるとして注目されていますが、実際には予防効果を示す研究はありません。しかし、動物や細胞培養を対象とした研究では、抗酸化物質が脳の損傷を防ぐことが解明されています。抗酸化物質を多く含むブルーベリーなどの果物も地中海食で推奨されています。

イチョウ葉、ウコン、高麗人参は、古くから認知機能を高め、認知症を予防するものとして宣伝されてきました。イチョウ葉は広く研究されていますが、認知症の予防効果は認められていません。高麗人参とウコンの研究は数が少なく、効果的であるという根拠はありません。近年ではココナッツオイルやクラゲ由来の蛍

光タンパク質なども、認知症の予防や治療に効果があると宣伝されていますが、これらの主張を裏づける十分な研究結果はありません。

## 教育

幼少期により多くの教育を受けると、認知症発症リスクが低下すると示されている研究は多くあります。これらの研究結果は、脳への刺激が予防につながるという主張を裏づけるものとして引用されています。しかし、この結果が幼少期の教育の効果によるものなのか、高学歴の方のほうが認知症の初期症状を発見しにくいことによるものなのかはまだわかっていません。

## 糖尿病

糖尿病はアルツハイマー型認知症や脳血管性認知症を発症させる危険因子として知られています。メカニズムについての研究は進んでいますが、今のところは血糖値の制御が認知症の予防につながるかどうかはわかっていません。

## うつ病

中年期またはそれ以前におけるうつ病は、アルツハイマー病をはじめとする認知症の危険因子だと言われています。ところが、そのメカニズムは解明されておらず、うつ病の早期治療がリスクを低下させるかどうかもわかっていません。高齢者になって初めてうつ病を発症した場合は、進行性認知症の初期症状であるかもしれません。

## 毒素

　鉛中毒は子供には永久的な知的障害を引き起こし、大人には認知症を発症させる可能性があります。マンガン、水銀、タリウム、ヒ素など多くの重金属も毒性があり、脳に後遺症を引き起こす可能性があります。

　有機溶剤は認知症を含めた神経系の後遺症を引き起こす可能性があります。認知症の予防には、職場などでこれらの有害物質に晒されないようにし、安全上の注意を払う必要があります。

　アルツハイマー病の患者の脳から、基準値以上のアルミニウムが検出されることがあります。このような話を聞くと、アルミニウムを含んでいる制酸薬やアルミ鍋、消臭剤の使用をやめるべきと早合点してしまう方もいますが、このような商品で認知症リスクが高まるという根拠はありません。研究の結果、アルミニウムは認知症の原因ではなく、認知症を引き起こしている疾患によりアルミニウムが増加している可能性が高いと考えられています。なお、アルミニウムや重金属の摂取を完全に排除させるような治療法は認知症の方には効果がないうえ、中には重大な副作用を伴うものもありますので注意が必要です。

## 頭部外傷

　脳震盪の繰り返しは認知症リスクが高まることで知られています。これは、1920年代に「パンチ・ドランカー」と呼ばれたボクサーを対象とした研究で初めて明らかになりました。彼らの脳には、アルツハイマー病の特徴的な2つの病変のうちの1つである神経原線維変化が広がっていることがわかったのです。

　現在では原因を問わず複数回の脳震盪を起こした場合は、認知

症を発症するリスクが高くなることが明らかになっています。最も多い解剖所見は慢性外傷性脳症（CTE）であり、これは解剖時に特定の脳領域で神経原線維変化とタウタンパク質の存在が確認されることで定義されます。そして、次に多い解剖所見としてアルツハイマー型認知症やレビー小体型認知症となっています。

ほとんどの慢性外傷性脳症の研究は、アメリカンフットボール、アイスホッケー、サッカーなど相手と直接接触する形式のスポーツで脳震盪を起こした方を対象としています。また、爆風にさらされた兵士も慢性外傷性脳症を発症する危険性が高いと言われています。ヘルメットなどの保護用ヘッドギアが、慢性外傷性脳症のリスクを下げるかどうかは明らかではありませんが、兵士と一部のスポーツ選手には使用が推奨されています。

## 加齢

認知症発症の最も強い危険因子は加齢でしょう。しかし、その理由は定かではありません。これまで述べてきた多くの危険因子を制御することで加齢に伴うリスクを下げることができるのか、またはまだ解明されていない加齢と認知機能低下の因果関係があるのかは、わかっていません。

## 遺伝

アルツハイマー型認知症や前頭側頭型認知症の発症リスクには、遺伝が35〜65％寄与していると言われています。レビー小体型認知症やパーキンソン病による認知症のほうが遺伝の影響は少ないようです。アルツハイマー病の遺伝については、第19章「遺伝」を参照してください。

遺伝的要因と聞くと、「どうすることもできないのでは」と考え、

落胆してしまう人も多いでしょう。しかし、一部の遺伝子産物の悪影響は、早期に治療を開始すると修正できることがわかっています。たとえば、認知機能障害を引き起こすフェニルケトン尿症（PKU）はすべての新生児が検査対象となっています。そのため、早期に異常な遺伝子を発見し、疾患の発症を防ぐ食生活を送ることで予防することができます。

## 薬物療法

現在、アルツハイマー病の治療薬として承認されているコリンエステラーゼ阻害剤（製品名：イクセロン、ラザダイン、アリセプトなど）やメマンチン（製品名：ナメンダ、日本ではメマリー）は、疾患の進行を防いだり、遅らせたりすることはできません。新薬の研究は日々行われていますが、まだ効果が証明されたものはありません（2023年7月には、エーザイと米バイオジェンが共同で開発した新薬レカネマブが、米食品医薬品局に正式承認され、アルツハイマー病による認知症の進行を抑えられると期待されています）。

# まとめ

多くの研究は認知症の予防と発症の遅延を目的としていますが、まだ確実な予防策は解明されていません。しかし、中年期の高血圧などの心血管疾患のリスクを下げることや、定期的な運動、知的活動をすることが効果的であるという間接的根拠は見つかっています。これらの有益性はまだ証明されてはいませんが、脳血管性認知症やアルツハイマー型認知症のリスクを減少させる可能性

はあるようです。アルツハイマー病には複数の原因があると考えられており、将来的には原因ごとにいくつかの異なる予防療法が特定される可能性が十分にあるでしょう。

第

# 18

章

# 脳障害と
認知症の原因

脳は出生前を含む脳への外傷、遺伝的要因、脳に悪影響を与える化学物質、脳への一時的な酸素供給の妨げなど、さまざまな要因で本来の働きをしないことがあります。正常に機能していない状態は知的障害、失読症、認知症、精神疾患などと呼ばれることがあります。

　医師や研究者は、脳の異常を脳疾患の症状や時間の経過による症状の進行によって分類しています。発熱や咳、嘔吐、めまいといった症状は複数の異なる疾患の兆候となり得ます。同様に、記憶喪失、混乱、人格変化、会話障害などの症状もさまざまな疾患の兆候として現れます。本章では認知症とほかの脳の問題との違い、認知症の最も一般的な原因、思考力低下を引き起こすほかの疾患について説明します。この章から学ぶべき最も重要なことは、認知症の方を専門家に診察してもらい、認知症の正確な原因を特定することです。

# 軽度認知障害（MCI）

　軽度認知障害（MCI）は軽度の記憶障害が認められても、認知症の基準（次節に挙げた認知症の3つの特徴）には当てはまらない状態を指します。MCIがアルツハイマー型認知症をはじめとする認知症を引き起こす疾患の初期症状である可能性は捨てきれません。追跡調査によると、MCIと診断された方のうち5～12％の方が認知症を発症しています。しかし、5年後のデータを見ると40～50％はMCIのまま（症状が進行していない）、もしくは完治して通常の認知状態に戻っています。中には1年以内で完治する方もいます。この場合、認知機能の低下は一過性の疾患、

特定の薬物の副作用、またはうつ病など治療可能な原因によって
引き起こされた可能性が考えられます。

　本書で取り上げているアルツハイマー病などの疾患の多くは
ゆっくりと進行するため、初期の症状と通常の加齢に伴う軽度の
記憶力低下の違いを見分けることは難しいと言われています。と
はいえ、認知症の予防や治療が確立されれば早期診断は重要にな
るため、認知症の原因となる疾患の初期症状についての研究が進
められています。現在研究されている早期診断法には、放射性
マーカーを用いて脳のアミロイド β を識別するアミロイドPET
検査、異常な脳の萎縮を識別するMRI検査、神経心理学的検査、
血液、尿、髄液などのタンパク質を測定するバイオマーカー検査、
およびこれらの検査の組み合わせがあります。

# 認知症と原因となる疾患

　認知症とは特定の症候群を示す医学用語です。認知症には次の
3つの特徴があります。①認知能力の2つ以上の領域（たとえば
記憶力や判断力）に日常生活に支障をきたすほどの障害がみられ
る、②成人期以降に症状が現れ始める、③眠気や酩酊感、注意力
の低下などではなく、意識清明で覚醒している状態で症状が現れ
るなどです。

　認知機能の低下は数学的能力、語彙力、抽象的思考力、判断力、
言語力、複数のステップを要する動作を行う能力などのあらゆる
認知プロセスに影響を及ぼします。以前と比べて頭の回転が遅く
なったからといって、認知症を発症しているわけではありません。
認知症は日常生活に支障をきたすほど、能力が低下している状態

と定義付けられています。知的障害または精神遅滞と呼ばれている状態とは異なります。知的障害は幼年期から生じるのに対して、認知症は成人期に思考能力のベースラインが低下してしまう状態です。

　米国では65歳以上の方の8〜12％が認知症を患っています。65歳では約1％ですが、75歳では約10％、80歳では20〜30％、90歳では30〜50％と、年齢とともに発症率も上がっていきます。60歳以前に認知症になることは非常に稀です。

　認知症の症状を引き起こす疾患は80以上あります。この数字の中には希少疾患や認知症を引き起こす可能性が非常に低い疾患も含まれています。中には症状の進行を遅らせたり、完治させたりする治療が可能な疾患もありますが、そうでないものもたくさんあります。アルツハイマー病のように確実に認知症を引き起こす疾患以外は、必然的に認知症が発症するわけではないことを覚えておきましょう。

　さまざまな研究結果を集計すると、認知症の原因は約50〜60％がアルツハイマー病、約10％が脳血管疾患（多発梗塞性認知症など）、約10％がアルツハイマー病と脳血管疾患の混合型、約5〜15％がレビー小体型認知症、約5％が前頭側頭型認知症となっています。残りの約10％はその他の要因による認知症です。

　認知症の原因となる疾患については次の項目で説明していきます。認知機能に影響を与えるものの認知症に分類されないほかの脳疾患についても後述します。すでに診断を受けている方は、該当する疾患について書かれている部分だけを読むとよいでしょう。

## アルコール性認知症

　アルコールを大量摂取している方は認知症になるリスクが高く

なりますが、その理由はまだ解明されていません。原因としては、アルコール摂取による栄養失調、飲酒時の転倒や喧嘩による頭部外傷、そしてアルコールそのものが引き起こす脳への影響が複合的に作用しているのではないかと考えられています。アルコール性認知症の症状はアルツハイマー型認知症の症状とは異なる傾向にあります。自分の意見は問題なく表現できますが、記憶障害、人格変化、イライラする、感情の爆発などが症状として現れます。言語能力が低下するケースは稀です。言語能力がはっきりしている分、家族にとっては大変であり、ストレスの原因となります。そのため、アルコール性認知症の特性を理解し、適切な行動をとることが重要となります。

　まずはアルコール依存症の治療を受け、確実に断酒していくことが必要です。認知機能に対する疑問がある場合や、言動が意図的なものなのか、病気によるものなのかが不明確な場合は、神経心理学的検査が役立つでしょう。アルコール依存症によるつらい記憶が家族にある場合はカウンセリングが有効です。しかし、アルコール性認知症の方の場合、従来のアルコール依存症の方への対処法では対応できないかもしれません。アルコール性認知症は禁酒、バランスのとれた食生活、チアミン（ビタミン$B_1$）の補給、頭部への外傷を最小限にすることで、回復する可能性があります。

## アルツハイマー型認知症

　アルツハイマー病の名は1906年に初めて症例報告を行った、ドイツの精神科医アロイス・アルツハイマーに由来しています。この報告の対象となった女性患者は50代で高齢ではなかったため、当初は「初老期認知症」と呼ばれていました。しかし、現在では老年期認知症と同一のものとされています。若年発症の場合

は特定の遺伝的要因によるものが多いですが、年齢に関係なくアルツハイマー型認知症と呼ばれています。

アルツハイマー型認知症の症状は観測できないほどゆっくりと進行していくこともあるため、振り返って初めてその兆候に気づくことが少なくありません。最終的には認知機能のさまざまな側面に影響を与えますが、まずは記憶障害が如実に表れます。これは正常な加齢に伴うもの忘れではなく、数日前や数時間前の約束や会話でさえ忘れてしまいます。新しい技術の習得が困難になったり、経済的な判断などの抽象的な推論を必要とする作業が困難になったりします。仕事上の業務や読書が難しくなることもあるでしょう。さらには、性格が変わったり、うつ状態になったりすることもあります。初期段階では日常生活に支障をきたすほどではないのですが、認知症の専門家による検査を受ければ記憶以外の側面にも影響が出始めていることがわかります。

認知症が進行すると、会話・言語能力、日常生活の動作、現実を知覚・視覚的に処理する能力などに問題が見られるようになります。このような症状は疾患を患って3年以上経過しないと気づかないことが多いようです。まずは適切な単語が出てこなかったり、間違った単語を使ったりするなど軽度な症状が表れ、徐々に言葉では意思を表現できなくなってしまいます。聞いたことを理解するのが難しくなり、読書やテレビの視聴をやめる場合もあります。筆跡が変わるなど、だんだんと不器用になり、以前まで簡単にできていた作業ができなくなっていきます。道に迷うことが多くなったり、コンロをつけたことを忘れたり、会話の内容を誤解したり、判断力が低下したりといった症状も出てきます。性格が変わったり、唐突に怒り出したりすることもあるでしょう。最終的には自分の人生に責任を持てなくなってしまいます。言語・

運動機能障害の初期症状に周囲の人はなかなか気づくことができませんが、疾患が進行するにつれ症状が明白になっていきます。

　疾患の後期（発症してから平均6〜7年後）になると、身体機能と認知機能の両方に重度の障害が出てきます。多くの患者は失禁や歩行困難に悩まされ、転倒も頻繁に起こるようになります。言語能力も著しく低下し、単語を1つか2つほどしか発することができなくなるでしょう。他人を識別する機能も低下し、1人か2人しか認識できなくなるかもしれません。その段階になると、家族や友人、専門家による介護が必要になります。

　アルツハイマー病の発症後の余命は平均で9〜10年です。より早く進行し4年ほどで死に至るケースや、診断後に20年以上かけてゆっくり進行するケースもあります。ときには、何年も比較的安定した「プラトー」という停滞状態が続いたあとに急速に進行することもあります。典型的にはアルツハイマー病はゆっくりと、かつ確実に進行します。

　アルツハイマー病は症状の進行状況、ほかの原因の鑑別、疾患の証明となるCT検査・MRI検査・PET検査などに基づいて臨床的に診断することができます。しかし、確定診断をするためには脳細胞とシナプスへの直接的な損傷を示す老人斑と神経原線維変化と呼ばれる2つの特定異常構造（第19章参照）の存在を確認する必要があります。現時点では病理解剖によってのみ脳細胞の物理的構造の変化を顕微鏡で確認することができます。血液検査や髄液検査など新しい検査方法も開発されていますが、現時点では症状の観察による診断よりもわずかに精度が高いに過ぎません。

## うつ病

　うつ病が認知症の原因になることは稀にあります。しかし、た

いていはアルツハイマー病、脳血管障害、パーキンソン病などの脳疾患による認知症の初期症状としてうつ病を発症することが多いでしょう。認知症の原因がうつ病であると気づくことは医師でも難しいですが、認知症を引き起こすうつ病の症状は通常よりも如実に表れます。

　涙もろさ、絶望感、食欲不振、落ち着きのなさ、好きな活動が楽しめないなどのうつ病の症状は、アルツハイマー型認知症や脳血管性認知症の方にもしばしば見られます。これらの症状に加え、もの忘れや言語能力、運動能力に問題がある場合は、うつ病とアルツハイマー型認知症、脳血管性認知症を併発していることを示唆しています。

　うつ病が認知症の原因なのか、またはその逆なのかを見極める必要があります。認知症が不可逆的であるかどうかに関わらず、うつ病は治療するべきなので、医師がうつ病に真剣に対処しない場合は注意が必要です。なお、うつ病が改善されても記憶障害が改善されない可能性があることは、心に留めておいてください。たとえ不可逆的な認知症を患っている場合でも、うつ病を治療することで苦痛が和らぎ、人生を楽しみ、食欲も増進し、苦痛を伴う行動症状を抑えることができるでしょう。

## 外傷性脳損傷（TBI）

　頭部の外傷は脳細胞を直接死滅させたり、脳細胞同士をつなぐ神経束を損傷させたり、脳細胞を死滅させる脳内出血を起こしたりすることで脳組織を破壊します。自動車やオートバイの事故が最も多い原因ですが、相手と直接接触する形式のスポーツ（アメリカンフットボールやアイスホッケーなど）による頭部外傷も外傷性脳損傷（TBI）の原因となります。爆弾などの爆風にさらさ

れた兵士は、破片が直接頭部を貫通していなくてもTBIを受けることがあります。これは爆発時の圧力波による損傷と考えられています。

TBIの症状は損傷部位によって異なります。現在では脳震盪もTBIの一種であると認識されています。脳震盪が繰り返されると、認知障害や人格変化、行動変化などが起こる可能性が高まります。また、TBIがアルツハイマー型認知症や前頭側頭型認知症を引き起こす可能性もあります。

頭部外傷により脳と頭蓋骨の間に内出血を起こすことがあります。すると、頭蓋骨に付着している硬膜とくも膜の間に血液が多く溜まってしまいます。これを硬膜下血腫と言います。頭蓋骨は硬く圧力がかかっても膨らまないため、充満した血液は脳を圧迫します。これにより、脳細胞が直接損傷することや、脊髄につながる小さな開口部から脳が下方に押し出されることがあります。この状態は緊急に対処しないと死に至る可能性があります。高齢者の場合は軽い転倒でも硬膜下血腫になる可能性があります。特に認知症の方は転倒しやすく、転倒した事実を他者に伝えられないことがあります。頭を打った可能性がある場合は、後遺症を防ぐために速やかに医療機関に診てもらいましょう。硬膜下血腫は頭を打った場所ではなく、反対側などで起こることもあります。出血速度が遅く、転倒後数時間から数日経っても症状が出ないこともありますので注意が必要です。

## 原発性進行性失語（PPA）

認知症の初期症状として自己表現力の低下が表れ、言いたい言葉が出なくなるというもどかしい経験をすることがあります。このような症状は原発性進行性失語（PPA）の可能性があります。

MRIやPET検査を行うと、言語能力に関係する脳の部位である左側頭葉に局所的な異常が見られることが多くあります。

　前頭側頭型認知症の言語障害型の場合、脳の左側頭葉に病気が発生し、初期症状としてPPAが起こります。その後、脳の異常は徐々にほかの脳領域へと広がっていき、知覚や判断力、記憶力などの認知機能も低下していきます。アルツハイマー病の初期症状としてPPAが表れることは稀です。しかし、PPAがあった患者の中にはアルツハイマー病の原因であるアミロイドβの蓄積が病理解剖によって確認される方もいます。

## 健忘症候群

　健忘症候群は記憶に限定した認知機能障害を引き起こします。健忘症候群の中でも以前からよく知られている症候群のひとつとして、コルサコフ症候群があります。コルサコフ症候群の名は初めて症例報告をしたロシアの精神科医セルゲイ・コルサコフに由来しています。健忘症候群は記憶障害を限定的に引き起こしますが、ほかの認知機能への影響は少ないでしょう。意識清明にも関わらず思い出す機能が低下しているため、認知症と間違われることがあります。しかし、記憶にしか影響を与えないため、認知症の定義は満たしていません。

## 若年性認知症

　さまざまな疾患により60歳未満の方も認知症になる可能性があります。40歳から60歳の間に認知症を発症する方の半分はアルツハイマー型認知症、半分弱は前頭側頭型認知症、その他の疾患が約10％を占めています。40歳以下の場合は脳血管を攻撃する自己免疫疾患、中枢神経系の感染症、代謝性疾患が症状として

表れる希少な遺伝性疾患などが原因と考えられています。

　若年性認知症の方の介護をするうえで直面する問題は、65歳以上の認知症の方を介護するときと多少異なるでしょう。60歳未満の方の多くは仕事をしており、扶養している子供がいる方も多いため、認知症によってその責任を果たすことが難しくなります。本書で取り上げているような行動・心理症状は、若年層の認知症患者にとってはひときわ動揺を招くかもしれません。これは自分を介護してくれる家族との長期的な関係をまだ構築できていない焦りからくるのかもしれません。障害認定に関する規制が改定され、若年性認知症患者でも社会保障制度の障がい者認定は受けやすくなっています。しかし、経済的な課題に直面する人はまだ多く、解決は難しいというのが現状です。

## 進行性核上性麻痺（PSP）

　進行性核上性麻痺（PSP）の主な症状は眼球運動障害や体軸の固縮です。疾患の初期段階で眼球を上方向に動かすことが難しくなったり、できなくなったりすることが多いでしょう。

「核上性」とは運動核の上位の中枢の障害を意味します。脳幹と呼ばれる眼球運動を司る部分が正常に機能していないため、目を動かすことが難しくなります。

　PSPによる認知症の特徴は思考緩慢と柔軟性の低下です。発症当初は記憶力が低下することは比較的少ないのですが、遂行機能（行動を計画し実行する能力）には障害が出ることが多くあります。PSP患者は固縮や姿勢保持反射障害により、転倒リスクが高いでしょう。

## 前頭側頭型認知症（FTD）

　19世紀末にドイツの神経科医・精神科医アーノルド・ピックによって報告された前頭側頭型認知症（FTD）は、脳の一部分にしか影響を与えないことが特徴です。1901年にアロイス・アルツハイマーがFTDの一部の患者に特有な微細異常があることを発見し、その構造体を「ピック球」と名付けました。現在では認知症患者の約5％の方の前頭葉（額の真後ろにある部分）、もしくは側頭葉（こめかみの下あたりにある部分）で細胞消失が起こり、組織が萎縮していることがわかっています。FTD患者のうち、病理解剖でピック球が見つかる方は3分の1に過ぎません。

　FTDのように特定の脳の部分に影響を与える疾患は、タウタンパク質の異常を特徴とするタウオパチー（第19章参照）と呼ばれる症候群に分類されています。病変している脳葉によって、前頭葉型認知症や前頭側頭葉変性症（FTLD）などと呼ばれます。前述の進行性核上性麻痺（PSP）や後述の大脳皮質基底核変性症（CBD）もFTDに含まれることがあります。

　現在、FTDは大きく「行動障害型」と「言語障害型」に分けられています。行動障害型は性格や行動の顕著な変化から始まり、それがきっかけで診断されることが多いようです。発症当初は記憶障害はほとんど見られず、初期症状は、ストレス、ミッドライフクライシス、仕事や家庭の状況を変えたいという願望によるものだと見られてしまうことも少なくありません。脱抑制の行動障害型では不適切な性的発言をしたり、他者と口論するようになったり、万引きをしたりするなど社会的に不適切な行動が兆候として表れます。また、初期症状として重度の無気力・無関心状態に陥り、閉鎖的になる方もいます。このような症状が表れて初めて

診断される方も多いでしょう。

言語障害型は発病当初に失語症（本章「認知症と原因となる疾患」内の「原発性進行性失語（PPA）」参照）の症状が表れます。脳内の「辞書」を失って単語が出てこなくなったり、「文法」を失って流暢でも理解しにくい話し方になったり、単語の意味を理解できなくなったりします。

FTDはアルツハイマー型認知症に比べて進行が早く、平均余命は6～7年です。3年で亡くなるケースもあれば、余命が15年以上のケースもあるためばらつきがあります。FTD患者の約3分の1は認知症の家族歴があり、50～60代に発症することが多くあります。

## 大脳皮質基底核変性症（CBD）

大脳皮質基底核変性症（CBD）は希少疾患で、タウオパチー認知症（本章「認知症と原因となる疾患」内の「前頭側頭型認知症（FTD）」参照）に分類される認知症を引き起こす疾患です。初期症状としては左右非対称な失行、他人の手徴候、筋強剛、記憶障害などがあります。

## 認知症を伴うパーキンソン病

パーキンソン病は安静時振戦（膝の上などに手を置いたときに手が小刻みに震える）、全身の筋強剛（固縮）、寡動や思考緩慢、姿勢反射障害の4つの主要症状を特徴とする脳疾患です。パーキンソン病による認知症は、これらの身体的症状が表れて1年以上経過してから発症します。

発症初期は記憶を思い出す能力は残っていますが、呼び起こす速さが低下し、問題解決能力や精神的柔軟性に影響が出ます。さ

らに、視覚認知にも問題が起こることが多くあります。思考速度と情報処理能力は抗パーキンソン薬によって改善できるでしょう。

## 脳血管性認知症

昔は認知症の主な原因は脳の動脈硬化であると考えられていましたが、1960年代に行われた研究によりその仮説は否定されました。現在では脳血管障害が認知症につながると考えられています。脳卒中や脳血管の炎症が何回も起こると、脳の一部分が破壊され、脳血管性認知症になります。重度の脳卒中の場合、損傷が一気に広範囲に渡ることもあるでしょう。脳血管障害になるとアルツハイマー型認知症を発症する可能性が高くなりますが、そのメカニズムはまだ解明されていません。アルツハイマー病と脳血管障害を別々の原因で併発している場合もあります。

脳血管性認知症の症状は損傷を受けた脳の部位によって異なります。よく表れる症状としては記憶力、協調性、言語能力の低下などです。

アルツハイマー型認知症のように徐々に悪化することもありますが、脳血管性認知症は「階段状」に進行することが多いそうです。脳血管性認知症患者の観察記憶を見ると、ある時期に症状が悪化しても、その後、何年も変化がなかったり、少し改善したりすることもあります。さらなる脳卒中を防ぐことで脳血管性認知症の進行が止まることがあります。脳卒中が起きた場合はすぐに治療することで、症状が軽減されることもあるでしょう。

脳卒中を繰り返す原因を特定して治療することで、症状の悪化を防ぐことができるかもしれません。たとえば、原因が頸部の血栓によるものである場合、頸動脈内膜切除術という手術で頸動脈の血栓を取り除くか、頸動脈にステントを留置してバイパスさせ

ることができます。心房細動（心臓の不整脈）が心臓に血栓を発生させている場合は、抗凝固薬を服用することでその後の脳卒中を予防することができます。

## ヒト免疫不全ウイルス（HIV）・後天性免疫不全症候群（エイズ）

後天性免疫不全症候群（エイズ）は1970年代後半に初めて発生した疾患です。エイズはヒト免疫不全ウイルス（HIV）の感染によって免疫不全を起こす疾患です。HIVは免疫システムを変化させることで、HIVやその他の感染症に対する免疫力を低下させます。その結果、それまで撃退できていた感染症にかかりやすくなってしまうのです。

HIVの主な感染経路は性行為、感染した血液や生体組織との接触、注射針の打ちまわしなどです。輸血用の血液はほとんどの国で厳密なHIV検査を通しているため安全です。HIVに感染するリスクが最も高い人は、複数の性的パートナーがいる方、静脈麻薬使用者、また感染している親から生まれた子供です。

HIV感染症の治療法が開発される前まで、エイズは発症すると数年以内に死に至る恐ろしい病気でした。現在では非常に効果的な治療法が多くあるので、患者の平均寿命は健常者と変わらないと考えられています。

HIV感染症の治療薬であるプロテアーゼ阻害剤が開発される前は、感染者が認知症を併発することは珍しくありませんでした。現在ではHIV関連認知症はほとんど見られませんが、プロテアーゼ阻害剤を服用していない方や薬剤と相性が合わない方、またプロテアーゼ阻害剤に耐性のない方などは発症するリスクがあります。HIVが脳に到達することによって認知症を発症します。

HIVは特定の種類の脳細胞を集中的に攻撃するという研究結果もあります。

エイズを治療せず免疫力が低下している場合は、脳に寄生虫や真菌、細菌、その他のウイルスが入り込み、感染症を発症することがあります。これらの感染症を治療するための薬剤は、せん妄の原因となることがあります。また、エイズ患者にもウイルス性のがんが発生し、それが原因で認知症やせん妄を引き起こすことがあります（せん妄については、本章「その他の脳障害」内の「せん妄」参照）。

HIV関連認知症の主な症状は思考・動作緩慢や記憶を引き出す能力の低下などです。認知症がHIV感染に伴う腫瘍や感染症によるものである場合は、脳の損傷部位に応じて症状が異なります。

プロテアーゼ阻害剤はHIV関連認知症の発症を予防するだけでなく、発症した認知症を回復させることができます。その結果、HIV関連認知症の予後は劇的に改善されました。

## レビー小体型認知症

1980年代に初めて発見されたレビー小体型認知症は、認知症患者の5〜15％を占めると言われています。レビー小体は脳細胞内部にみられる異常な構造物です。当初、この異常構造物はパーキンソン病患者にのみ存在すると考えられていました。現在では認知症患者の中にも、脳全体にレビー小体が広がっている方がいることが確認されています。

レビー小体型認知症の症状はアルツハイマー型認知症と認知症を伴うパーキンソン病に見られる症状が混在しています。そのため、レビー小体型認知症を異なる種類として分類すべきではないと考える研究者もいますが、アルツハイマー型認知症や認知症を

伴うパーキンソン病とは異なる特徴もあるのです。たとえば、レビー小体型認知症患者の約85％が初期症状として幻覚を経験し、多くは数日間にわたって覚醒状態や注意力の変動を経験します。

　レビー小体型認知症患者は抗精神病薬に対して過敏な反応を示すことが多いため、可能な限り避けましょう。妄想や幻覚の治療に必要な場合は、できるだけ少ない量で使用するようにしてください。幻覚がある場合は内容を肯定してあげることで、認知症の方の恐怖感を和らげることができるかもしれません。「小さいおじさんが見えているみたいだけど、それは病気によるものだよ」「家中を走り回っている小人が気になると思うけど、私がなんとかするからね」などと言ってあげましょう。

　疾患の初期は身体のこわばりや運動緩慢、バランス力の低下などのパーキンソン病の症状（パーキンソニズム）により、頻繁に転倒することがあります。転倒への備えや（角の尖った低いテーブルを取り除く、歩行器の使用など）、レボドパ（メネシットなど）を含む薬を慎重に使用することが効果的です。

# その他の脳障害

　認知症には分類されませんが、認知機能を低下させる疾患はいくつかあります。

## 一過性脳虚血発作（TIA）

　一過性脳虚血発作（TIA）は脳の一部に血液が十分に供給されないことにより、一時的に脳機能が低下する発作です。会話能力への影響、脱力や麻痺、めまいや吐き気などの症状が表れますが、

数分から数時間程度で完全に治まります。同じような症状は脳卒中でも見られますが、脳卒中の場合は12時間以上持続します。小さな発作の場合は気づかないこともあります。

TIAは脳卒中の前兆だと捉え、起こった場合はすぐに医師に報告する必要があります。症状が出てから3時間以内に血栓溶解剤を使用することが完治につながるため、症状に気づいた時点で救急病院に行くことが重要です。

## せん妄

せん妄は思考困難に加えて、集中力や意識レベルの変化が起こる一連の症状のことを指します。認知症と同様に、記憶障害や見当識障害、自分自身のケアができなくなるなどの症状が表れます。ただし、認知症患者よりも注意力が低下し、無気力、不注意、および注意散漫になりやすくなります。一番大きな違いとして、認知症は数カ月から数年かけて徐々に進行していきますが、せん妄は突然始まります。せん妄のほかの症状としては意識障害や妄想、幻覚、支離滅裂な発言、昼間の眠気や夜間の覚醒、身体活動（運動）の増減などがあります。せん妄症状は日内変動する傾向があります。

薬の副作用や感染症、脱水状態、体液量過剰などによってせん妄になりますが、原因を取り除けば完治することが多いでしょう。尿路感染症のような軽度な感染症でもせん妄を引き起こすことがあります。医師が混乱状態の高齢者を診察するときは、認知症の診断を下す前にせん妄の原因となり得るものをひとつずつ解決する必要があります。

認知症の方がせん妄を発症する可能性は、認知症ではない方よりも高くなります。また、認知症の方が便秘やインフルエンザ、

風邪などを発症するとせん妄の症状が急激に悪化することがあります。その場合、せん妄の症状として、苛立ち、眠気、失禁、焦燥感、恐怖感などが表れることがあります。ほかには、活動量の増減、覚醒水準の低下、運動量の増減などに周りが気づくこともあります。幻覚もよくある症状です。これらの症状は認知症の悪化として間違えられることがあります。しかし、このような仮説は危険であり、根本的な問題であるせん妄が治療されないままとなります。認知症の方の行動や意識レベルに急激な変化が見られた場合は、常にほかの疾患やせん妄の可能性を検討してください。薬の過剰摂取や相互作用もせん妄の原因となります。投薬が開始された数週間後に発症することもあるので注意してください。

## 脳卒中などの局部的な脳損傷

脳腫瘍、脳卒中、頭部外傷などは、脳の一部分に限られた損傷である場合があります。脳の局所的な損傷は局所性脳損傷と呼ばれます。認知症とは異なり、複数の脳機能に影響を与えることがあります。神経科医であれば症状をもとに損傷箇所を把握することができるでしょう。損傷が広範囲に及んでいる場合は認知症のような症状が現れることもあります。

突然の半身麻痺、顔の片側の垂れ下がり、言語障害などの症状は重度の脳卒中により脳の一部が損傷している状態によるものです。脳卒中は脳血管の詰まりや破裂により起こります。脳卒中が起こった場合は緊急に対処することが重要です。脳浮腫によって傷ついた脳細胞は脳浮腫が引けば回復することがあります。ほかにも、損傷を受けた部位に変わって、脳のほかの部位が役割を徐々に覚えていくことで回復することもあります。

脳卒中を患った方の多くは回復します。回復の可能性を高め、

後遺症を軽減するためにリハビリは必須です。回復には数年を要することもありますが、適切な医学的管理によって脳卒中の再発リスクを減らすことができるでしょう。

第

# 19

章

# 認知症研究の現状

認知症研究は現在、いまだかつてないほど進んでいます。少し前まで認知症は自然な老化現象だと考えられていたため、先見の明を持ったごくわずかな人しか研究をしていませんでした。過去40年間で状況は大きく変わり、今では次のようなことが解明されています。

1．認知症は自然な老化現象ではない
2．認知症は特定の疾患によって引き起こされる
3．異常があるタンパク質の種類によって、異なる神経変性型の認知症が発症する
4．治療可能な疾患を特定し治療計画を立てるためには診断が重要である
5．現在治療法がない疾患を管理するためには、適切な検査と診断が重要である

　現在の認知症研究は、認知症を引き起こす特定の疾患の原因と治療法を特定することに焦点を当てています（第18章参照）。最新の医療機器によって脳内の様子をより鮮明に見ることが可能になりました。また、世間の理解が深まったことで、治療法の開発に期待が高まっています。

　本章はこれまでよりも専門的な内容が多くなっています。時間や心に余裕があるときに読むことをお勧めしますが、読み飛ばしても支障はありません。

　認知症研究は世界中で進められています。米国では主に国立加齢研究所（NIA）、国立神経疾患・脳卒中研究所（NINDS）、退役軍人省（VA）などが研究資金を提供しています。NIAは優秀な研究者を集めたアルツハイマー病研究センター、および臨床セン

ターに資金を提供しており、多くの画期的な研究が行われています。個人や財団法人、製薬会社などが研究のスポンサーであることもあります。しかし、まだ資金援助は足りておらず、成果が出る可能性のある多くの研究プロジェクトが資金難に陥っています。

# 研究への理解

アルツハイマー病に対する世間の関心の高まりに伴い、「画期的な発見」や「治療法」の発表がますます増えてきています。すべての発見がアルツハイマー病の新しい治療法を確立するために重要なわけではありません。それぞれの「画期的な発見」は治療法の開発に向けた小さな一歩に過ぎないのです。

研究が治療法にどのように影響するかを理解することは、一般人だけでなく研究者にとっても困難なことです。ここでは本章を読み進めるにあたって、内容を理解するために知っておくべき点をいくつか紹介します。

・研究者は研究成果を公表する必要がありますし、世間の人々は彼らが何を研究しているのか知りたいでしょう。報道機関を通して公表することで、研究に対する世間の支持が上がり、研究資金を集めやすくなります。しかし、期待外れの結果を報道機関が報じると、認知症の方の家族はきっと落胆するでしょう。

・科学研究とは行き先のわからない道を進むようなものです。目的地にたどり着けそうな道に見えても、進んでいくと道が途絶えることは少なくありません。これは残念なことですが、

一つひとつ選択肢を除外していくことで進むべき道が見えてきます。進んできた道で得たすべてのピースがやがてジグソーパズルのようにはまり、答えを導き出します。このとき、ピースが思いもしない組み合わせになることはよくあります。

・アルツハイマー病のように認知症を引き起こす疾患は、ジフテリア、水ぼうそう、ポリオなどの感染症と呼ばれる疾患とは異なります。感染症には特定の病原体というひとつの原因があり、感染というひとつの結果がついてきます。しかし、アルツハイマー病の場合はさまざまな原因によって発症すると考えられています。そう考えると、この疾患はがんと同じようなもので、症状が人によって異なることにも納得がいきます。アルツハイマー病の発症にはいくつかの誘因が重なる必要があり、人によって誘因は異なります。そのため、さまざまな原因の究明とそれぞれに合った治療法の確立が重要になります。しかし、原因が何であったとしても症状は似ていることがあります。

・臨床研究ではほかの外的要因の影響を排除することが不可欠です。臨床試験などで新しい技術や薬を試すと、患者の症状がよくなり、治療が効果的であったと信じてしまうことがあります。しかし、プラセボ（偽薬）の使用や偽の治療をしてみた場合も同じように症状が改善することも少なくありません。これには、研究者や家族の希望的観測のほかにもさまざまな理由があります。臨床研究や治験によって患者が注目を浴びることで、患者の精神状態がよくなり、一時的にポジティブ思考になると考えられています。これはプラセボ効果と呼ばれ、外科臨床試験でもよく見られる現象です。新薬などの臨床研究を適切に行うには、ほかの外的要因による症状の改善

の可能性を排除するために慎重な計画が必要です。

- 臨床研究は、まず少人数を対象とした予備臨床試験が行われます。対象者は少ないため、外的要因が臨床試験結果に影響を与える可能性は高くなります。しかし、未検証の治療法の安全性を考慮すると、まずは少人数で試す必要があるのです。小規模グループから興味深い結果が得られたとしても、規模を広げた臨床試験や別の研究者による臨床試験で同じ結果になるとは限りません。

- 2つの要因が同時に見つかったからといって、その2つに因果関係があるとは限りません。たとえば、AとBと呼ばれる要因が認知症の方の脳から同時に発見されたとします。しかし、AとBに因果関係はなく、両方ともCという未知の要因によって引き起こされた可能性もあるのです。これらの要因の関係を解明するには引き続き研究を進める必要があります。

- アルツハイマー病の治療に使われる新薬は、全身に深刻な副作用を引き起こす可能性があります。ときには治療効果よりもほかの臓器への影響が大きいため、臨床試験を中止しなければならないかもしれません。

- 動物実験は脳の働きの解明や新薬の安全性を検証する際に役立ちます。人間よりも早く老化する動物で検証することで、人間で実験するよりも迅速にさまざまな仮説を検証することができるのです。動物実験では、動物と人間の反応の類似点と違いを考慮して進められます。寿命の短い動物に大量の化学物質を投与すれば、その化学物質と疾患の因果関係を見極めることができます。米国連邦政府には動物が人道的に扱われることを保証する厳しい法律があり、コンピューターによるシミュレーションも有効です。しかし、動物実験に取って代

わるものではありません。

・米国アルツハイマー病協会では、認知症治療と予防に大きな進展があった場合や、世間で大々的に報道されていることについて発表をしています。これらは協会のホームページで公開されており、世間に正確な情報を提供することを目的としています。興味を持っている研究について質問がある場合、協会の顧問科学者が評価した情報を得ることができますので、地方支部に連絡してみてください。最新の研究に関する情報は米国国立加齢研究所（NIA）アルツハイマー病啓発・情報センター（ADEAR）のホームページに記載されています。

### インチキ療法

悪徳業者が法外な値段で危険かつ効果のない「治療法」を宣伝し、藁にもすがりたと思っている方々を騙していることがあります。米国アルツハイマー病協会は詐欺的商品・治療法の一覧を作成しており、医師や専門家が一般的にほとんど価値がないとしている治療法の情報を提供しています。もし、全米アルツハイマー病研究センターや米国アルツハイマー病協会が公表している情報以上の効果を謳う治療法を持ちかけられたら、参加前に十分に検証することをお勧めします。

# 脳血管性認知症と脳血管障害の研究

連続的に起こる脳血管障害は、認知症の原因として2番目に多い疾患です。脳血管障害の発症率は過去半世紀で世界的に30〜50％減少しており、この減少が一部の国における認知症発症率

の減少に寄与している可能性があります。脳血管障害や循環器疾患の予防ができれば、何万人もの人々が恩恵を受けることになるでしょう。

脳血管障害の危険因子には、高血圧、脂質異常症、肥満、糖尿病、動物性脂肪や塩分の多い食生活、喫煙、心臓病などが含まれます。これらの危険因子によって脳血管性認知症も発症しやすくなります。危険因子に直接対処することで、脳血管障害のリスクは下げられることがわかっています。特に運動は有効です。

脳血管障害の発症中や発症直後に起こる脳内化学物質の変化についても研究が進められています。脳に悪影響を与える化学物質の放出を阻害する薬物によって、脳組織の損傷を減らすことができるという研究に期待が集まっています。また、脳血管障害による脳の損傷の回復に有効なリハビリテーションに関する研究も進められており、脳機能の再編成への効果も解明されてきています。長年の研究により、脳血管障害からの回復には数年を要することが明らかになっており、リハビリテーションが回復を最大限に高めることを示すデータが得られています。

ほかにも、身体的障害を伴わないような脳血管障害でも、発症後にうつ病のリスクが高まることがわかっています。脳血管障害に起因するうつ病も薬物療法や心理療法などの標準的なうつ病の治療法が有効ですので、脳血管障害後はうつ病の治療を受けることが重要です。

# アルツハイマー病の研究

## 脳の構造変化

　精神科医のアロイス・アルツハイマーは、認知症の行動症状を発症していた女性の脳組織に「老人斑」や「神経原線維変化」と呼ばれる顕微鏡的な変化を発見しました。同様の構造物は、認知症ではない高齢者の脳にもごくわずかに見つかることがあります。これらの老人斑と神経原線維変化の構造や化学的性質を分析することで、原因物質の形成と認知症との関係を解明する研究が進められています。

## 脳細胞

　脳は数十億ものニューロン（神経細胞）から構成されており、思考、記憶、感情、身体の動作の指示など重要な役割を担っています。また、感染した細胞を攻撃したり、ニューロンの機能を維持したり、脳の損傷を修復するなどさまざまな役割を果たすグリア細胞で構成されています。

　アルツハイマー病、前頭側頭型認知症、パーキンソン病、ハンチントン病、進行性核上性麻痺などの神経変性疾患の特徴は、それぞれの疾患が脳の特定の部位にある神経細胞群で始まり、その後、ほかの部位に広がっていきます。たとえば、アルツハイマー病の初期に海馬（脳の奥にある小さな部位）の細胞が多く失われることは古くから知られています。アルツハイマー病が進行すると、ほかの部位の細胞がある程度予測可能なパターンで死滅していき、並行して認知症の症状が進行していきます。

## 神経可塑性（か そ せい）

　脳科学では神経系の構造や機能が常に変化していく性質を「可塑性」と呼んでいます。過去十数年において脳科学での一番大きな発見のひとつは、脳は年齢を問わず新しい細胞を作り続けると証明されたことです。以前までは成長期に発達を終えた脳が新しい脳細胞を形成することはないと考えられていました。

　シナプスの形成も生涯にわたって行われているという発見も同様に、脳を理解する重要なヒントとなりました。この発見により、認知症などによって死滅した脳細胞があっても回復できるという期待が高まりました。現在では新しい脳細胞やシナプスの形成のメカニズムを解明する研究が多く行われています。

## 神経伝達物質

　神経伝達物質は神経細胞間の指示伝達を行う脳内の化学物質です。これらの神経伝達物質は脳内で作られ、使用され、分解されます。脳細胞や脳機能の種類によってさまざまな神経伝達物質があると考えられていますが、疾患によっては特定の神経伝達物質の量が通常よりも少なくなることがあります。たとえば、パーキンソン病の場合、黒質と呼ばれる領域の細胞が死滅しているため、ドーパミンという神経伝達物質の量が異常に少なくなることがわかっています。レボドパという薬剤を使うことでドーパミンの量を増やし、症状を劇的に改善することができます。

　アルツハイマー病になると、アセチルコリンを中心にソマトスタチン、ノルアドレナリン、セロトニン、コルチコトロフィン放出因子、サブスタンスPなどの神経伝達物質が減少することがわかっています。まだ断定するには根拠が不十分ですが、人によっ

て異なる神経伝達物質が不足している可能性があり、この違いによって症状も異なっていると考えられています。一部の研究者は脳内のアセチルコリンやその他の不足している神経伝達物質の量を増やす新薬を開発することで、アルツハイマー病の治療を試みています。しかし、このような薬は不足している神経伝達物質を補うだけであり、脳細胞を死滅させている原因を解消するわけではありません。そのため、疾患を完治させることは難しいと考えられています。これはパーキンソン病の場合も同様です。

　エストロゲン、テストステロン、コルチゾール、甲状腺ホルモンなどのホルモンは脳の特定部位に直接働きかけ、特定の神経伝達物質の量に影響を与えることもわかっています。これらの役割についても活発に研究が行われています。

## 異常なタンパク質

　人間の体を構成する細胞やその構造体はさまざまなタンパク質でできています。人の体は摂取した食物をアミノ酸にまで分解・吸収し、そのアミノ酸を使い必要なタンパク質を作り出します。認知症の方の特徴として現れる脳の微細な異常には、変性タンパク質の蓄積が見られます。アルツハイマー病の老人斑や神経原線維変化、前頭側頭型認知症のピック小体、パーキンソン病やレビー小体型認知症のレビー小体、クロイツフェルト・ヤコブ病のプリオンなどはすべて変性タンパク質によって形成されています。

　認知症を引き起こす疾患は人体に存在する正常なタンパク質が異常に折りたたまれることで発症すると考えられており、この仮説を証明しようとする研究が多く進められています。たとえば、アルツハイマー病の特徴である老人斑はアミロイドβというタンパク質の異常蓄積により形成され、患者の脳血管にも沈着してい

ることがあります。アミロイドβの生成は21番染色体に存在する遺伝子によって制御されていることはわかっていますが、このタンパク質の機能はまだはっきりと解明されていません。アミロイドβは体に入り込んだ異物に対する免疫反応に関わるタンパク質であるという仮説があります。

　注目を集めている仮説のひとつとして、細胞が死滅するときに体内で通常のプロセスでは処理できないアミロイドβを多く生成してしまうというものがあります。アミロイドβの分解と除去は、脳細胞内に自然に存在するいくつかの酵素によって行われています。この中にはアミロイドβを除去できる大きさに切断する酵素と、除去できない大きさに切断する酵素があります。つまり、除去できないアミロイドβの断片が蓄積するとアルツハイマー病を発症してしまうと仮定できるのです。この仮説をもとに、以下の3つの目的で新薬の開発が進められています。

1．　毒性を示すアミロイドβの除去
2．　毒性を示すアミロイドβの生成を妨げる
3．　無害なアミロイドβの生成を促す

## 脳細胞内の異常なタンパク質

　脳細胞には細胞内で化学物質が移動するための道路のような役割を果たす「微小管」と呼ばれる細胞骨格の一種が存在しています。アルツハイマー病患者の中には微小管を構成しているタウタンパク質や微小管結合タンパク質（MAP）に異常が見られることがあります。多くの研究者の考えでは、アルツハイマー病を発症する過程で先にアミロイドβの異常が表れ、この異常が原因でタウタンパク質などに異常が表れるとされています。一方、一部の

研究者はタウタンパク質の異常が先に起こると考えています。アルツハイマー病で亡くなった方の脳内において、神経原線維変化は主にタウタンパク質から形成されていることがわかっています。

異常なタウタンパク質は、前頭側頭型認知症や進行性核上性麻痺にも見られます。前頭側頭型認知症の方の中には、17番染色体上のタウタンパク質の生成に関わる遺伝子の異常を受け継いでいる場合もあります。認知症の遺伝的要素に関する発見により、異常なタウタンパク質を除去する新薬の研究と開発が進められています。

パーキンソン病の場合、αシヌクレインと呼ばれる異常タンパク質が異常構造物であるレビー小体に蓄積していきます。パーキンソン病患者の約60％には、出生後に発生したとみられるさまざまな遺伝子変化が見つかっています。このような遺伝子異常は珍しく、研究することでパーキンソン病治療が大きく前進するでしょう。

## 感染症

細菌やウイルス、真菌類がアルツハイマー病の引き金になる可能性は長年にわたって提唱されてきました。しかし、そのような研究をしていたのは規模の小さい研究室だけでした。この仮説は最近まであまり支持されていませんでしたが、アミロイドβが細菌などの異物に対する初期の免疫反応に関わっている可能性が発見されて以来、細菌やウイルスがアルツハイマー病の原因となる可能性への懐疑的な見方は減少しました。この発見によると、アルツハイマー病で見られるアミロイドβの沈着は幼少期もしくは中年期に始まると考えられていて、初期の免疫反応の一環としてアミロイドβが異物を取り囲むことによって始まると考えられて

います。その後にどのようにアミロイドβの異常が起こるのかについては、仮説がいくつかあります。ひとつめはアミロイドβに取り囲まれた異物が、数十年かけてさらなるアミロイドβの蓄積を引き起こし、やがて脳細胞を死滅させ、最終的にアルツハイマー病を引き起こすという仮説です。ほかの仮説は、長年にわたってアミロイドβに封じ込められていた異物を老化した免疫系が制御することができなくなり、放出された異物がさらにアミロイドβの沈着を引き起こし、時間の経過とともに脳組織を破壊し続けるというものです。どちらにせよ、アルツハイマー病の特徴である脳内のアミロイドβの蓄積は、人生の早い段階から始まることが示唆されています。

## 神経成長因子

脳や脊髄などの中枢神経系の細胞やほかの神経細胞は、神経成長因子と呼ばれる化学物質の指示により、特定のパターンで成長します。昔から末梢神経は怪我をしても再生することは知られていました。脳細胞やシナプスも生涯にわたって形成されることが発見されてから、このプロセスを司る神経成長因子の欠乏とアルツハイマー病の関係に関する研究が進められてきました。ほかには、神経成長因子を使い損傷した脳細胞の置換や再生を促すことができるかどうかや、アルツハイマー病患者の脳内に通常とは異なるシナプスの形成を促す研究も行われています。

## 脳組織の移植

近年、新しい細胞を移植することで損傷した脳細胞を置き換える治療法の可能性に注目が集まっています。多くの認知症は脳の特定の部位で発症し、初期には単一の細胞に影響を与えるため、

影響を受ける特定の細胞組織の培養移植や再生が可能だと考えられています。動物実験では胎児から採取した細胞や培養細胞を脳に障害のある動物に移植すると、成長して神経伝達物質を生成することが解明されました。これらの実験に使用された細胞は、特定の機能を持つ細胞に分化させることができる幹細胞に由来するものもあります。

　このような治療法がアルツハイマー病に対しても効果があるかどうかを検証する試行的な研究は進行中です。しかし、多くの専門家は脳組織の移植ではアルツハイマー病によって引き起こされた脳の損傷をもとに戻すことができないと考えているようです。幹細胞などはヒトの胎児から採取されるため、世間でもこのような研究に対する論争が起こっています。患者本人から細胞を採取し、異常がある脳細胞の代わりになるよう「リプログラミング」して移植するほうが人道的だという人もいるでしょう。筆者はアルツハイマー病をはじめとする認知症の治療に役立つ可能性が少しでもある場合は研究を継続することが重要だと考えています。

## 金属

　アルツハイマー病患者の脳から予想以上の量のアルミニウムが検出されることがあり、アルミニウムがアルツハイマー病の原因になるのではないかと長年懸念されてきました。たとえばマンガンは、認知症を引き起こすほかの疾患の原因になることが知られています。このことから、原材料にアルミニウムを含む制酸薬やアルミ鍋、消臭剤の使用を控えたほうがいいのではと思う方もいるでしょう。しかし、研究が進んだ現代ではアルミニウムがアルツハイマー病の原因ではなく、認知症を引き起こしている疾患などがアルミニウムの量を増加させている可能性が高いと考えられ

ています。平均より極端に多くアルミニウムに触れ合っている方を対象とした研究では、アルミニウムがアルツハイマー病の直接的な原因にはならないことが示されています。そのため、アルミニウムを含む製品を使用しても認知症のリスクは上がらないでしょう。アルミニウム摂取を完全に排除するような健康法や治療法はアルツハイマー病患者には効果がないだけではなく、深刻な副作用を伴うものもあるので注意が必要です。

## プリオン

プリオン（タンパク質性感染粒子）は体にもとから存在する小さなタンパク質が異常な形態になったものであり、クロイツフェルト・ヤコブ病、クールー病、牛海綿状脳症（狂牛病）などの稀な認知症の原因となることがわかっています。以前まで、プリオンによる疾患が脳内に広がる仕組みとタンパク質異常による神経変性疾患の広がり方の類似性を調べる研究や、プリオンや類似の分子がアルツハイマー病の原因であるという仮説を証明する研究が行われてきました。現在ではプリオンがアルツハイマー病に直接関与している可能性は極めて低いと考えられています。

アルツハイマー病の感染性を判断するための研究は今まで多く行われてきましたが、現在までにアルツハイマー病が遅発性ウイルスやプリオンなどの病原微生物によって引き起こされるという仮説を裏づける証拠はありません。しかし、アミロイドβやαシヌクレインを動物に注入すると、まるで感染症のように毒性を持ったアミロイドβやαシヌクレインが形成され、健康な細胞を傷つけていくことがわかっています。

## 免疫系の異常

　免疫系はさまざまなタンパク質を駆使して感染症に対処する身体の防御機能です。アルツハイマー病患者の場合、これらのタンパク質の一部の量が異常に低いことがわかっています。

　細菌やウイルスなどの外部からの異物を攻撃することが使命の免疫系が何かのはずみで自分の細胞を攻撃してしまうことがあります。認知症の発症には、アミロイドβの沈着などの最初の異常が炎症反応の引き金となり、その炎症がさらなる脳の損傷を引き起こすと唱える「アミロイドカスケード仮説」というものがあります。この仮説では最初の異常が発症したとしても、炎症反応を遮断してカスケード効果を止めることができれば、アルツハイマー病の進行を遅らせたり、止めたりすることができると考えられています。今のところ、抗炎症薬にはアルツハイマー病の進行を止めたり、遅らせたりする効果は認められていません。しかし、研究が進めば認知症予防に役立つかもしれません。

## 頭部外傷

　アルツハイマー病患者の方は同じ年齢のアルツハイマー病でない方と比べて、今まで頭部に傷を負った回数が多いことはさまざまな研究で報告されています。頭部外傷と認知症の関係性はボクサーを対象とした研究でも裏づけられています。ボクサーの中には、かつてパンチ・ドランク症候群と呼ばれた慢性外傷性脳症というアルツハイマー病のような認知症を発症する方がいます。この疾患で亡くなった方の脳を調べると、老人斑のようなアミロイドβの細胞外への沈着物はありませんが、アルツハイマー病と同様に神経原線維変化がみられることがわかっています。現在では

ほかのスポーツによって繰り返される脳震盪も同様に認知症のリスクを高める可能性があることが広く浸透しています。頭部外傷により脳がわずかでも傷付くと、免疫反応などのメカニズムにより、さらに広い範囲で細胞死を引き起こすという説もあります。この説が証明されれば、アメリカンフットボールなどの相手と接触のあるスポーツにおける脳震盪や頭部損傷の予防に関する研究がさらに重要になるでしょう。とはいえ、アルツハイマー病の原因が頭部外傷であることが非常に稀だということは、さまざまな統計からわかっています。

## 治療薬の研究

現在では何百種類もの認知症治療薬の開発が進められています。ほとんどの場合、開発の初期で効果のないことがわかったり、有害な副作用が浮き彫りになったりして開発が終わります。症状を緩和するという予備的な根拠があった場合などは、稀にメディアに取り上げられます。

ドネペジル、ガランタミン、リバスチグミンという長年にわたって使用されている3つの治療薬は、アルツハイマー病患者の脳内で欠乏している神経伝達物質のひとつであるアセチルコリンの分解を遅らせたり、防いだりするものです。服用すると一時的に認知機能が改善しますが、疾患の進行速度は変わらないようです。3つの治療薬の効果は同じですが、副作用に違いがあります。メマンチンという別の種類の治療薬は、GABAという神経伝達物質の毒性作用を阻害することで効果を発揮すると考えられています。しかしながら、これらの治療薬はどれも脳細胞の死滅や認知症の原因を止めるという根拠はありません。

コリンエステラーゼ阻害剤はパーキンソン病と認知症を併発し

た方にも効果があるとされています。メマンチンに関しては認知症を引き起こすほかの疾患への効果を調べる研究が進められています。

　現在認可されている治療薬は認知症の原因となる脳の損傷の進行を遅らせたり、もとに戻したりすることはできません。そのため、研究の焦点は違う仕組みで効果をもたらす化合物の開発に移りました。今までの研究を蔑ろにしていると感じる方もいるかもしれません。しかし、これは合理的な研究開発であり、発見された疾患の仕組みをもとに異常タンパク質が増えていくプロセスを止めたり防止したりするための治療法の開発に役立てているのです。そのため、それぞれの疾患で起こっている異常な生物学的プロセスを解明する基礎研究が重要なのです。

　新薬の開発にはさまざまな異なるアプローチが必要です。アプローチには異常タンパク質の発生の防止、損傷が広がる前の異常タンパク質の除去、異常タンパク質に対する身体反応の阻害などがあります。予防を目的としたものから、損傷や死滅した細胞を補充または代償性の神経回路やメカニズムの形成を促すことを目的とした治療薬など、開発の初期段階から方向性が大きく違うことがあります。これらのアプローチによる新薬開発の試みは大半が失敗に終わりますが、新薬開発は続ける必要があります。何が効果的で何が効果的でないかを事前に知ることは不可能なため、すべてのアプローチから研究開発を続けることが非常に重要です。新しい治療法や予防法の発見は多くの研究者がさまざまな異なるアプローチを追求することで確実的に実現に近づくでしょう※。

　　※訳註　エーザイと米バイオジェンが共同で開発した新薬レカネマブ（米国での製品名：レケンビ）は、アルツハイマー病の原因物質のひとつとされるアミロイドβを脳内から除去し、症状の進行を抑えるとされている。その他にも、アデュカヌマブ、ガ

ンテネルマブ、ドナネマブなど抗体医薬と呼ばれるアルツハイマー病の新薬が開発されており、各国で新薬承認の申請が進められている。今後、アルツハイマー病の治療薬がさらに開発されていくことが期待されている。

# 疫学

　疫学とは集団における疾病の分布を研究する学問です。認知症を引き起こす疾患の疫学を研究することで、認知症とさまざまな要因との関連性が解明されるかもしれません。疫学調査によると、女性であること、頭部外傷を経験していること、教育水準が低いこと、中年期に高血圧であること、糖尿病を患っていること、認知症の家族歴があることなどに該当する方は、アルツハイマー病を発症する可能性が高いと示唆されています。ただし、これらの危険因子を持っている人はほかの人と比べて発症する可能性が高いだけで、必ずしもアルツハイマー病になるということではありません。教育水準が高く、身体活動がより活発な人のほうが認知症になりにくいという研究結果もいくつかあります。しかし、これらの調査結果はいずれも因果関係を証明するものではありません。この結果をもとに追加検証を行い、さまざまな科学的アプローチによって証明・反証する必要があります。

　これまでのところ、アルツハイマー病は人種を問わず、高齢者がいるすべての集団で必ず発見されています。疫学調査は多大な費用と労力を要するだけではなく、結果が出るまで長い年月がかかります。現在米国をはじめとする世界各国で続けられている疫学調査により、徐々にアルツハイマー病の原因や予防法について多くの手がかりが発見されています。

# ダウン症候群（21トリソミー）

　精神遅滞の一種であるダウン症候群の方の脳には、40歳になる前にアルツハイマー病と似た沈着物や神経原線維変化が生じます。その年齢で認知症の症状が表れる方は少ないですが、知的機能がさらに低下していく方もいます。ダウン症候群は通常2本ある21番染色体が、通常より1本多い3本存在することで起こります。そして、アミロイドβを作る遺伝子は、この21番染色体に存在することがわかっています。ダウン症候群の方は21番染色体が3本あることで、アミロイドβがさらに生成されていると考えられていています。このことから、アミロイドβがアルツハイマー病の発症に深く関わっているということが明確になっています。

# 加齢

　アルツハイマー病の最大の危険因子は「加齢」ですが、明確な関連性はまだ解明されていません。65歳の人が1年以内にアルツハイマー病を発症するリスクは0.25%であり、そのリスクは5年ごとに2倍になるので、80歳の時点では2%となります。ただ、80歳になっても70〜80%の方が正常、あるいはほぼ正常な認知機能を有しているという統計もあります。

# 遺伝

　認知症研究で最も目覚ましい進歩を遂げているのは、遺伝学の分野です。家族が認知症になると、自分もいずれ発症するのではないかと心配になる人もいるでしょう。ほかの危険因子と同じく「リスクあり」は確かにほかの人よりも発症する可能性が高いことを示していますが、「確実に発症する」という意味ではないことを理解しておく必要があります。心臓病や前立腺がん、乳がんなども遺伝的リスクはありますが、発症しない人もたくさんいます。どんな疾患や危険因子にも言えることですが、リスクがあると判明した場合、その疾患にかかる可能性を減らすための対策をとることができます。たとえば、血中コレステロール値が高いと心臓発作や脳卒中のリスクが高まりますが、食生活を改善したり、薬を服用したりすることでリスクを減らすことができます。長年の研究の末、アルツハイマー病の発症リスクを高める遺伝子はいくつか発見され、高リスクの人を特定することができるようになりました。また、この発見をもとに遺伝的リスクを下げたり、発症を予防したりする治療法が模索されています。

　最もよく研究されている遺伝子のひとつがAPOE遺伝子です。この遺伝子は19番染色体上にあり、直接的にアルツハイマー病を引き起こすわけではありませんが、発症リスクに影響を与えるとされています。APOE遺伝子には、ε2、ε3、ε4の3つの種類があり、どの種類であっても染色体異常ではありません。すべての人は両親からAPOE遺伝子の種類のコピーをそれぞれひとつずつ受け継いでおり、2つ1組で遺伝子型を構成しています。3種類の遺伝子はどのような組み合わせも可能であり、ε2/ε2、 ε2/ε3、ε2/ε4、ε3/ε3、ε3/ε4、ε4/ε4の6つの遺伝子型に分類されます。ε4をひとつ受け継いだ場合、アルツハイマー病の発症リスクが2〜3倍高くなるという研究結果があります。一方、ε2はアルツハイマー病の発症リスクを下げると考える研究者もいます。人口の5％以下がε4を2つ受け継ぎますが、この場合リスクが15倍になります。80歳の時点でアルツハイマー病発症リスクは20〜30％ですが、ε4をひとつ受け継いでいる方は40〜45％に上がり、ε4を受け継がなかった方は15％まで減少します。

受け継いだAPOE遺伝子型を特定できる検査はありますが、現時点ではアルツハイマー病の診断の正確さを向上させるわけではないので、あまり有用であるとは言えません。自身のリスクの程度を知ることはできますが、今後アルツハイマー病になるかどうかを特定するわけではありません。

今後研究が進むにつれて、APOE遺伝子検査はコレステロール値を測定する脂質検査と同様に重要になってくるかもしれません。APOE遺伝子がアルツハイマー病の発症に与える影響を解明できれば、リスクが少ないと言われているε2遺伝子のような働きを模倣したり、リスクが高いε4遺伝子の働きを阻害する治療薬などが開発されるかもしれません。これにより、たとえε4遺伝子を受け継いでいたとしても、アルツハイマー病のリスクを下げたり、発症を遅らせたりすることができるでしょう。研究を積み重ねることで、近い将来アルツハイマー病の予防が可能になると考えられています。

アルツハイマー病の発症リスクを高める遺伝子はほかにもいくつか確認されていますが、研究はまだ初期段階にあります。アルツハイマー病の発症リスクへの関与も不明な点が多くあります。

リスクに影響を与える遺伝子がさらに明らかになっていけば、アルツハイマー病の原因究明につながり、基礎生物学的な問題が解明されると期待されています。

　60歳以前にアルツハイマー病を発病した人の約半数が1番、14番、21番の染色体上の遺伝子に異常があり、この染色体異常がアルツハイマー病の直接的な原因であることも判明しています。若年性アルツハイマー病は発症自体珍しいため、これらの遺伝子異常はアルツハイマー病の全症例の5％未満に過ぎません。しかし、このような珍しいケースを研究することで、一般的なアルツハイマー病の原因となるメカニズムの発見につながります。

　前頭側頭型認知症では約3分の1の症例で17番染色体の異常が示されています。パーキンソン病では60％の症例が遺伝子異常と関連していると言われていますが、異常が遺伝したのか、それとも後天的なものなのかは明らかになっていません。一方、認知症を引き起こす疾患のひとつであるハンチントン病は、ほぼ100％の症例で遺伝していて、常染色体優性遺伝病と呼ばれています。ハンチントン病は難病に指定されており、遺伝子の4番染色体の異常が原因で発症します。異常な遺伝子を受け継ぐと、発症前にほかの疾患で死亡しない限り必ず疾患を発症します。

　遺伝子研究が進むと、本章でこれまで説明した危険因子と遺伝的要因の相互作用についても解明されていくでしょう。このような相互関係も最終的に治療法の確立につながる可能性があります。

　別の種類の原因により認知症となった方がアルツハイマー病と誤診され、家族が遺伝によるアルツハイマー病のリスクを心配してしまうことがあります。第18章ではアルツハイマー病以外にも認知症の原因となる疾患について説明していますので、参考にして正確な診断を受けるようにしましょう。

アルツハイマー病など認知症の家族歴があり、自身のリスクについて心配している場合は、地域のアルツハイマー病研究センターなどに連絡してみましょう。遺伝子検査を受ける場合は、検査前に遺伝子カウンセラーと面談し、遺伝子検査の目的と限界を理解しておく必要があります。

# 性別

　近年では、女性のほうがアルツハイマー病にかかるリスクが高いことがわかっています。これまでは女性が男性よりも寿命が長いため、アルツハイマー病にかかる人が多いのだと考えられていました。数々の研究が進むにつれ、どの年齢層でも女性のほうがアルツハイマー病にかかる割合が高いことが判明しました。しかし、その詳しい理由はまだわかっていません。

# 神経心理学的検査

　神経心理士は標準的な質問、課題、観察を用いて神経心理学的評価を行うことで、患者が失ってしまった認知機能を把握し、残存機能を特定することができます。医療・介護従事者はこの情報をもとに、衰えた能力に負担をかけずに、残存能力を使うことを目的とした支援計画を立てることができます。残存能力が明確になることで、家族は似たような作業でもできることとできないことの違いを理解できるかもしれません。また、神経心理学的検査は診断の確定にも役立ち、アルツハイマー病の種類を特定できる

可能性もあります。

　脳の異なる部分で異なる機能（記憶する、腕を動かす、話す、恐怖を感じる、機能を調整するなど）をそれぞれが担っていることは古くから知られていました。神経心理学的評価や脳ドックなどで最も損傷を受けている部位を特定することで、認知症研究が一歩前進するだけではなく、医療・介護従事者や家族は情報をもとに適切な介護をすることができます。

# 脳画像検査

　陽電子放出断層撮影（PET）検査により、脳細胞がどれだけの酸素やグルコース（ブドウ糖）を使用しているかを映像で確認することができます。この検査の結果をもとに、思考・記憶・言語理解など特定の精神活動を行ったときと安静時に、脳の活動がどの部位に集中しているかがわかります。

　脳内の異常なタンパク質を突き止めることができる放射性トレーサーの開発も、認知症の治療研究において注目を集めています。脳内のアミロイドβを検出する放射性トレーサーはすでに何種類か開発されており、ほかの認知症を引き起こす疾患で見つかる特定の異常タンパク質を対象とした放射性トレーサーの開発も進んでいます。

　CT検査やMRI検査（第18章「軽度認知障害（MCI）」参照）と同様に、PET検査もX線撮影台の上で行われます。まずは、注射または吸入によって患者の身体に少量の放射性物質が投与され、血流に乗って脳に入ります。この物質は体内に数分しか滞在しないため、人体に影響はありません。PET検査は放射性物質を使い

さまざまなものを測定と識別することができます。たとえば、脳の各部位で使われるグルコースの量を測定することで、細胞の数が少ない部位や細胞の機能が通常よりも低下している部位を特定することができます。また、アミロイドβやタウタンパク質などの特定の異常タンパク質を見つけ出すことも可能です。異常タンパク質が治療によって減少したかどうかはわかりますが、疾患の重症度を数値化することはできません。

　単一光子放射断層撮影（SPECT）検査はPET検査と似ていますが、SPECT検査は解像度が低いため画像が不鮮明となります。PET検査の技術向上に伴い、今後はほとんど使われなくなる可能性が高いでしょう。

　磁気共鳴機能画像法（fMRI）は、複数のMRI検査を用いて脳の活動を測定する方法です。MRIはほかの検査と違い、放射線ではなく磁気を使用するため、最小限のリスクで繰り返し検査することができます。繰り返し検査ができることで、認知症の進行や状態を継続的に評価することができます。

　PET検査、SPECT検査、fMRI検査は脳機能の働きに関する情報を明らかにし、治療法の研究を進めるうえで大きな可能性を秘めています。これらの検査により初期の認知症を検出することができるかどうかはまだわかりません。しかし、検査によって認知症を引き起こす各疾患の異常タンパク質を特定する物質を発見できれば、認知症のかなり早い段階、願わくば症状が出る前に診断ができるようになるかもしれません。早期の段階で認知症の進行を防ぐ治療法が開発されれば、検査は認知症の進行に伴って生じる障害の予防に重要な役割を果たすことになるでしょう。

　現在進められている重要な研究のひとつに、神経心理学的検査と脳画像検査の組み合わせにより認知症の発症リスクが高い人を

特定する方法があります。しかし、この検査は一般的に使われておらず、主流の認知症の臨床検査よりも優れているという根拠はまだありません。このような検査は誰が疾患を患っているのかだけではなく、誰が患っていないのかも正確に判定できることが求められます。今後さらに研究が進み、具体的な診断ができる正確な検査方法（認知症の原因となる疾患の特定を含む）の開発が期待されています。

# 活動的であること

第17章で詳しく説明していますが、精神的、社会的、身体的に活発であり続けることが、認知症予防に役立つのだろうかと思う方はたくさんいます。確かに、同年代の認知症の方と健常者を比べると、健常者のほうが精神的にも肉体的にも活発であったことを示す研究は数多くあります。ただし、これらの研究結果は活動的であることが認知症予防に貢献したことを証明するものではありません。精神的、社会的、身体的活動量の低下自体が認知症の初期症状であった可能性も考えられます。活動的であることと認知症予防との関連性はまだ証明できませんが、心身の活動が全般的な健康維持や生活の質の向上に役立つことは明らかです。

高学歴の人ほど認知症を発症しにくいことを示唆する研究は数多くありますが、これもまた関連性を証明することはできません。さまざまな要因から、高学歴の人の認知症は発見しにくい可能性も考慮する必要があります。仕事を辞めた人のほうが認知症になりやすいという研究結果も同じです。認知症の初期症状が表れたため退職した人もいることから因果関係の証明にはなりません。

認知症を発症したあとも運動を続けることで、疾患の進行を遅らせたり、より長く活動的な生活を送れたりするのではないかと思われる人も多いと思います。これを裏づける科学的根拠はありませんが、常識的には認知症に関わらず現実的な範囲内で活動を続けることが大切です（第5章「運動」参照）。

## 急性疾患と認知症の関係性

大病や大怪我により、入院や手術をしたあとに認知症の症状が顕著に表れることがあります。このことから、急性疾患などが認知症の原因になると思ってしまう人もいますが、認知症との関連性を確証させる十分な科学的証拠はありません。該当するケースを詳しく調べると、ほとんどの場合は手術前や疾患を発症する前から認知症はすでに始まっていたようです。急性疾患のストレスに加え、認知症の方は思考力の低下を伴うせん妄を発症しやすいので、軽度の認知症が初めて顕著になることが多いのです。なお、認知症による脳の障害があると、急性疾患の手術後の適応や回復は難しくなります。

麻酔を受けたあとに認知症が発症した、または悪化したと訴える人は少なくありません。麻酔と認知症の関連性を決定づける証拠は現時点ではほぼありませんが、この分野は活発に研究されているため最終的な結論を出すのはまだ早いでしょう。心臓手術を受けた場合は、手術から5〜10年以内に認知症を発症するリスクが高まることを示す研究結果が多くありました。しかし、さらなる研究の結果、この発症率の増加は手術や麻酔そのものではなく、手術を受けるきっかけとなった血管疾患自体が原因である可

能性が高くなっています。

# 認知症ケアやサービスの研究

　現在、研究者はアルツハイマー病、血管疾患、脳血管障害に焦点を当て研究を進めています。いずれは、それぞれの疾患の予防法や治療法が確立するでしょう。しかし、研究の対象は予防法や治療法の追求だけではありません。疾患を持つ方が病気であったとしても快適で満足のいく人生を送る方法や、ケアをする家族への支援方法についても重要な研究課題です。治療法がいつ発見されるかは誰にもわかりませんが、専門家の間ではまだ時間がかかるとの見解です。今苦しんでいる家族や認知症の方を助けるためにも、研究はとても重要なのです。

　認知症の方の生活の質を変える多くの方法が実践されています。たとえば、認知症の方が自身の能力を最大限に活用できるように環境を変えること、不安や恐怖を軽減させること、楽しめる活動に参加させることなどがあります。介護施設に入居する方にとっての最適な生活環境に関する研究や、自宅で生活する方が最大限に自身の能力を活用できる方法なども探求されています。この分野は日々前進しており、新しい発見が多くあります。たとえば、徘徊や癇癪の症状がある方を楽しめる活動に参加させると、リラックスし行動症状が抑えられる可能性があると判明しました。まだ認知症を完治することはできませんが、いくつかの症状に対処し、苦痛をある程度軽減させることはできるでしょう。

　認知症ケアをする家族はデイサービスやレスパイトケア、サポートグループなど外部からの支援が必要です。介護サービスに

ついての研究課題としては、家族に最も効果的に情報発信をする方法は何か、最も必要としている支援は何か、どうすればレスパイトケアを利用してもらえるか、どのように費用対効果の高いレスパイトケアを提供できるのかなどがあります。このような研究課題の解答は明白だと思われるかもしれませんが、家族によってニーズは異なり、研究者が予測するように人々が行動をするわけではありません。徹底的に研究することで、不必要なサービスへの支払いを減らせるだけではなく、必要な人が適切なサービスを利用できるようになります。

# 予防

　病気を予防することは医学の究極の目標と言えるでしょう。認知症のリスクを低下させる環境要因や遺伝要因を特定することで、認知症の発症を未然に防ぐ方法の確立が可能になるかもしれません。現在研究されている予防の分野には、食生活、身体活動、社会的活動、知的活動、ストレスの軽減などがあります。いくつかの研究では、低コレステロールな食生活、少量のアルコール摂取、保護用ヘッドギアの着用（頭部外傷の危険性を伴う活動を行う際）などが、アルツハイマー病の予防や遅延に有効であると示唆されています。アルツハイマー病などの認知症の発症リスクは遺伝要因に大きく影響を受ける可能性も研究により判明していますが、リスクが高い方がリスクを減らすための予防方法も今後確立されるかもしれません。予防の研究はまだ初期段階であるうえ、結果がすべての人に適応されるかはまだわかりません。答えを導き出す唯一の条件は、優れた研究が続けられるかということにか

かっています。

# アルツハイマー病は
# 単一の疾患なのか？

　アルツハイマー病は単一の疾患として語られることが多いですが、実際には複数の要因が関与していると考えられています。たとえば、異なる先天性の遺伝子の染色体異常によって発症する遺伝性アルツハイマー病には３種類あることがわかっています。これらの遺伝性アルツハイマー病は、遺伝子異常を受け継いだ場合に必ず発症する常染色体優性遺伝病です。アルツハイマー病の原因としては全体の２％以下と言われています。

　遺伝子はアルツハイマー病の発症リスクに複雑に関与していますが、その全貌はまだ解明されていません。20以上ある遺伝子はそれぞれリスクの１％未満にしか関与していませんが、APOE遺伝子は約30％に関与しています。この遺伝子の$\varepsilon$４型は脳内のアミロイド$\beta$除去を妨げ、$\varepsilon$２型はアミロイド$\beta$除去を促進させる可能性が示唆されています。

　現在のところアルツハイマー病発症リスクの40〜60％は遺伝要因によるものであり、同じく環境要因も40〜60％を占めると考えられています。これらの根拠をまとめると、アルツハイマー病の原因は複数、おそらくは数多く存在することが示唆されます。どの原因で発症したとしても、ひとつまたはいくつかの方法を組み合わせることで治療や予防ができる可能性はあります。しかし、異なる原因には異なる対処法が必要であり、それぞれの原因に合った治療法を開発する必要があるでしょう。

## 監訳者あとがき

　本書の企画がスタートしたのは、新型コロナウイルス感染症（COVID-19）のパンデミックが瞬く間に世界中に広がり、猛威を振るっていた頃です。1日に何十万人もの感染者を出し、多くの人々が十分な医療・介護サービスを受けることができず、大きな問題となっていました。高齢者の方は自宅待機を余儀なくされましたが、そのことが要因のひとつとなって、今後、認知症の発症が増えるのではないかと懸念されています。

　新型コロナウイルスの大流行は、マイナス面が多かったのは確かです。しかしながら、プラス面もあったのではないかと私は思っています。それは、人類が共通の課題に対して協力して立ち向かったということです。認知症も超高齢社会を生きる現代人にとって世界共通の大きな課題であることは明らかであり、私たち日本人も国境を越えてグローバルに協力し合いながら認知症の研究と治療を進めていかなければなりません。そして、そう遠くない未来に認知症の予防と治療法が確立され、本書が過去の遺産となることが本書の著者や監訳者である私の本望です。それまでは、私たち全員が認知症への理解を深め、認知症の方とご家族の生活と人生をよりよいものにできるように、皆で協力し合わなければなりません。誰しも認知症になる可能性があるのだから……。

　最後になりますが、原書の著者であるナンシー・メイス氏とピーター・ラビンズ医師、日本語版の出版を通して日本での認知症ケアの理解と発展に貢献された訳者の中野英子さん、新版の出版をお引け受けくださったクロスメディア・パブリッシングの中山直基さん、編集の高橋智之さん、友澤和子さん、今回出版の

きっかけをくださったイマジナの関野吉記代表と平林美咲さん、翻訳チームの堀田拓朗さん、山田杏さん、上野瑞恵さん、青木花織さん、豊泉家グループの松浦経営戦略室長、医学面でのアドバイスいただいた上垣内先生、豊泉家クリニックの福原院長と西山先生、法学面でのアドバイスをいただいた原田先生、介護現場からの目線でアドバイスいただいた「豊泉家認知症ケアプロジェクト」の阿久根理事長、福井運営本部長、西脇コミュニティ長、南野コミュニティ長、三木コミュニティ長には心から感謝を申し上げます。また、この機会に日本の介護現場で生まれた豊泉家独自の認知症ケアメソッドを集約した阿久根理事長の書籍『認知症イノベーション』『認知症パラダイムシフト』（ともにプレジデント社）もあわせてお読みいただけますと幸いです。

田中　崇博

付録

## 本書で紹介した米国の認知症ケア関連のホームページ

・米国アルツハイマー病協会

https://www.alz.org

・米国国立加齢研究所（NIA）

https://www.nia.nih.gov

・アルツハイマー病啓発・情報センター（ADEAR）

https://www.nia.nih.gov/health/about-adear-center

・メディケア

https://www.medicare.gov

・メディケアによるナーシングホーム検索・比較サイト

https://www.medicare.gov/NHCompare

・メディケイド

https://www.medicaid.gov

・アライアンス・フォー・チルドレン＆ファミリーズ
（こども家庭同盟）

https://www.allianceforchildrenandfamilies.org

・エルダー・ケア・ロケーター（高齢者ケア事業検索ツール）

https://www.eldercare.acl.gov

・ナショナル・アダルト・デイサービス・アソシエーション
（全米デイサービス協会）

https://www.nadsa.org

・リハビリテーション施設認定委員会（CARF）

https://www.carf.org

## 日本における認知症に関する法制度

　日本では、2019年6月18日に「認知症施策推進大綱」がとりまとめられました。認知症になっても、住み慣れた地域で自分らしく暮らし続けられる「共生」を目指し、「認知症バリアフリー」の取り組みを進めていくとともに、「共生」の基盤のもと、通いの場の拡大など「予防」の取り組みを政府一丸となって進めていくことが目的です。

　また、2023年6月14日には、認知症の予防などを推進しながら、認知症の人が尊厳を保持しつつ社会の一員として尊重される社会の実現を図るために、初の「共生社会の実現を推進するための認知症基本法」が成立しました。

　この他にも、2000年に施行された「成年後見制度」（法定後見制度や任意後見制度）や2006年に施行された「高齢者虐待の防止、高齢者の養護者に対する支援等に関する法律」などがあります。「成年後見制度」は、認知症などによって判断能力が不十分な場合に、財産管理や身上保護などを法的に保護しつつ、本人の意思を尊重しながら支援を受けるための制度です。「高齢者虐待の防止、高齢者の養護者に対する支援等に関する法律」は、高齢者虐待の防止などに関する国などの責務を規定するとともに、虐待を受けた高齢者の保護および養護者の負担軽減を図ることによる虐待防止を目的としています。

## 日本における認知症に関する主な学会

### ・一般社団法人日本認知症学会

https://square.umin.ac.jp/dementia

認知症に関連する臨床および基礎の諸分野の科学的研究の進捗発展を図り、その成果を社会に還元することを目的として、学術集会の開催、学会誌の発行などを行っています。ホームページ内「専門医認定臨床医一覧」から学会に所属する認知症専門医を検索することができます。

### ・一般社団法人日本認知症予防学会

http://ninchishou.jp

認知症予防に関連する諸分野の科学的研究の進歩・発展を図り、その成果を社会に還元することを目的に活動しています。予防とは発症前の予防のみならず、早期発見・早期治療、進行抑制までを含んでいます。認知症高齢者のケアは多職種協働で対応する必要がありますが、日本認知症予防学会では多職種が集まり、研究発表および経験を蓄積する場を提供しています。

### ・一般社団法人日本認知症ケア学会

https://ninchisyoucare.com

認知症高齢者などのケアに関する学際的な研究の推進、ケア技術の教育、社会啓発活動などを通じて、質の高いケアを実現し、認知症高齢者および介護者などの生活の質を高め、豊かな高齢社会の創造に資することを目的に活動しています。

## 日本で受けられる主な認知症支援

　家族など周囲の人や自分自身について、「もしかして認知症では」と思われる症状に気づいたとき、介護について悩んだときは、各地域でさまざまな支援を受けることができます。主な相談・支援先を紹介します。

〇地域包括支援センター
　各都道府県や市町村には、地域包括支援センターが設置され、保健医療・介護に関する相談を行っています。相談内容に応じて、認知症に詳しい認知症疾患医療センターや認知症初期支援チームなどの関係機関とも連携しながら、適切な保健福祉サービスや制度の利用について支援を行っています。
　地域包括支援センターは、すべての市町村に設置されていますが、市町村ごとに名称が異なることがあります。お住まいの市町村の高齢者福祉担当課などにお問い合わせください。

〇電話相談
　**・公益社団法人認知症の人と家族の会**
　https://www.alzheimer.or.jp
　【認知症に関する電話相談】
　　TEL：0120-294-456（フリーダイヤル）
　　月〜金曜日10〜15時（※祝日除く）
　　※携帯電話の場合は050-5358-6578（通話料がかかります）
　　※全国47都道府県の支部でも電話相談を受け付けています。

付録

※ホームページ内「全国もの忘れ外来一覧」から「もの忘れ外来」「認知症外来」を設置している医療機関を検索できます（ただし、情報提供の一環であり、「家族の会」が推奨している医療機関ではありません）。

**・社会福祉法人仁至会認知症介護研究・研修大府センター**

https://y-ninchisyotel.net

【若年性認知症コールセンター】

　TEL：0800-100-2707（フリーダイヤル）

　月～土曜日10～15時（※年末年始、祝日除く、水曜日は19時まで）

　※65歳未満の認知症の人やご家族の相談に応じています。


〇医療機関検索

**・認知症疾患医療センター運営事業設置医療機関リスト**

https://www.mhlw.go.jp/content/001004958.pdf

　全国499カ所の大学病院、総合病院、一般病院、診療所が行う認知症疾患に関する鑑別診断や医療相談、地域での認知症医療提供体制の構築を図る事業などを実施しています。認知症の方本人や家族に対し、今後の生活などに関する不安が軽減されるように行う「診断後等支援」、都道府県・指定都市が行う地域連携体制の推進等の支援も行っています。

**・公益社団法人日本老年精神医学会専門医**

http://www.rounen.org

　老年精神医学に関する分野の科学的研究の進歩・発展・普及を図る活動を行い、わが国の老年精神医学の発展に寄与することを目的に活動しています。ホームページでは「高齢者のこころの病と認知症に関する専門医」と「こころと認知症を診断できる病院

&施設」を検索できます。

〇介護機関検索

**・介護事業所・生活関連情報検索（介護サービス情報公表システ**
**　ム）**　https://www.kaigokensaku.mhlw.go.jp

　全国約21万カ所の「介護サービス事業所」の情報が検索・閲覧
できます。自宅での生活支援やケアプラン作成、日帰りで通う機
能訓練・デイサービス、グループホーム（認知症対応型共同生活
介護）など、介護保険で利用できるさまざまなサービスを検索で
きます。お住まいの都道府県を選択（クリック）して検索してみ
てください。

〇認知症ケア方法の検索

**・認知症ちえのわnet**　https://chienowa-net.com

　認知症の人に起こるさまざまな症状に対応する方法を皆で共有
するサイトです。

〇認知症支援に関する社会資源

**・認知症カフェ**

　介護サービス施設や事業者、地域包括支援センターなどが主体
となって、全国1,516市町村で約8,000の認知症カフェが運営さ
れています。認知症カフェは認知症の方やその家族が地域の人や
専門家と相互に情報を共有し、お互いを理解し合う場です。詳し
くはお住まいの自治体などにお問い合わせください。

**・認知症ケアパス**

　認知症ケアパスとは、認知症の発症予防から人生の最終段階ま
で、生活機能障害の進行状況に合わせて、いつ、どこで、どのよ

うな医療・介護サービスを受ければよいのかの流れをあらかじめ地域ごとに標準的に示したものです。各市町村では、認知症の方やその家族、医療・介護関係者などの間で認知症ケアパスを共有しながら、サービスが切れ目なく提供されるように、その活用を推進しています。お住まいの市町村の認知症ケアパスについては、高齢者福祉担当部局、地域包括支援センターなどにお問い合わせください（未作成の市町村があります）。

**・認知症サポーター**

認知症サポーターとは、認知症に対する正しい知識と理解を持ち、地域で認知症の人やその家族に対してできる範囲で手助けする人です。認知症サポーターになるためには、「認知症サポーター養成講座」を受講する必要があります。2023年3月31日現在、全国で1,400万人以上の方が認知症サポーターとして、認知症高齢者などにやさしい地域づくりに取り組んでいます。

**・ピアサポーター**

認知症の方やその家族は、認知症の診断直後などに認知症を受容できず、今後の見通しに不安を抱えることが多くあります。ピアサポーターとは、一足先に認知症の診断を受け、その不安を乗り越えて前向きに生活している人のことで、心理面・生活面に関する早期からの支援など、認知症の人を支える活動をしています。

**・若年性認知症支援コーディネーター**

若年性認知症の方やその家族に対する相談支援、医療・介護、労働などの関係者による支援体制（ネットワーク）の構築、企業や関係者などの若年性認知症に対する理解を促進するための普及・啓発を行うため、各都道府県、指定都市では若年性認知症コーディネーターの配置を進めています。

### ・チームオレンジ（認知症サポーター活動促進事業）

市町村がコーディネーターを配置し、地域において把握した認知症の方の悩みや家族の身近な生活支援ニーズなどと、認知症サポーター（基本となる認知症サポーター養成講座に加えて、ステップアップ研修を受講した者）を中心とした支援者をつなぐ仕組みを整備しています。

### ・認知症初期集中支援チーム

医療・介護の専門職によるチームが、認知症が疑われる人や認知症の人およびその家族を訪問し、必要な医療・介護の導入、調整、家族支援などを包括的・集中的に行い、自立生活のサポートをします。

### ・認知症地域支援推進員

認知症地域支援推進員は、医療・介護などの支援ネットワークを構築し、認知症対応力向上のための支援、相談支援・支援体制の構築などを行っています。

### ・認知症介護研究・研修センター

認知症介護研究・研修センター（東京、大府、仙台）は、国の認知症施策の一端を担う重要な機関として設立されました。研修の講師や認知症に関する正しい理解を広める「認知症介護指導者」養成のほか、認知症に携わる人材の育成やさまざまな研究を行っています。

付録

### ・本人ミーティング

本人ミーティングとは、認知症の方本人が集い、本人同士が主になって、自らの体験や希望、必要としていることを語り合い、自分たちのこれからのよりよい暮らし、暮らしやすい地域のあり方を一緒に話し合う場です。

（厚生労働省ホームページ「福祉・介護 認知症施策」をもとに作成。2023年7月1日現在）

その他、主な施策やガイドラインは厚生労働省ホームページや各自治体へお尋ねください。また、認知症に関する各地の取り組みは、厚生労働省ホームページ「福祉・介護 各地の取組」でご確認いただけます。

https://www.mhlw.go.jp/stf/seisakunitsuite/bunya/kakutinotorikumi.html

〇認知症を取り巻くその他の取り組み
　・日本認知症官民協議会認知症イノベーションアライアンス

https://www.meti.go.jp/shingikai/mono_info_service/ninchisho_wg/index.html

経済産業省が事務局を務め、認知症の方の尊厳・想いを尊重しながら、産業、公的機関、医療、福祉などさまざまなステークホルダーと連携し、イノベーション創出に向けた検討を行う場を提供しています。

## 日本の介護サービスについて

日本の介護保険制度では、主に以下のようなサービスを受けることができます。各サービスの詳細については、ケアマネジャーにご相談ください。
　・介護サービスの利用にかかる相談、ケアプランの作成

居宅介護支援（ケアプランセンター）

**・自宅で受けられる介護・生活支援サービス**

訪問介護／訪問看護／訪問入浴／訪問リハビリテーション

**・施設に通い日帰りで行う介護サービス**

通所介護・認知症対応型通所介護（デイサービス）／通所リハビリテーション（デイケア）

**・施設などで生活しながら長期間または短期間受けられるサービス**

短期入所生活介護・短期入所療養介護（ショートステイ）／介護老人福祉施設（特別養護老人ホーム）／介護老人保健施設（老健）／介護療養型医療施設（2024年3月末にて廃止）／介護医療院／特定施設入居者生活介護（有料老人ホーム、軽費老人ホーム、養護老人ホーム）／認知症対応型共同生活介護（グループホーム）

**・「訪問」「通い」「宿泊」を組み合わせて受けられるサービス**

小規模多機能型居宅介護／看護小規模多機能型居宅介護（複合型サービス）

**・福祉用具の利用にかかるサービス**

福祉用具貸与／特定福祉用具販売

（厚生労働省「介護事業所・生活関連情報検索」をもとに作成。2023年7月1日現在）

付録

　上記以外にも、介護保険に基づくサービスはあります。また、市町村が主体となって実施される、高齢者が要支援や要介護状態にならないための「介護予防・日常生活支援総合事業」「包括的支援事業」「任意事業」の3本の柱からなる地域支援事業にもたくさんの事業やサービスがあります。

［著者略歴］

**ナンシー・メイス**

現在は引退。米国アルツハイマー病協会の元相談役・元理事。ジョンズ・ホプキンズ大学医学部精神医学・行動科学学科T・ローウィ・エレノア・プライス教育サービスの精神科助手やコーディネーターを務めていた。

**ピーター・ラビンズ**

メリーランド大学ボルチモアカウンティ校エリクソンエイジング・マネジメント・サービス学部の実務家教授。ジョンズ・ホプキンズ大学医学部精神医学・行動科学学科の老年精神医学プログラムの創設者であり、アルツハイマー病と関連障害を研究するために創設されたリッチマン・ファミリープログラムの教授職を最初に務めた人物である。

［監訳者略歴］

**田中崇博**（たなか・たかひろ）

一般財団法人SF豊泉家代表理事。ニューヨーク州立大学ビンガムトン校工学部経営システム工学科修士課程修了後、アルバート・アインシュタイン医科大学モンテフィオーレ・メディカルセンターでシニアマネジメントエンジニアとして病院経営に携わったのち、2018年より現職。2018年にコロンビア大学メールマン公衆衛生大学院にて医療経営学修士（MHA）を取得。豊泉家はヘルスケアグループとして、大阪北摂・阪神間エリアを中心に新予防・医療・介護・生活支援サービスを提供している。

# 1日が36時間になる日
## 家族が認知症になったら

2023年9月1日　初版発行

| | |
|---|---|
| 著　者 | ナンシー・メイス／ピーター・ラビンズ |
| 監訳者 | 田中崇博 |
| 発行者 | 小早川幸一郎 |
| 発　行 | 株式会社クロスメディア・パブリッシング |

〒151-0051 東京都渋谷区千駄ヶ谷4-20-3 東栄神宮外苑ビル
https://www.cm-publishing.co.jp
◎本の内容に関するお問い合わせ先：TEL（03）5413-3140／FAX（03）5413-3141

| 発　売 | 株式会社インプレス |
|---|---|

〒101-0051 東京都千代田区神田神保町一丁目105番地
◎乱丁本・落丁本などのお問い合わせ先：FAX（03）6837-5023
service@impress.co.jp
※古書店で購入されたものについてはお取り替えできません

| 印刷・製本 | 株式会社シナノ |
|---|---|

©2023 Takahiro Tanaka, Printed in Japan　ISBN978-4-295-40641-9　C2047